全国高等医药院校护理系列教材

护理管理

总主编 翁素贞
主　编 叶文琴
副主编 汤爱玲　柴世学　周丽君
编　者（按姓氏笔画排序）
　　　　王小兰　上海健康职业技术学院护理系
　　　　王艾青　河南护理职业学院护理系
　　　　毛燕君　第二军医大学第一附属医院护理部
　　　　叶文琴　第二军医大学第一附属医院护理部
　　　　刘　莹　第二军医大学第一附属医院护理部
　　　　江　会　上海市东方医院护理部
　　　　汤爱玲　第二军医大学第一附属医院护理部
　　　　陆小英　第二军医大学第一附属医院护理部
　　　　周丽君　上海医药高等专科学校护理系
　　　　郝建玲　第二军医大学第一附属医院护理部
　　　　顾　艳　上海市东方医院护理部
　　　　柴世学　云南大理学院护理学院
　　　　曹　洁　第二军医大学第一附属医院护理部
　　　　樊　帆　第二军医大学第一附属医院护理部

復旦大學 出版社

内容提要

本教材系统地阐述了护理管理学基础理论和相关护理管理内容，涵盖了管理理论与原理、护理人力资源管理、护理质量管理及护理教育管理等。本书共分8章，第一章为总论，阐述了护理管理的内涵与特点；第二至八章阐述了管理学基本理论及医院护理管理的主要内容。本书在传统护理管理学的基础上，增加了医院护理质量管理、护理教育管理等应用性更为突出的管理内容，并在各章的前后附有学习目标、案例导入、分析提示及学习效果评价，有利于学生对知识的理解、巩固与应用。

全国高等医药院校护理系列教材
编写委员会名单

总主编 翁素贞

编　委（按姓氏笔画排序）

叶文琴　叶志霞　刘晓红　刘薇群　孙建琴
张雅丽　姜安丽　施　雁　席淑华　席淑新
徐筱萍　栾玉泉　曹新妹　章雅青　黄　群
程　云　蒋　红　楼建华

秘　书 庹　焱

Preface

　　护理管理是医院管理的重要组成部分,如何实施科学、有效的管理,改善护理系统的运行状态,提高运行效益,是护理管理研究的重大课题。随着护理教育改革的不断深入,护理管理学已列入护理专业课程设置。各种分门别类的教材也屡有问世,但是将护理管理作为一个完整的体系,分层次、分类别进行系统阐述的教科书尚显欠缺,且目前各种护理管理教材偏重于对管理理论的探讨,对护理专业学生全面了解护理管理的实践缺乏指导意义。因此,编撰一本包括管理学基本理论及实践方法,涉及临床护理管理各个领域,且科学、实用的护理管理教材,是护理管理教学与实践的需要。

　　本教材共分为8章,涵盖了管理理论和原理、管理的功能、护理人力资源管理、护理质量管理、临床护理教育管理、护理信息管理、护理管理与医疗卫生法律法规。通篇体现了理论与实践相结合的原则,力求从实际出发,既有理论思考,又能指导实践。本教材在传统护理管理学教材的基础上,增加了案例导入与分析,学习目标及学习效果评价,使其指导性、可读性、应用性更为突出,有利于学生对知识的理解、巩固和应用。

　　本教材适用于具有普通护理知识的护理专业学生、在职贯通和向专科发展的护理人员学习使用。教材编写是具有丰富经验的临床护理教学一线的专家教授和护理管理专业博士、硕士研究生担任。本书吸取了国内外许多专家、学者的研究成果,由于篇幅有限,引用的著作、论文、资料等恕未一一列出,请有关作者谅解,并致以深切的谢意!由于编者能力和水平有限,难免有疏漏和错误之处,恳请广大教师、同行及学生批评指正。

叶文琴
2015 年 1 月

Contents

第一章　总论　　1
项目一　管理概述　　2
　　任务一　管理的内涵　　2
　　任务二　管理的基本特征　　5
项目二　护理管理概述　　6
　　任务一　护理管理的内涵　　6
　　任务二　护理管理的特点　　7
　　任务三　护理管理的一般原则　　9
　　任务四　护理管理的历史变迁　　10
项目三　我国护理管理面临的挑战与发展趋势　　12
　　任务一　社会环境变迁的挑战　　12
　　任务二　护理学科发展的挑战　　13
　　任务三　我国护理管理的发展趋势　　15

第二章　管理理论和原理　　19
项目一　管理理论概述　　19
项目二　古典管理理论　　21
　　任务一　泰勒科学管理理论　　21
　　任务二　法约尔管理过程理论　　24
　　任务三　韦伯组织体系理论　　26
项目三　现代管理理论　　27
　　任务一　管理理论丛林　　27
　　任务二　行为科学理论　　30
项目四　当代管理理论　　32
　　任务一　波特战略管理理论　　32
　　任务二　哈默和钱皮再造工程理论　　34
　　任务三　圣吉学习型组织理论　　35
项目五　管理原理　　38
　　任务一　人本原理　　38
　　任务二　系统原理　　40
　　任务三　动态原理　　41

任务四　效益原理　42

第三章　管理的功能　45
项目一　计划　46
　　任务一　计划概述　46
　　任务二　目标管理　48
　　任务三　时间管理　51
　　任务四　决策管理　54
项目二　组织　56
　　任务一　组织概述　56
　　任务二　组织变革　57
　　任务三　组织结构　60
　　任务四　组织文化　62
　　任务五　我国医疗卫生组织系统　64
项目三　领导　67
　　任务一　领导概述　67
　　任务二　领导理论　70
　　任务三　领导艺术　73
　　任务四　领导的作用　78
项目四　控制　80
　　任务一　控制概述　80
　　任务二　控制类型　82
　　任务三　控制原则　85
　　任务四　控制过程　86

第四章　护理人力资源管理　90
项目一　护理人力资源概述　90
　　任务一　护理人力资源管理的概念　90
　　任务二　护理人力资源管理的内容　91
项目二　护理人员的编配　92
　　任务一　护理人员编配原则　92
　　任务二　影响护理人员编配的因素　94
　　任务三　护理人员编配方法　95
项目三　护理人力资源岗位管理　99
　　任务一　护理人员的招聘　99
　　任务二　护理工作模式　103
　　任务三　护理人员排班　110
项目四　护理人才管理　116

任务一　护理人员培训　　　　　　　　　117
　　　任务二　护理人员职业生涯规划　　　　　120
　项目五　护理人员的绩效考核　　　　　　　　127
　　　任务一　绩效考核的概述　　　　　　　　128
　　　任务二　绩效考核的功能与内容　　　　　129
　　　任务三　绩效考核的原则与方法　　　　　132
　　　任务四　护理人员自我绩效管理　　　　　135

第五章　护理质量管理　　　　　　　　　　　137
　项目一　质量管理概述　　　　　　　　　　　137
　项目二　护理质量管理　　　　　　　　　　　148
　　　任务一　护理质量管理概述　　　　　　　148
　　　任务二　护理质量管理原则　　　　　　　151
　　　任务三　护理质量管理任务　　　　　　　153
　　　任务四　护理质量管理方法　　　　　　　154
　项目三　护理安全管理　　　　　　　　　　　157
　　　任务一　护理安全管理概述　　　　　　　158
　　　任务二　护理安全管理方法　　　　　　　160
　　　任务三　护理不良事件报告与分析系统　　161
　项目四　护理质量评价　　　　　　　　　　　163
　　　任务一　护理质量评价概述　　　　　　　163
　　　任务二　护理质量评价指标　　　　　　　164
　　　任务三　护理质量评价方法　　　　　　　165
　　　任务四　护理质量持续改进　　　　　　　166

第六章　临床护理教育管理　　　　　　　　　170
　项目一　临床护理教育管理概述　　　　　　　171
　　　任务一　临床护理教育管理的概念　　　　171
　　　任务二　临床护理教育管理的内容　　　　171
　项目二　临床护理教育管理发展现状　　　　　172
　　　任务一　我国临床护理教育管理现状　　　172
　　　任务二　国外临床护理教育管理现状　　　176
　项目三　临床护理教育管理发展趋势　　　　　177
　项目四　临床护理课程管理　　　　　　　　　179

第七章　护理信息管理　　　　　　　　　　　187
　项目一　信息概述　　　　　　　　　　　　　187

	任务一 信息的概念	187
	任务二 信息的特征	188
项目二	医院信息管理	189
	任务一 医院信息化基础建设	189
	任务二 医院信息化建设的意义	190
项目三	护理信息管理	190
	任务一 护理信息管理概述	190
	任务二 护理信息管理系统	191

第八章　护理管理与医疗卫生法律法规　　199

项目一　护理立法　　200
　任务一　卫生法体系与护理法　　200
　任务二　我国与护理相关的法律法规　　202
项目二　护理工作中常见的法律问题　　204
　任务一　依法执业问题　　204
　任务二　执业安全问题　　207

参考文献　　211

第一章 总论

学习目标

1. 识记管理、管理学、护理管理的概念以及管理的基本特征。
2. 理解护理管理的内容、特点和护理管理思想的历史变迁。
3. 理解护理管理面临的挑战及发展趋势。
4. 学会运用管理的二重性,分析其现实意义。

案例导入

1853年由南丁格尔首次尝试用科学的方法进行护理管理。1854~1856年克里米亚战争期间,南丁格尔同38名护士奔赴前线救治伤员,在伤员的恢复期,她十分注重护理管理,由此取得了很好的效果,在很大程度上降低了伤员的感染率和死亡率。她设立护理管理岗位并授予相应的权利;简化工作程序、加强护理技能培训;注意清洁卫生、温湿度适宜及通风采光、强调疾病的预防等;主张对患者不分贫富和信仰,给予相同的护理照顾等。如今,南丁格尔对护理管理的影响已经为世人所肯定,她将护理管理从经验型走向了科学型,推动了护理管理学科的发展。

请问:南丁格尔在伤员救治过程中扮演了什么样的角色?南丁格尔的护理管理活动体现出管理的什么特征?她所注重的护理管理活动包含了哪些内容?

分析提示

南丁格尔在伤员的救治过程中,作为一名管理者,同时扮演了人际角色、信息传递角色和决策角色;管理的特征有二重性、科学性与艺术性、普遍性等,南丁格尔的护理管理活动充分体现了科学性与艺术性;南丁格尔在救治伤员期间所实施的护理管理充分体现了管理的计划、组织、人事、领导与控制职能。

项目一 管理概述

任务一 管理的内涵

一、概念

(一) 管理

有关管理的概念,众说纷纭。现代管理理论大师法约尔(H. Fayol)提出了一套放诸四海皆准的管理定义,其以管理功能为着眼点,认为管理乃是计划(plan)、组织(organize)、指挥(command)、协调(coordinate)和控制(control)。美国管理学者加里·狄斯洛教授(Gary Dessler)对管理提出最简明的定义为:经由他人的努力,完成工作;为达成组织目标,应领导部署拟定计划,设计组织,选定重要工作人员肩负起推动计划需运用的协调、激励和控制之责。对于不同的管理概念界定,大致可归纳为以下两种代表性的观点。

1. **将管理视为处理人与事的艺术** 这一观点认为管理是要以有效的方法达到期望的具体成果。这在实践上必然要求设计一种行得通的解决办法。这时,艺术就是达到某种所需要的具体结果的"诀窍"。因此,切斯特·巴纳德(Chester I. Branard)认为管理应该是一种行为的知识,即运用实际技巧的艺术。这种艺术在医学、工程、音乐或管理等方面,都是人类所追求的最富有创造性的一种因素。由于管理的对象是以"人"和"事"为中心,而人是"万物之灵"(如果不过分的话),其思想、行为及心理情绪,差异万千,几乎让人不可捉摸。而各种事物的形态种类及其各种变化,以及各种事物千丝万缕的关系和无数的排列组合,令人不可能观察一切,明白一切。所以,管理难以运用固定不变的法则来应付千变万化的环境。因此,要激发组织成员的工作热情,汇集众人的才智,实现组织的共同目标,必须在管理实践中运用高超的艺术。

2. **将管理解释为一种工作程序,一种办事的方法** 所有的管理职能均被视为工作的细化、简化,以及充分地利用人力物力而有效地实现目标的科学手段。可把管理职能划分为计划、组织、协调、指挥、控制5个方面。①计划:是指研究判断未来的发展趋势,确立企业的目标、行动方案、程序与各种规章制度;②组织:是指设置机构、确定各职能机构的作用、分工和职责、规定上下级之间的权力和责任等;③协调:是指将相对分散的行动与努力加以联系并使之相配合,促使其趋于一致,结合为一个整体;④指挥:是指确保员工的活动符合目标要求的各种命令;⑤控制:是指将实际情况与目标、计划、标准相比较,并采取相应行动纠正偏差,以求目标的实现。

综上所述,管理是一种科学和艺术,运用计划、组织、人事、领导、控制等程序,有效地运用组织内的人力、财力、物力和方法等,要求所有工作成员努力达成组织目标。其概念内涵归纳如下。

(1) 管理作为一种方法、一种工作程序,其原则是科学的,其运用是艺术的。

(2) 管理是以人为核心,其重点在于建立分工合作的、融洽的人际关系。

(3) 管理的对象是事,即充分利用、改变各种资源,以满足人类的物质和精神需要。

(4) 管理的目的是求取最高的效率。

(二) 管理者

管理者是对从事管理活动、通过别人来完成工作的人的总称,具体是指那些为实现组织目标而负责对组织资源进行计划、组织、领导和控制的人。他们作决策、分配资源、指导别人的行为以达到工作目标。管理者是组织的心脏,其工作好坏直接关系着组织的兴衰成败。

1. **管理者的类型**　目前常用的分类方法是按照纵向管理层次来进行划分的,可分为基层管理者、中层管理者和高层管理者。

(1) 基层管理者:又称一线管理者,是指工作在一线,组织协调工作的管理者。其主要职责是给一线工作人员分派具体工作,协调作业活动,确保各项任务的顺利完成。如护士长、车间组长、销售组长等。

(2) 中层管理者:介于高层管理者和基层管理者之间,其主要职责是上下级之间的承上启下、沟通和传达,贯彻落实高层管理者所制定的任务,监督协调基层管理者的工作。如医院的科室护士长、车间主任、销售店长等。

(3) 高层管理者:处于组织的上层,对组织负有全面责任,是组织计划的制定者。他们把握组织的发展方向,并利用管理职能,带领组织实现组织目标。如医院院长、学校校长、企业董事长等。

2. **管理者的角色**　20世纪60年代后期,美国麻省理工学院(MIT)的一位研究生亨利·明茨伯格(Henry Mintzberg)对5位高层经理进行了一项精心研究,以确定这些管理者所担任的角色。基于此项研究,他得出结论:"管理者扮演着10种不同而又互相关联的角色或者表现出与工作有关的10种不同的行为。"这10种角色可归纳为以下3大类。

(1) 人际角色:所有的管理者都要担负某些本质上是纪念性或象征性的责任。当护士长带领一组护士主持交接班会时,或护理部主任在护士节典礼上给优秀护士颁发证书时,他们就在扮演头面人物的角色。所有的管理者都充当领导的角色,这种角色包括雇佣、培训、激励和训练员工。管理者还可以是联络人的人际角色,明茨伯格把这种角色的活动描述为与能给管理者提供信息的人接触,这些人可能是组织内部或外部的个人或群体。护理部主任助理在组织内部从人事部门那里获得信息,这是内部联络人的关系;当她通过人才招聘会与其他护士学校的负责人接触时,就处于外部联络人的关系中。

(2) 信息传递角色:所有的管理者在某种程度上都要从其他组织或机构接受或收集一些信息。这种活动最典型的是通过阅读杂志和与别人交谈来了解公众需求的变化、竞争者可能在做什么计划等。明茨伯格称其为监控者角色。管理者也会像导体一样给组织成员传送信息,这是信息发送者的角色。另外,当管理者代表组织与外界交往时,他扮演的就是发言人的角色。

(3) 决策角色:明茨伯格确认了4种与做选择有关的角色。在企业家角色中,管理者激发并监督能改善组织绩效的新项目;作为混乱处理者,管理者对事先未预见到的问题采取正确的行动;作为资源分配者,管理者负责分配人力、物力和财力资源;最后,管理者扮演谈判者的角色,他们与其他部门协商和谈判,为自己的部门争取好处。

二、管理的对象

管理对象是指管理过程中管理者所作用的对象,是管理的客体,管理对象包括组织中的所有资源,目前大多归纳为以下5种,其中人是组织最重要的管理资源。

(一)人力资源

人力资源是组织中最重要的资源,尤其是在现代社会,人在各种要素中的作用显得越来越重要。在管理中,一方面要注重人才的识别、教育和培养;另一方面还要提高其工作积极性以提高工作效率。如何使人的主动性、积极性、创造性得以充分发挥,提高组织劳动生产率,是管理者面临的管理挑战。

(二)财力资源

在市场经济中,财力资源既是各种资源的价值体现,又是具有一定独立性和运动规律的特殊资源。货币的运动支配着各种经济要素的运动,直接关系到其他种类资源的使用和分配是否合理。财力资源管理目标就是通过管理者对组织财力资源的科学合理管理,做到以财生财,用有效的财力资源为组织创造更大的社会效益和经济效益。

(三)物力资源

物是人们从事社会实践活动的基础,所有组织的生存和发展都离不开物质基础,在进行组织物力管理时,管理者要遵循事务发展的客观规律,根据组织管理目标和实际情况,对各种物力资源进行最优配置和最佳的组合利用,做到物尽其用。

(四)信息资源

信息是物质属性和关系的特征,信息是医院护理管理中不可缺少的构成要素,随着信息社会的到来,广泛收集信息、快速准确传递处理信息、有效利用信息为管理活动服务已成为护理信息管理的重要内容。管理者应保持对信息的敏感性和具有对信息迅速做出反应的能力,并通过信息管理提高管理的有效性。

(五)时间资源

时间是运动着的物质的存在形式,物质与时间、空间与时间都是客观存在且密不可分的。时间的不可逆性和有限性要求管理者要善于管理和安排时间,分析浪费时间的原因、提高工作效率,做到在最短的时间完成更多的事情,创造更多的财富。此外,还需要管理者对各种机会有敏锐的捕捉能力。

三、管理的方法

管理方法是指用来实现管理目的而进行的手段、方式、途径和程序的总和。也就是运用管理原理,实现组织目的的方式。任何管理,都要选择、运用相应的管理方法。按作用的原理,可分为行政方法、经济方法、法律方法和社会心理学方法等管理方法。

(一)行政方法

行政方法是指在一定的组织内部,以组织的行政权力为依据,运用行政手段,以命令、指示、计划、指挥、监督、检查、协调等形式,按照行政隶属关系来执行管理职能,实施管理的一种方法。行政方法有一定的强制性、直接性、垂直性和无偿性。但是因其具有明确的范围,所以只能在行政权力所能管辖的范围内起到作用。再者,由于强制干预,容易引起被管理者的心理抵抗。

（二）经济方法

经济方法是指依靠利益驱动，利用经济手段，以人们的物质利益的需要为基础，以价格、税收、信贷、经济核算、利润、工资、奖金、罚款、定额管理、经营责任制等形式，按照客观经济规律的要求，通过调节和影响被管理者物质需要而促进管理目标实现的方法。经济方法具有利益驱动性、普遍性和持久性，但是由于其敏感性，可能产生明显的负面作用。

（三）法律方法

法律方法也称为制度方法，是指借助国家法规和组织制度，严格约束管理对象，以国家的法律、法规，组织内部的规章制度，司法和仲裁等形式，为实现组织目标而工作的一种方法。法律方法具有高度强制性、规范性和概括性。但是，对于特殊情况有适用上的困难，缺乏灵活性。

（四）社会心理学方法

社会心理学方法是指借助社会学和心理学原理，运用教育、激励、沟通等手段，以宣传教育、思想沟通、各种形式的激励等形式，通过满足管理对象社会心理需要的方式来调动其积极性的方法。社会心理学方法具有持久性和自觉自愿性，但是对紧急情况难以适应。

任务二　管理的基本特征

特征是指一个客体或一组客体所具有的独特象征或标志，其作用是与其他事物相区别。管理学界一般认为管理具有如下特征。

一、管理的二重性

管理的二重性是指管理的自然属性和社会属性。管理的自然属性就是管理与生产力及社会化大生产相联系的属性，它反映了管理所具有的指挥劳动的一般职能和社会化大生产过程中协作劳动本身的要求。管理的社会属性是指管理所具有的监督劳动，维护生产关系的特征，它反映了一定社会形态中生产资料占有者的意志。管理的二重性是马克思主义关于管理问题的基本观点，它反映出管理的必要性和目的性。所谓必要性，就是说管理是生产过程固有的属性，是有效的组织劳动所必需的；所谓目的性，就是说管理直接或间接的同生产资料所有制有关，反映生产资料占有者组织劳动的基本目的。

二、管理的科学性与艺术性

管理的科学性是指在管理领域应用科学方法，综合抽象出管理过程的规律、原理所表现出来的性质。管理过程具有客观规律性，如果不承认管理是一门科学，不按照客观规律办事，违背管理原则，在实践中随心所欲地进行管理，必然会发生错误，最终导致管理效果失败。管理还强调实践性，强调依靠管理者的人格魅力、灵感与创新，灵活运用技巧，因地制宜地将管理理论知识与管理活动相结合，这就是管理的艺术性。管理是科学性与艺术性的有机统一体，是辩证统一的关系，只有清楚地理解这一特征，才能正确地实施管理。

三、管理的普遍性

从古至今，只要有人类活动的地方都存在管理活动，大至国家，小至个人，人类无时无刻不在对社会活动进行着管理工作，这就是管理的普遍性。这种普遍性体现在两个方面：一是管理的普遍存在性，即管理存在于人类的所有活动中；二是管理的普遍适用性，管理原理在各行各业、大小组织中都适用。管理的普遍性要求人们应该具备必要的管理知识，从而能够顺利管理工作、学习及生活。

项目二 护理管理概述

任务一 护理管理的内涵

一、护理管理的概念

护理管理是护理管理者通过计划、组织、控制和领导，运用人力、物力和财力等资源，提供患者照顾、质量和舒适等工作的一种过程。护理管理学是管理科学在护理管理工作中的具体应用，是在结合护理工作的特点上所形成的医院护理管理的一门科学，其基本规律与方法具有护理活动的特性。

二、护理管理的内容

（一）按护理管理的性质区分

按护理管理的性质可分为5项主要内容：①护理计划管理，包括规划的原则，对医院护理工作内、外环境的客观分析和评估，确定某个时期内医院护理工作要达到的目标，为实现这个目标需要在管理上提出的政策、措施和方法等内容；②护理组织管理，包括医院护理管理体系和组织结构的确定，功能的划分，对护士长角色模式的要求及评估，对各级护理人员的职责要求和工作绩效考核等内容；③护理人事管理，包括甄选、配备、调配、聘任护理人员，做好对护理人员的排班，展开对护理人员的在职教育、继续教育，做好对护理人员的激励，调动护理人员的积极性，以及对护理人员的考核、晋升、工作调动、奖惩等内容；④护理领导，包括运用领导本身的职权和影响力来带领护理人员达到医院目标、处理护理工作中的冲突，尤其重视对护士长领导风格和方法的提高和磨炼；⑤护理控制，主要是对护理质量的控制和保证，包括护理服务质量标准的制定和标准化管理，对护理人员业务绩效的考评，以及为了做好护理控制要求护理管理人员应有的法律责任和道德行为等。

（二）按护理管理的职能区分

按护理管理的职能可分为8个大类：①护理业务技术管理。这是护理管理的基本内容，包括护理技术管理、基础护理管理、专科护理管理和护理程序等；②护理质量管理。包括护理质量标准化，护理质量保证体系、护理质量评价等；③护理组织管理，包括护理组织体制，护理人员的配备、分工、调动和晋升等；④护理制度管理，这是护理管理法制化的重要体现,包括制度的制定、实施、检查、考核、修订,执行制度的各项保证措施、约束机制和相应政策规定等;⑤护理教育管理,包括临床护理教学、实习生实习、接受护士进修和本院护理人员的在职教育培训等规划方案的实施等;⑥护理科研管理,包括护理科研规划的制定、科研政策、推进医院护理科研工作的各项措施等;⑦护理预防管理,包括开展社区护理服务、家庭护理服务、护理健康教育等各项预防性工作;⑧护士长的管理,做好对护士长的管理工作是完成上述护理工作的重要保证,因此现在国内、外护理学教程都已明确把这项工作作为护理管理的重要内容。

上述两种护理管理的内容区分方法并无固定不变的形式,在实际的理论归纳和实践运用中往往是交叉的,但是无论如何区分,业务技术管理、组织管理、制度管理和质量管理始终是医院护理管理的核心内容。

任务二　护理管理的特点

一、护理管理要适应护理学科的特点

(一)要适应护理功能的发展

护理学科属于临床医学的分支学科,而又不同于检验、放射等其他辅助临床医疗工作的医技学科。它既以配合临床诊断、治疗为目的,又以具体的技术操作、面对面的技术服务直接影响患者的转归。随着医学的发展和护理模式的转变,护理功能除了与医生协作进行诊断、治疗外,还独立地进行护理诊断,解决患者现存的、潜在的健康问题的反应,提供可靠的保健服务,以满足患者生理、心理和社会的需求,维持患者最舒适的心理和生理状态,帮助患者恢复独立。因此,护理管理要适应护理功能的发展要求,始终围绕"服务"两字,坚持以患者为中心的根本宗旨,把提高护理人员的专业技术水平、促进护士角色的延伸作为根本内容,把提高护理质量、为患者提供多方面优质、高效服务作为根本要求。

(二)要适应护理专业素质的要求

护理工作的特性决定护理人员必须具有的特殊的专业素质。美国护理学教授曾提出护士必须具备以下的素质:①良好的生理和心理健康;②高度的警觉性;③熟练的业务技能;④绝对的可靠性;⑤令人鼓舞的自信心;⑥过人的机智;⑦优雅的风度;⑧对患者的体贴;⑨工作的合作;⑩令人愉快的态度;⑪良好的文化背景;⑫满足于所任工作;⑬高度的责任感。只有具备这些素质的护理人员才能够在工作中自觉地尊重和关心患者,为患者提供各种服务和信息,满足患者的需求;时时、事事、处处都能做到"严"字当头,一丝不苟,严格执行医嘱、遵守各项护理操作规程;自觉地担负起患者的健康导师作用,帮助患者维持健康、促进健康和恢复健康。因此,护理管理要适应、支持和有利于护理人员与患者和其家属的交流合作,有利于与医院其他各类人员的交流合作;要帮助护理人员培养对患者和蔼可亲和注意言谈举止的职业修养,塑造仪表端庄、沉着、关怀和热情的自然容貌。要求护理人员努力做到以细致的观察和同情心来发现、解决患者的各种生理、心理问题,增加患者的安全感和信赖感;以一丝不苟的负责精神,坚守岗位杜绝事故发生。总之,护理管理要把规范和提高护理

人员的专业素质的重要性、迫切性作为有别于其他行业管理的重要特征,在人力资源的选拔、培养、营造护理人文氛围等方面始终把护理专业素质放在首位。

(三) 要适应护理工作的职业特点

护理工作的连续性和整体性很强,要求护理人员一天24小时不间断地照顾患者;护理工作面广,从门诊到住院的每个环节几乎都有护理人员的参与;护理技术操作较多,劳动强度较大;护士接触患者最密切,精神负担比较重;整个医院的管理尤其是病房的制度化、规范化、常规化主要依靠护理人员来完成和保证。因此,护理管理必须适应这种特点,把教育、帮助和鼓励护理人员热爱护理事业作为重要内容,使护理人员热爱本职工作、自觉献身于护理事业。同时,还要制定严格的规章制度、合理安排护理人力,以确保护理人员在任何场合,无论工作忙闲,无论周围有无他人监督,无论白夜班,无论患者关系亲疏,也无论患者态度如何,对患者都始终如一,尽心尽责,严防差错事故发生。同时,护理管理要在严格要求和规范护理人员行为的前提下,帮助她们解决各种具体困难,保证她们安心有效地工作。

二、护理管理的科学性和艺术性

护理管理是一门科学,也是一门艺术。现代护理学是自然科学和社会科学交叉综合的产物,是既要知识、又要技术的专业,尤其在现代医学模式的要求下,对护理学的发展突出更新、更高、更广的要求。管理的本质就是提高工作效率和效益的过程,管理也是生产力,科学技术要转化成第一生产力,必须要依靠科学的管理。因此,护理管理必须体现这些特点,要求在护理管理过程中,坚持改革创新,运用科学的知识与方法管理工作的各方面。科学管理不是只靠某个人的个性或经验,而是要求管理者具备一定的管理知识,具有条理化的工作习惯和善于观察及发现问题的能力。这些管理才能来源于管理理论学习,并通过各种实验与实践而得以证实。例如,护士长对工作流程的安排、操作规范的制定、人员以及物品、设备的管理等都要符合科学性原则。

管理作为艺术是指管理工作中难以测量或不可捉摸的部分。科学只能处理那些可以衡量,能够预测的部分,如果超越这个限度,则需要艺术。艺术是对某种情况的感知,对一些感到存在问题时的内在反应,这些问题往往不是实体性的,不能用理论分析或逻辑估计。例如,人员的工作积极性或士气的高低可以评价领导的管理艺术。管理的艺术虽然常与一位管理者的性格、作风有关,其中某些部分是可以随着经验的积累与学习别人而逐渐培养成为管理者的性格。例如,护士长每天都要遇到一些意想不到的问题,她应当逐渐掌握哪些问题必须给以反映,哪些要当机立断,而有些问题可以不予理睬,以及如何处理效果较好。这些都要靠领导艺术。更成熟的领导者,甚至可能在问题尚未完全暴露时,已预先感到此问题的严重性,并能做出对性质的估计以及采取何种应付措施。

三、护理管理的综合性和实践性

以现代化的护理设施、便捷的就诊流程、精湛的护理技术、优质的服务水准、合理的医疗费用、舒适的就医环境满足广大患者的需求,全面实现医院护理现代化,是护理管理者奋斗的宏伟目标。因此,护理管理者要应用多科学的知识和理论来提高护理质量、减少护理成本、合理利用人力资源、推动信息化建设等,实现对护理工作的综合管理。同时,护理管理还应考虑可行性，在制定管理措施或吸取国内外先进管理经验时，必须结合医院的具体情况，创建与实际相适应的管理。护理管理的可行性标准可通过社会效益和经济效益来衡量。

任务三　护理管理的一般原则

管理具有普遍性，其知识、理论、概念、原理等可以运用到各行各业，护理管理的一般原则就是美国护理管理专家拉塞尔·史望斯博格（Russell C. Swansburg）将管理要素与功能结合护理工作特点所提出的，主要包括以下几个基本原则。

一、护理管理就是计划

计划是所有管理活动的基石，各级别护理管理者运用计划事前拟定操作性方案，将问题解决、决策及改革的危险性降至最低，充分利用护理管理资源，提高患者满意度、家属满意度及护理人员满意度。

二、护理管理就是有效利用时间

因为护理管理的人力、物力和财力资源都是有限的，所以护理管理者实施成功的护理管理最重要的因素之一是要懂得如何有效利用时间。在最短的时间内做最高效的事，按照拟定的时间计划表，在期限内完成，以期高效地达到组织目标。

三、护理管理就是决策

不论是中、高层护理管理者，还是基层护理管理者，在护理管理活动中都需要做决策。护理管理者要以组织目标为管理活动的方向，结合对护理管理资源的分析，作出合适的决策，决策过程与护理管理者的授权有一定关系。

四、护理管理就是组织

一个有效率的组织可以给组织成员带来安全感，明确自己的努力方向，明确自己在组织中所担任的责任，了解同伴之间应该如何相互协作，从而达到组织目标。护理管理者有责任让组织成员深知组织目标、了解个人的护理角色和功能、了解与其他医务工作者的协作关系，提高护理工作效率和质量。

五、护理管理是护理部门、医疗组织和整个社会的功能活化工具

护理管理的最终目标是要顺利完成护理工作，期待患者达到最佳的健康状态。护理工作的圆满完成，有赖于护理管理者对人力、物力及财力的合理管理。有效的护理管理能够使患者得到满意的健康照顾，巩固医疗组织目标，达到社会期许。

六、护理管理是社会目标的设定和达成

当今社会存在各种比较突出的社会健康问题。例如，社会老龄化所产生的老人群体健

康照顾的需要,各种自然灾害所产生的受灾群众健康照顾的需要,贫穷地区、污染严重地区群众健康照顾的需要等。这些都需要护理管理者的参与和支持,帮助社会群体脱离危及健康的因素。

任务四　护理管理的历史变迁

一、国外护理管理思想的形成与发展

1859~1900年是护理专业的诞生,以《南丁格尔手札》的发表为标志。她首先提出医院管理需要采用系统化方式、创立护理管理制度、注重护士操作训练等。其精神至今是护理的明灯,她精通统计及流行病学,曾指出:"统计是不变的历史,历史却随统计而动摇。"南丁格尔认为护理与医疗照顾是同等重要的,并为军队医院开发成本计算系统,开启了护理管理之门。1872~1873年,美国开创最早的护理课程,以医院为基础,设立于波士顿及费城两地。1890年35家医院设置护理科,学生共计为1 552名,1900年增加至11 164名学生。1980年,33%的护理课程由大学或学院主导,19%为医院主导,48%为中学或社区学院主导。

护理教育于1909年提升至大学学制,由美国明尼苏达大学及哥伦比亚大学开展。第一所护理学博士班于1924年由哥伦比亚大学开办,1926~1934年间成立了委员会评比各护理学院。1920~1930年,有很多护理教育研究的重点都设护理管理教育,其中划时代的代表是洛克菲勒基金会的金牌研究报告,它是由临床护理工作者及护理教育工作者组成的委员会,调查护理行业中的杰出者,包含国际上的护理教育专家、有临床经验的护理管理人员、私人机构护士、公卫护士及护理学生,此报告结果建议重建护理教育,并将护理管理教育提升至大学教育。1934年芝加哥大学率先设立医院管理班,当时只有12名学生,紧接着西北大学也设立了此课程。这两所大学的护理管理教育的重要贡献是促使临床护理管理教育正式纳入正统教育体系,大学护理管理教育课程于1940年由一般课程正式进入护理管理的专业课程,这是护理管理发展的萌芽阶段。

护理管理思想的茁壮期主要受到芝加哥大学政治科学博士Herman Finer的影响,在他的带领下,一些主任、教育家及行政主管进行了为期6个月的研讨,其主要成果是提出并发展了护理管理课程的重点内容,包括护理理念、护理的健康新趋势、管理理论、人际关系、护理服务评价、领导及探究、重组护理管理课程等,此次研讨会从目前来说都是护理管理的根基。1951~1959年,Kellogg基金会资助了13所大学,发展多方向的硕士研究生课程培养护理管理人才。

1977年美国医院协会(Ameirican Hospital Association,AHA)及护理管理者组成的社会团体发表报告,对护理管理进行了重新定义。此报告指出:5 326家国家级医院的护理管理者,有72%没有受过管理专业的培训,护理管理人才的需求再次受到重视。20世纪80年代早期,有3项研究对护理管理教育的发展具有重大的影响:①由医学机构完成的《护理及护理教育》,提出公共政策及私人法案;②国际护理委员会发表的报告,提出美国护理学术界的工作重点是要发展医院护理业务水平;③AHA认为具有吸引力的医院应该具备的特

点是:组织结构采用分权制度,护理人员招募、配置和排班都选择分权制度,发展临床阶梯制度,增加晋升途径和新任护士的见习课程,弹性上班,改变工作时数及减少轮班。由于以上3项研究,1983年后攻读护理管理专业的硕士研究生人数显著增加,这也是护理管理的成长期。

二、我国护理管理思想的形成与发展

随着护理工作的重要性不断被认识,医院护理管理在医院管理中的发挥越来越重要,管理水平也有了较大的提高。尽管由于经济、科技发展的不平衡,世界各国的护理管理水平有高有低,但从总的发展趋势来看,医院护理管理正向着方便、迅速、标准化、系统化、现代化的科学管理方向发展。

我国的医院护理管理始于鸦片战争前后,首见于外国教会在国内各地设立的教会医院中。早期的护理管理是从制度管理开始的。管理人员将一些杂乱的事务或业务工作逐渐归纳成条文,并在实践中不断修改、补充,使护士在工作时有章可循。

20世纪30年代后,随着医院的发展及护理教育的兴起,医院护理组织日趋健全,一些条件好的医院开始形成"护理部主任—护士长—护士"的管理层次。随后,一些综合性医院成立护理部,并设有护理部主任、护理秘书及助理员。护理部主任对护士长是业务领导关系,护士长受科主任及护理部主任的双重领导,但护理部对全院护理人员的使用、晋升、管理无权决定。

随着护理组织的健全,逐渐形成了比较全面、系统的管理制度。例如,1952年医院推行《保护性医疗制度》,提出要抓病区环境管理;1953年卫生部发布的《综合医院工作职责》,对各类护理人员的职责作了明确规定;1954年黎秀芳和张开秀提出了护理工作的"三级护理制"、"三查七对制";此外,还完善了查房制度、换药制度、服药制度、消毒制度、换药室规定、病房管理制度、医疗护理文书制度等。这些管理制度成为护理管理的重要依据,检查和督促规章制度的贯彻执行是护理管理者工作的重要内容。1962年总后勤部、卫生部出版了《医疗护理技术操作常规》、1963年出版了《医院护理技术管理》,为护理技术管理提供了有力的依据和方法,促使护理管理由以往单纯依赖制度的管理过渡到制度管理和技术管理有机结合的管理。1979年后,我国护理工作得到较快发展,护理管理也步入科学管理的崭新时期。各医院进一步充实和完善了以病区科学管理为主的全套管理制度,结合护理新技术、新业务的发展,在护理技术管理上增添了新内容。

21世纪初是我国加快全面建设小康社会的关键时期。为了更好地适应人民群众日益增长的健康需求和社会经济发展、医学技术进步的形势,促进护理事业全面、协调、可持续发展,提高护理质量和专业技术水平,维护人民群众健康,卫生部制定了《中国护理事业发展规划纲要(2005~2010年)》。"十一五"时期,是护理事业发展取得显著成效的时期。全面完成了主要目标和任务,公布了《护士条例》,依法加强护士队伍建设,全面提升临床护理服务能力,加快专科护理骨干培养,不断提高护理科学管理水平。特别是随着医药卫生体制改革的不断深化,护理事业发展取得突破性进展。护士队伍数量大幅度增加,截至"十一五"末,公立医院中,三级医院医护比达到1:1.36,二级医院达到1:1.13,医院医护比例倒置问题逐步扭转。在公立医院改革中,各级各类医院以实施"优质护理服务示范工程"活动为抓手,推行以改革护理服务模式、落实责任制整体护理为核心的优质护理服务,深化"以患者为中心"的服务理念,临床护理服务质量显著提高。

"十二五"时期,卫生事业在国民经济和社会发展中的地位和作用将进一步提高,护理事业发展面临难得的历史机遇。随着人民群众生活水平的不断提高,基本医疗保障制度逐步完善,以及人民群众对生命质量、健康水平和医疗保健的更高关注,护士队伍建设需要进一步加强,临床服务能力需要进一步提高,护理服务领域需要进一步拓展,护理服务体系需要进一步完善,从而适应卫生事业的发展和人民群众的健康服务需求。为促进护理事业的健康发展,维护人民群众身体健康与生命安全,结合当前我国护理事业发展现状,卫生部制定了《中国护理事业发展规划纲要(2011~2015年)》。坚持以改善护理服务,提高护理质量,丰富护理内涵,拓展服务领域为重点,以加强护士队伍建设和改革护理服务模式为突破口,以推进医院实施优质护理服务和推进老年、慢性病、临终关怀等长期医疗护理服务为抓手,不断提升护理服务能力和专业水平,推动护理事业全面、协调、可持续发展。在党和政府的高度重视下,我国护理事业将会取得更为显著的进步。

项目三 我国护理管理面临的挑战与发展趋势

任务一 社会环境变迁的挑战

一、市场经济的冲击

社会主义市场经济使医疗卫生事业面向市场机制,引入经营、竞争和经济价值观,达到优胜劣汰,促进自身建设,满足人民群众日益增加的高层次医疗卫生需求。同时,由于经济利益的趋势,使得一些人思想和价值观发生了改变,淡化了全心全意为人民服务的理念和道德修养。随着社会的不断发展,环境污染、生态失衡、工业化等,要求医学进一步发挥控制人口增长、提高人口素质等社会功能,因此,医学的社会功能越显重要。医学逐步从"治愈"转向"预防保健"、"关怀照顾",在这种理念转向过程中,护理的作用更为重要,加强全民健康教育,矫正不正当生活方式与习惯,最大限度地提高人们的自我保护意识,将成为护理人员义不容辞的历史重任,而护理人员对社会学、心理学、人际沟通、伦理学、健康教育等方面的知识不足,以至于平时工作中力不从心。

二、人口结构变化与人们日益增长的健康需求

人口老龄化、家庭结构小型化、人口流动化等现象,对当今我国的护理管理有了更高的要求。患者及家属对护理服务的质量要求越来越高,不仅要求有医可循,还要求有好医生和好护士。护理模式由生物医学模式向生物-心理-社会医学模式转变,护理服务的对象由单纯的患者向健康人群转移。对服务的种类要求也越来越多,人性化、个性化及特殊化服务层出不穷。服务范围也日益扩大,疾病前、疾病中和疾病后都需要护理,甚至包含人的整个生命期。服务场所也由传统的医疗机构向社会、社区、家庭等扩展,从而使护理工作渗透在预

防、治疗保健、康复等各个方面。现代护理的内涵和外延比护理学科建立之初有了显著地扩展和延伸。人们对医疗护理的需求已从技术服务扩展到社会服务，从医院内服务扩展到社会服务，从生理服务扩展到心理服务。从护理从业人员的角度看，为了适应不断变化的护理需求，护理人员本身要改变服务理念，提升自身业务水平和整体素质。他们的工作量和工作压力逐渐增大，对于护理管理者来说也是很大的挑战。

三、紧张的医患矛盾

医患关系是医院赖以生存和发展的基础。然而近两年来，随着我国经济发展、医疗体系的建立和完善，医疗事业不断发展的同时，医患矛盾也变得尤为突出。"救死扶伤"不再是医院的唯一目标，医院也要考虑自身的经济利益。基于医学科学的复杂性，医疗发展水平的局限性，医患知识的不对称性，患者收入低水平与高额医药费的差距性等一系列现实原因，都是导致医患矛盾的原因。在护理方面，短缺的人力资源、护理人员专业素质欠佳、服务水平不够等都是造成患者不满意的原因。作为护理管理者，除了想办法提高护理服务质量，提高患者满意度，同时还要考虑提高护理人员专业素质，加强护理人员正确处理医患矛盾能力的培养，从制度上真正落实"以患者为中心"的优质护理服务。

任务二　护理学科发展的挑战

一、护理学科体系的不断构建和完善

护理学科作为维护人类身心健康的一门应用型学科。近些年，其学科理论不断发展，知识体系、核心概念、护理理念、服务内涵和外延，以及工作定位等在实践中不断丰富和变化。特别是近几年，护理学科更是进入一个快速发展时期，并且在2011年"护理学"被定为国家一级学科。但与护理学科发展较为系统、成熟的国家及地区相比，我国在护理学科的发展定位、执业范围、服务对象、服务领域、服务内涵等方面尚存在模糊之处，缺乏清晰的学科专业定位和战略发展方向。

在教育层次方面，我国护理管理者与国外标准还存在一定差距。发达国家的护理管理者均具有较高的护理教育层次，并在护理专业基础上，进一步接受管理课程的教育，获得管理学硕士甚至博士学位。同时，在各种不同的职位上，均有相应的最低管理学位标准。我国护理管理者的教育层次偏低，尤其是在不发达地区。护士长以上的专业管理者本科以上学历较少，且大多数尚未经过管理课程的正规培训，这也是阻碍护理管理水平提高的一大因素。近年来已引起卫生管理部门的重视，并逐渐增设了管理课程教育及学位教育，使部分城市大型医院的护理部主任达到了硕士以上学历。

二、护理管理模式发展的挑战

护理模式是指人们对人、健康、环境、护理临床及康复等护理问题的思维方式和处理方法。护理模式是塑造护理目标、方法和价值的形式，其前提是基于对人的客观认识，进而去

探讨与之相关的健康、环境、护理及康复等几个基本要素。护理模式的客观基础是护理实践,护理模式是随着医学模式的发展而发展,是医学护理实践的产物。

我国的护理工作相对于国外比较落后,在新中国成立后才开始实行以疾病为中心的功能制护理,到20世纪80年代初期,引进和借鉴了国外护理新概念,由传统的功能制护理转向责任制护理。1980年6月南京医学院举办了第1期高护班,聘请美国波士顿大学护理研究院李式鸾教授进行讲学,在南京军区总医院、南京医学院附属医院、南京市古楼医院3个教学医院的部分病区,开展了小型责任制护理试点,并取得了初步经验和成绩。于是各兄弟省市也纷纷学习取经,在各地试点推广。由于各地经济和卫生事业发展不平衡,所以责任制护理的实施推广也存在较大的差异。它受人力、物力等诸多因素的限制,尽管实施十多年,但结果仍然不尽如人意。为探索适合我国护理工作特点,尽快与国际护理学科发展相接轨。20世纪90年代中期,美国乔治梅森大学护理系教授袁剑云博士多次来我国讲学并根据国情,设计出"系统化整体护理"工作模式。系统化整体护理主要强调人性化服务,是国际护理界经历近20年的摸索、实践、不断发展完善而形成的一套先进的护理业务和管理方法。1994年率先引进我国,先后在北京、杭州、济南、哈尔滨等城市设立模式病房进行试点,取得良好效果。

进入21世纪后,医疗改革成为备受瞩目的话题。2010年1月,卫生部印发《2010年"优质护理服务示范工程"活动方案》的通知,要求以患者为中心,强化基础护理,全面落实护理责任制,深化护理专业内涵,整体提升护理服务水平。在思想观念和医疗行为上,处处为患者着想,一切活动都要把患者放在首位;紧紧围绕患者的需求,提高服务质量,控制服务成本,制定方便措施,简化工作流程,为患者提供"优质、高效、低耗、满意、放心"的医疗服务,做到"患者满意、社会满意、政府满意"。2011年初,卫生部召开的2011年全国医疗管理工作会议上,明确提出2011年全国所有三级医院都要推行优质护理服务。至此,"优质护理服务"在全国范围内掀起了新一轮护理"革命"。2012年"十二五"规划的全面启动,公立医院改革由"局部试点"转向"全面推进",优质护理服务也已在全国公立医院范围内得到了良好的推进,取得了良好的反馈。

但是,医学的发展要求护理模式发生相应的改变,以适应其发展的需要。各种护理工作模式都有其自身特点,护理人员不仅要学习国外的经验,更要联系实际,不断探索,以寻找出一种适合我国国情的护理工作模式。综观当今护理学发展的趋势,我国护理事业与发达国家相比,还存在一定差距。在落实新医学模式的过程中,还需要优秀的护理管理者进行更深入的探讨,对护理管理也是一项挑战。

三、护理科研的发展需求

护理科研,就是用科学的方法反复地探索、回答和解决护理领域的问题,直接或间接地指导护理实践的过程。随着护理学科的发展和护理人员学历层次的不断提高,我国护理科研工作近年来有了显著的进步,但是由于护理科研起步晚,高等护理教育机制不完善,缺乏高素质的护理科研人员及相应的护理科研管理体系等问题,使得护理科研发展相对缓慢。学科建设是科学研究的基础和推动力,科学研究是学科建设的前提和拉动力,而科研项目则是护理学科建设的载体。因此,管理者应该把握时机,培养临床护理人员科研意识,开展多种形式的继续教育。另外,结合医院实际情况,针对不同层次护理人员及护理人员对不同科研知识的需求,实施分层培训,对护理人员存在共性问题集中培训,对个性问题进行具体辅导。护理管理者要从思想观念上把护理科研管理纳入护理管理的日程,完善管理制度,并建立完善的护理科研管理组织。此外,在护理教育方面,护理管理者还要结合当前护理学科发展现状,激发学生对护理科研的兴趣,使其关注科研,积极参与科研活动,有效地提高护理科研能力及综合素质。所以,护理科研发展的需求对护理管理者来说也是不可小视的挑战。

任务三 我国护理管理的发展趋势

一、护理人力资源管理的发展趋势

21世纪,人类进入了知识经济时代,人力资源成为社会组织在激烈竞争中生存、发展、充满生机和活力的特殊资源。护理人力资源是发展护理事业所需资源的重要组成部分,是护理资源中最重要且最具活力的部分,其状况直接影响到护理质量的提高和护理事业的发展。护理服务需求的变化和经济全球化对护理人力资源管理的发展产生了很大的推动作用。

(一)建立和完善护理法律、法规,稳定护士队伍

护理规章制度对于维护医院正常工作秩序,保证医疗护理工作正常进行,提高护理质量,防止护理差错事故发生,改善服务态度都起到了重要的作用,是实现管理制度化、操作常规化、工作规范化和设置规格化的基础。新形势下护理人员必须增强法制观念,学法、遵法、用法,自觉掌握和运用各项法规,健全护理管理制度、操作标准和岗位职责制,提高护理服务水平,提高护理质量,适应社会发展的需求。国家卫计委(原卫生部)要求进一步贯彻落实《护士条例》,维护护士合法权益,增强护士依法执业的法律意识,强化卫生行政部门和医疗卫生机构法定职责的有效落实,完善医疗卫生机构护士执业相关规范、护士配备基本标准,建立并实施护士培训和定期考核制度。进一步加大依法监督力度,保障护士合法权利,规范护理执业行为,为稳定和发展护士队伍提供保障。

(二)加快护理教育改革和发展,优化护士队伍

根据现代人力资源管理理论,护理人才队伍建设必须考虑卫生服务需求发生的变化及其对人力资源需求的影响,认真做好护理人力资源规划,抓紧护理人才队伍的建设。完善护理教育方式,坚持以岗位需求为导向,促进理论与实践相结合,大力培养临床实用型人才,注重护理实践能力的提高;突出护理专业特点,在课程设置中加大心理学、人文和社会科学知识的比重,增强人文关怀意识;科学确定护理教育的规模,尝试订单式培养模式,推进学校教学与医疗卫生机构之间的有效衔接。未来几年,我国将进一步加快护理教育的改革与发展,缩减中专层次的护士比例,增加大专及以上学历层次护士的比例,培养具有较高护理水平的高学历人才,密切医疗卫生机构与护理教育机构的联系与合作,适应护理专业实践发展的需要,这对于提高护理队伍整体水平具有良好的示范和牵引作用。

（三）充实基层护理服务力量，拓展护士队伍

随着社会的不断发展，人民生活水平与思想认识的不断提高，人民群众已不仅仅满足于疾病的治疗与控制，更注重疾病的预防、卫生保健，社区护理服务是一个针对社区内每一个人、每一个家庭、每一个群体而开展的卫生服务系统，护理内容主要包括健康人群的健康指导、疾病预防、健康教育、营养指导，患病人群的健康指导、用药指导、并发症预防，以及督促定期复查，儿童和老年人的护理与心理咨询等。医院护理是现代护理的主要内容，但发展社区卫生服务，建立合理、方便群众的卫生服务网络，已是卫生事业发展的大趋势。但是，目前我国社区护理水平较低，没有完善的社区护理管理系统、社区护理管理经费不足、对社区护理人员疏于管理、社区护理服务宣传不到位、对社区护理人员的管理教育，以及考核制度不完善。近两年，我国政府对社区护理服务的重视程度有所增加，因此下一步护理管理者需要做的工作是：建立社区护理管理机构；培养一支掌握良好的社区护理知识和技能的社区护士队伍；不断地探索并完善组织形式、管理办法；增加城市社区卫生服务机构和农村乡镇卫生院的护理力量，保障基层护士待遇；扩大社区护理范围，深化社区护理的内涵。

二、护理服务模式的发展趋势

随着医学科学的不断发展，人们的健康意识也在逐渐提高，护理工作的内涵已经不仅仅局限在疾病的护理这一狭隘的层面上，其中涵盖了对患者的心理健康、生活以及康复保健等多个方面的内容。所以，一个能适应当下的护理模式对于护理，乃至整个医疗行业的发展有着至关重要的作用。

（一）巩固优质护理服务成效

为了加强医院临床护理工作，夯实基础护理，为群众提供安全、优质、满意的护理服务，卫生部出台了《2010年"优质护理服务示范工程"活动方案》，决定在全国范围内开展优质护理服务示范工程活动，并且取得了很好的成效。于2011年、2012年又相继出台了《推广优质护理服务工作方案》，要求进一步推广，使临床护理工作模式、流程及内涵均发生了巨大变化。优质护理活动通过实施责任制整体护理，突出了以"患者为中心"的指导思想，把以人为本，一切为了患者的理念渗透到工作的每一个环节，以患者的利益为重，站在患者的角度考虑问题，患者需要什么，护士就提供什么服务。责任护士能够全面知晓自己分管患者的病情，掌握诊疗计划和护理要点，并能够根据患者特点，提供有针对性的健康教育、康复指导和心理护理等服务，护士主动服务的意识明显增强，并且处处体现以人为本，充分说明了优质护理服务的服务内涵和外延能够适应临床护理发展需要，对我国临床护理发展有很强的推进作用。

（二）建立长期护理服务体系

长期护理是指在一段时期内持续地为患有慢性病、处于伤残状态或者存在认知障碍而失去自理能力的个体所提供的服务，可以为患者提供多种渠道的院外护理及指导，使院内的护理工作得以延伸。长期护理能够改善患者的健康结果，减少患者对急诊的使用次数，降低其急性住院后的再入院率，从而降低患者的卫生服务成本，具有一定的经济效益及社会效益。随着人口老龄化趋势成为全球性问题，疾病治疗过程的日趋漫长，关于患者出院后护理服务的延伸问题越来越受到重视。一些经济合作与发展组织（OECD）国家已经将建立稳

定、持续发展的长期护理保障体系作为一项重要的政治目标,并各自探索出基于国情的政府介入长期护理的实践模式,这为我国作出合理公共政策选择提供了一定借鉴。"十二五"期间我国将逐步建立和完善"以机构为支撑、居家为基础、社区为依托"的长期护理服务体系,提高对长期卧床患者、晚期姑息治疗患者、老年慢性病患者等人群提供长期护理、康复、健康教育、临终关怀等服务的能力。我国长期护理工作的开展依赖于有效的人员培训,在形成规范性延续性护理制度下进行团队合作,实施完善的护理计划,建立合理的网络平台。此外,还依赖于国家财政的支持及医保制度的革新。总之,我国的长期护理正处在起步阶段,需不断借鉴他人经验,不断学习及探索。如何将延续性护理作为护理工作的一部分,进一步制度化、规范化,仍是今后护理工作研究的方向。

三、护理岗位管理的发展趋势

(一)深化人事制度改革,建立合理分配机制

医院工资分配制度改革要按照按劳分配和生产要素参与分配、按岗定酬、按任务定酬、按业绩定酬的原则,建立起重实绩、重贡献,向优秀人才和关键岗位倾斜、自主灵活的分配激励机制。在现代医院高度集约化的劳务活动中,按照每个工作人员在不同类型的岗位实际付出的工作量,而不是以收入为标准进行评价和衡量,才能公正、客观地反映每个员工的工作绩效,才能体现不同岗位的知识要素、技术要素、责任要素、管理要素等分配因素,才能促进医院各项业务活动的团结协作,充分发挥医院和科室的整体效益。科学合理地评价和测量医院、科室以及工作人员的工作量,并以此为依据建立起有效的工资及奖金分配管理办法,形成大力提倡奖勤罚懒、创优争先的分配激励机制,是当前医院人事制度改革和经济管理中有待深入研究解决的重要课题,同样是护理管理中深层次的管理难点。

(二)建立专科护理岗位培训制度

专科护理的发展一方面是由于社会经济的迅速发展,广大人民群众对健康的需求和要求越来越高,对护理的要求也越来越高,使得护理工作的职责范围与功能已远远超过了传统领域。为使护理工作能够与诊疗技术水平同步提高,并充分发挥护理人员的专业技术水平和能力,发展护理的专科化已成为许多国家临床护理实践发展的策略和方向。另一方面专科护理的发展也是医学专科发展的一个必然要求,医疗专业化程度越来越高,学科分类越来越细,对专科护理的要求也越来越高,希望他们掌握专科方面的知识要求也就越来越高。这在客观上要求护理专科要不断发展才能跟上临床专科发展的要求。我国专科护理发展较晚,1996年引入护理专家概念,20世纪末护理权威人士开始呼吁应加快护理的专业化进程,提高专科护理水平,发展专科护理。随着社会经济发展,国家也日益重视发展专科护理,国家卫生和计划生育委员会要求在"十二五"时期,在完善医院护理岗位设置的基础上,确定临床专科护理岗位,坚持"以用为本",以岗位需求为导向,建立和完善专科护理岗位培训制度。我国专科护理的发展要借鉴主要发达国家和地区的经验,结合当前实际,将专科护理事业纳入到整个国家医疗卫生改革事业中去,建立起专科护理发展的支撑体系。只有这样,我国专科护理才能实现最终发展,以适应中国老龄化社会、医学模式改变以及满足人民群众日益增长的护理需求。

> **学习效果评价·思考题**
>
> 1. 何谓管理？何谓护理管理？两者有什么联系？
> 2. 管理的基本特征有哪些？
> 3. 按护理管理的职能区分，护理管理的内容有哪些？
> 4. 护理学科发展对护理管理有何影响？
> 5. 试举例说明护理管理的二重性。

（叶文琴，汤爱玲）

第二章 管理理论和原理

学习目标

1. 识记科学管理理论、管理过程理论的主要贡献和主要观点。
2. 识记人本原理、系统原理、动态原理和效益原理的概念和基本内容。
3. 理解现代管理理论及当代管理理论阶段的特点及其在护理中的应用。
4. 理解与管理基本原理相应的原则。
5. 学会运用管理的原理和原则处理工作中的各种问题。

案例导入

王新是某综合性三级医院的一名护士长,自5年前担任护士长工作开始就思考如何将科室护理工作管理得更好。在王护士长的仔细观察下,发现了几名有特点的护士。如小张干事仔细、严谨,小陈基础知识扎实、语言表达能力好,小施有很强的组织协调能力、反应灵敏。于是,王护士长安排小张负责科室护理质量的管理,小陈负责与教学有关的管理,小施则为护士长助理,王护士长则主抓全局,将权力细分,并赋予有能力者。此外,王护士长还制订奖励细则,鼓励护士参加相关学习、培训或比赛等,并给予一定加分和奖励。在王护士长的管理下,科室护理工作效率与护理工作质量得到提高,在全院名列前茅,科室氛围也非常融洽。请分析王护士长在管理过程中用到的管理理论和原理。

分析提示

王护士长在管理过程中用到了学习型管理理论,每名护士都能通过学习提升自己,进一步得到发展,给科室营造了一种良好的学习氛围。同时,也反映出管理中的人本原理。王护士长按照个人特长,赋予相对等的职权,让员工共同管理,充分以个人价值为本,调动了员工的积极性。

项目一 管理理论概述

管理伴随人类的共同劳动而产生,是人类共同劳动的产物。人类在漫长的发展过程中,积累了大量的管理实践经验,并形成了一些宝贵的管理思想。素以世界奇迹著称的古埃及金字塔、巴比伦古城堡以及中国的万里长城,其宏伟的建筑规模足以生动地证明人类古老而伟大的管理实践活动。但该阶段尚未出现系统阐述管理科学的理论。直至19世纪末20世纪初,随着科技和生产力的飞速发展,出现了科学管理,标志着人类系统的管理理论的诞生。在之后的100多年间,管理理论得到了快速发展。

一、中国古代管理实践活动和管理思想

(一) 中国古代管理实践活动

中国古代的管理实践活动具有悠久历史。公元前300～250年,李冰父子修建都江堰水利枢纽工程时,将灌溉、蓄水、排洪、排沙融于一体,从其结构与功能上均反映了我国古代伟大的系统管理实践活动。秦朝修建的万里长城是一项浩大的建设工程,它充分显示了我国古代声势浩大的管理实践活动。可以说如果没有卓越的组织管理才能和丰富的管理经验,是不可能建造这样伟大工程的。秦始皇不仅第一个建立了统一的多民族国家,统一了度量衡制度,而且他建立的中央集权管理体制是我国历史上行政组织管理的典型范例。公元1008～1016年间,宋真宗时期大臣丁渭提出的"一举三得"的方案,用了25年修复被烧毁的皇宫,解决了就地取土、方便运输、清理废墟的问题,为我国古代系统管理实践活动的典型代表。秦朝三公九卿的设置,隋唐三省六部的设置,以及种种监察考选制度,更是在世界历史上占有重要的地位。

(二) 中国古代管理思想

我国古代人民不仅在科学技术、军事战术、工程建筑等管理实践方面有杰出的贡献,而且在管理思想方面也有许多出色的论述。反映我国古代管理思想的主要著作有《尧典》、《论语》、《周礼》、《孟子》、《诗经》、《孙子兵法》、《资治通鉴》等,内容涉及多个领域。在社会管理方面有《论语》、《周礼》等书籍中提倡的"在其位,谋其政""其身正,不令而行;其身不正,虽令不行";在军事管理方面,包括管军要爱军的思想;在战略管理方面,世界上第一部系统论述管理问题的著作是我国春秋末期的《孙子兵法》,它被誉为"世界第一兵书",是包含着丰富的战略性决策与管理思想的巨著,到目前为止,它已出版了英、日、俄、德、法、捷等多种译本,流传世界各国;在用人管理方面,提倡"知人善任"、"尊贤用士",认识到"水能载舟,亦能覆舟",并制定选择诚实、无私和有才干官员的训诫,体现了我国古代用人管理思想;在系统管理方面,《孟子》一书记载的关于万里长城的建造和管理,就有了朴素的整体化思想;在信息管理方面,关于旗、鼓、烽火等的使用就是早期的信息管理思想。

二、西方古代管理实践活动和管理思想

(一) 西方古代管理实践活动

古埃及、古罗马等文明古国有着悠久的管理实践活动。公元前2800年建造的古埃及金字塔,用230万块巨石砌成,反映了古埃及人合理分工、精心规划的管理实践活动。古罗马帝国兴盛统治了几个世纪,归功于采用了较为分权的组织管理形式。罗马天主教早在工业革命前,就成功地解决了大规模活动的组织问题,它采用按地理区域划分基层组织,在此基础上又采用高效的职能分工,在各级组织中配备辅助人员,从而使下级与上级共同参与进行决策,但又不破坏指导的统一性,故而全面地控制了世界各个角落5亿以上教徒的宗教活

动。另外,体现组织效率高的还有15世纪的威尼斯兵工厂,就已采用流水作业的生产和管理活动,并有领班和技术顾问全面管理生产,是现代管理思想的雏形。

(二) 西方古代管理思想

西方古代管理思想,在一些著作中可见到。例如,《出埃及》一书中记载了希伯来人领袖摩西岳父的三点建议:第一,制定法令,昭告民众;第二,委托代理人;第三,责成管理人分级管理,体现了管理的组织和程序的思想。

19世纪下叶《美国铁路杂志》的编辑亨利·普尔(Henry Poor)提出了应该通过明确组织机构来进行管理,充分体现了先驱的系统管理思想。

《圣经》中记载了以色列人的早期统治经验。如摩西在做以色列人首领的时候(约公元前1300年),就在他岳父的建议下,在全国实行了分级管理,从而改变了过去那种一统到底的状况。他在全国选择信奉上帝、有才能而又诚实的人,让他们分别担任各个级别的头领,依次处理自己管辖范围的问题,只是在处理不了时才上交。这在以色列历史上具有里程碑式的贡献,因为它使以色列人第一次建立起了有秩序的部族管理结构。当然,摩西对权力分散后可能造成的各自为政现象,借上帝之口,颁布了有名的"摩西十诫",并具体规定了各种条例、刑罚的细则,从而达到了分权而不分散、有效率而又不乏统一的目的。

项目二 古典管理理论

管理思想的演变经历了漫长的发展过程,形成管理理论体系,则是从19世纪末开始的。在近一个世纪的管理理论发展过程中,形成了古典管理理论、行为科学管理理论和现代管理理论3个不同历史阶段的理论体系。古典管理理论是管理学的重要基础理论,它创建于19世纪末20世纪初,包括三大理论流派:①以作业效率管理为重点的"科学管理理论";②以组织活动管理为重点的"管理过程理论";③以组织结构优化为重点的"组织体系理论"。

任务一 泰勒科学管理理论

一、泰勒生平简介

科学管理理论的创始人弗雷德里克·泰勒(Taylor F W,1856~1915),出生于美国费城一个富裕的律师家庭。早年18岁泰勒以优异的成绩考入哈佛大学法律系,不料风云变幻,他因学习过度疲劳而患了眼病,不得不中止学业,于是到了一家小型水泵厂当学徒工,1878年转到费城一家钢铁厂当工人。数年内他由一个工人、技工,提升为工长、总机械师、总绘图师,28岁提升为总工程师、总经理,并获得斯蒂芬工艺学院的机械工程学位。泰勒的一系列试验就是从钢铁厂开始的。19世纪末20世纪初,泰勒针对美国工厂中管理落后、工人劳动生产率低下的状况,进行了一系列的探索研究。泰勒以工厂管理为对象,以提高工人劳动生产率为目标,通过3个最有名的实验搬运铁块试验、铁砂和煤炭的挖掘试验和金属切削试验,主要解决两个问题:①如何提高工人的劳动生产率;②如何提高组织的管理效率。1911年,泰勒出版了《科学管理原理》一书,标志着科学管理理论的形成,因此,泰勒也被称为科学管理之父。

二、泰勒的主要贡献

泰勒从工作实践中体会到,企业中提高劳动生产率的潜力非常大,工人们实际上只发挥了能力的1/3。为此,他进行了一系列试验并制定了改革措施,主要有如下内容。

(一)制定标准定额,提高劳动生产率

这是泰勒制的基础。为此,他进行了大量的工时与动作研究。他把每一件工作都分成尽可能多的简单的基本动作,然后将其中无用的动作进行改进、省略,并通过对熟练工人的每一个操作动作的观察,选择出每一个基本动作的最快、最好的操作方法,把时间记录下来,而且还把所需工具、机器、原料、方法和其他有关要素都进行标准化。这样的标准定额,就是对工作进行管理的依据。例如,他进行了著名的搬运铁块试验,为搬运工人设计了一套标准的操作方式,使每个工人的平均日产量由原来的 12 700 kg 提高到 48 262 kg,这就是被人们称为时间-动作分析试验。后来泰勒相继进行了铁锹试验、金属切削试验等一系列试验,提出了劳动定额、工时定额、工作流程图等一系列的科学管理制度和方法。

(二)实行新的奖励制度,调动个人积极性

泰勒否定了过去实行的计时工资制度和利润分享制度。他认为这些都解决不了鼓励工人大量生产的问题。他推行了一种新的工资制度,内容包括:①通过工时研究进行观察和分析以确定工资标准;②实行差别计件工资制,完成定额的可按工资标准的100%发给,超过定额的可按工资标准的125%发给,没有完成定额的可按工资标准的80%发给,以鼓励工人千方百计采用正确的操作方法。③把钱给人而不是给职位。这是实现工人个人化的重要措施,它意味着同一岗位甚至同一级别的工人,都将得到不同的工资,极大地调动了个人的劳动积极性。

(三)选择一流工人,体现人尽其才

泰勒认为,人具有不同的禀赋和才能,只要工作合适,都能成为一流工人。例如,一个身强力壮的人,干重体力活就是一流的,但干精细的工作,很可能不是一流的,这就是工作合适与否的问题。所谓一流的工人,就是该工人的能力最适合做这项工作而又愿意去做的人。科学管理要求挑选或培训一流的工人,使他们有合适自己的工作,激励他们尽最大的努力来完成工作。

(四)设置计划层,实行职能制,实现标准化管理

泰勒主张设立专门的管理部门,专门研究、计划、调查、训练、控制和指导操作者的工作,而工人只负责第一线操作。这实质上是实现了管理职能的专门化。事先精心地制订出计划,而计划又必须依据精确的时间动作研究,完成这一系列工作,需要有专职的管理人员。他们每天分配给每个工人一项具体任务,并附有关于这项工作每一个组成部分的详细书面指标及确切的时间规定,还要承担具体组织工作,指导完成任务并做好统计记录。如果由一个管"全面"的工长做这些工作,他将需要具备多种优秀品质,而这种人几乎是找不到的。因此,要按不同的职能,分别设立职能工长,去完成不同的任务。

（五）提出"例外原则"，提高管理效率

其目的主要是解决总经理的职责权限问题。泰勒认为在设置了计划层和实行职能制后，总经理应避免处理工作中的细小问题，高级管理人员只需保留对例外事项的决策权和监督权，而只有例外情况和问题才由他处理。如有关企业重大政策的决定和重要人事的任免等。这种例外管理原则，至今仍是管理中极为重要的原则之一。

泰勒在工作中边干、边学、边管，他一生先后获得了100多项专利，编写4部管理方面的著作，其中《科学管理原理》为其代表作。

泰勒的两大贡献：①一切管理问题的解决都应该用科学的方法；②一切工作方法都应由管理人员决定，并实行标准化。它解决了企业管理中的两大问题：①提高了工人的生产率；②提高了企业的管理效率。列宁曾对泰勒的科学管理理论作过专门的研究，并给予了科学的评价。他指出："泰勒制同资本主义其他一切进步的东西一样，有两个方面，一方面是资产阶级剥削的最巧妙的残酷手段；另一方面是一系列的最丰富的科学成就，即按科学来分析人在劳动中的机械动作，省去多余的笨拙动作，制订最精确的工作方法，实行最完善的计算和监督等。"泰勒的思想顺应了历史潮流，对企业管理起到了巨大的促进作用，在当时及对现在的管理都有指导作用。

三、科学管理理论在护理管理中的应用

（一）以科学的研究方法进行各项护理业务的改进和探讨

护理工作要达到为患者提供优质服务的目的，必须利用各种途径充分了解患者的有关信息，根据收集到的资料，考虑现有条件，依据患者的需要，为患者制订切实可行的护理计划。在实施计划中，要充分利用现有的人力、物力资源，协调管理体系中各方面的关系，以完成既定的目标，改进护理工作方法，为患者提供最适合其个人需要的高质量的护理服务。

（二）分清各层次的职责功能

各级护理管理者有其特定的职责，各班护理人员也有固定的角色与功能。护理部主任总揽全部护理工作，进行高层决策；科护士长负责本科室护理单元业务的统筹、规范、控制；护士长负责本病区的业务统筹、规范、控制，带领下属执行上级决策等事宜。

（三）进行护理人员的甄选、训练和再教育

有意识、有计划地运用科学方法对护士进行甄选；训练和培养护士的工作技能，特别是护士的岗前培训和新技术的运用能力，使其护理工作成效大大提高。

（四）实行部分护理工作标准化

制定《护理工作指南》或指导，逐步规范各项护理操作技术，科学地制订各项护理操作标准，逐步实行护理工作标准化，如基础护理操作有专门的评分标准、医院护理质量管理评价标准等。

（五）提高护理管理人员的管理水平和领导能力

重视护理管理人员的管理水平、领导能力训练；定期开展护理管理人员专题培训班，提高护理管理者的管理理论水平、领导才能和领导素质。

（六）建立奖励制度和绩效考核办法

在护理管理中建立科学的奖励制度，有效地调动广大护士的工作积极性和聪明才智，同

时建立护理人员的绩效考核办法,制定科学的绩效考核内容和绩效考核测量方法。

任务二　法约尔管理过程理论

一、法约尔生平简介

亨利·法约尔(Henri Fayol,1841~1925)出生于法国的一个资产阶级家庭,是法国杰出的经营管理思想家。1860年毕业于圣埃蒂安国立矿业学院,同年作为采矿工程师进入福尔尚布德矿冶公司。他担任工程师期间,很快显露出管理才能,分别担任矿长及煤矿总经理(47~77岁)。他创立了管理研究中心,还担任商校校长、教授等职务。法约尔的管理理论着重于一般管理原理的探讨和高层管理效率的分析,显著明确和充实了管理的观念。他从更广泛的角度研究可普遍适用于较高层次管理工作的原则,被称为管理过程之父。

二、法约尔的主要贡献

1916年,法约尔出版了其代表作《工业管理与一般管理》,创立了自己的管理理论,其主要内容如下。

(一) 企业的经营活动

法约尔将企业的经营活动概括为6个方面,即管理活动、技术活动、商业活动、财务活动、会计活动及安全活动。法约尔指出,无论企业的规模大小,简单还是复杂,都存在着上述6项活动。在不同的工作中,这6项活动所占的比例各不相同。例如,在高层的管理工作中,管理活动所占的比例最大;而在直接的生产工作和事务性工作中,管理活动所占的比例就小。

(二) 管理的基本职能

法约尔第一次明确提出了管理活动的5项职能,即计划、组织、指挥、协调和控制。由于他所提出的这5项职能,形成了一个完整的管理过程,因此,他又被称为管理过程学派的创始人。

(三) 管理的一般原则

法约尔提出14项管理的一般原则,内容如下。

1. **合理分工,有效使用劳动力**　劳动分工的目的是实行劳动专门化,使同样的努力所得的效果更好。

2. **权利和责任的一致**　有3点含义:①指凡权力行使的地方就有责任;②指敢于承担责任;③指要有高尚的精神道德,以严于律己来防止滥用权力。

3. **严明的纪律**　法约尔认为纪律对于成功是极为必要的,纪律应该是对协定的尊重,纪律应以尊重为基础,应尽可能公正。

4. **统一指挥**　法约尔认为在一个组织内每一个人只能服从一个上级并接受他的命令,双重命令或多重命令也会影响领导权威和工作的稳定性。

5. **统一领导**　是指一个组织为了同一个目的而进行的一切行动,只能有一个领导和一个计划。双重的领导会直接影响管理的权威性和管理的效果。

6. **个人利益服从集体利益** 在一个企业里,企业利益应高于个人或一些人的利益;在一个国家里,国家利益应高于一个公民或一些公民的利益。

7. **个人报酬公平合理** 尽量使报酬激发职工的工作热情,对超额完成工作定额者应在报酬上有所体现,而完不成定额的职工则得不到标准的报酬。而且报酬的支付方式、方法应公平、合理。

8. **集权与分权相适应** 法约尔认为权力集中的目的是产生最大效益,而权力的集中或分散的程度是一个比例的问题,应根据具体情况而定,并且权力的分散与集中还应当具有一定的弹性,不能一概而论。

9. **明确的等级制度** 在一定的组织内部,应建立起明确的由低级至高级的上下级制度,它可以表明命令下达和回报呈送的路线,一般情况下不能轻易地违反它,当然在特殊的情况下,可以对其进行一些变通。

10. **良好的工作秩序** 是指一定的组织机构内部的人和物都应有各自特定的位置,并应时常处于自己的岗位上,才能使组织内部井然有序,才能最大限度地发挥其功能。当然位置应按事物的内在联系,进行适当地选择。

11. **公平、公正的领导方法** 主管领导人员对下属应公正、严明,避免因关系亲疏而影响其决断,这样才能获得下属的好评和忠心。

12. **人员任用稳定** 一定组织机构内部的人事组织建立起来后,应尽量保持其稳定性,过于频繁的更换人员,将不利于工作效率的稳定提高。

13. **鼓励员工的创造精神** 工作过程中不能过分拘泥,应鼓励首创精神,各级工作人员应大胆提出新的设想和思路,才能真正提高和激发各级工作人员的工作热情,才能改进工作方法,从而提高工作效率。

14. **增强团体合作和协作精神** 在组织内部和管理活动过程中,必须强调团体协作,使整个组织和全体员工都为统一目标而努力工作,而这种团体协作必须是各级员工,尤其是上级应当努力保持和维护的。

(四)管理者的能力和品质

法约尔较为系统地提出了管理者应具备的能力和品质,包括以下 6 个方面。

1. **身体方面** 包括健康、精力、风度。
2. **智力方面** 包括理解与学习的能力、判断力、思想活跃、适应能力。
3. **精神方面** 包括干劲、坚定、乐于负责、首创精神、忠诚、机智、庄严。
4. **教育方面** 具有超出本职范围的社会、文化、历史、风俗、心理等各方面知识。
5. **专业知识方面** 包括技术活动、商业活动、财务活动、会计活动、安全活动和管理活动所特有的知识。
6. **经验方面** 即将工作中吸取的经验教训加以整理。

法约尔的管理思想强调管理组织和职责明确划分,提出的组织理论贡献重大,对企业管理组织的研究和管理体制的发展产生了重大影响。他提出的五大管理职能和 14 条管理原则,至今仍具有重要的地位。

三、管理过程理论在护理管理中的运用

（一）强调护理管理者必须履行起各种职能

护理管理者要负起本部门内各项工作规划、组织、领导、协调与控制等事宜。护理管理中各级护理岗位职责、操作规程、奖惩、各部门工作均应有相应的规章制度，各级护理管理者应负起本部门的计划、组织、指挥、协调和控制职能。

（二）有一正式的护理管理组织

每一管理层次都有其职责，护理部正副主任、科室护士长、护士及护理员，每一职位均有相应的职责和权力。每一位员工有一主管，每人的权力利益与责任对等，并将工作进行分工。护理部主任是最高的护理主管，各科室的护士长都是朝着护理部的目标共同努力完成工作。

（三）实行奖惩制度保持稳定的工作秩序

护理部及各科室都设有奖惩制度，强调奖罚分明，在奖励和惩罚面前人人平等，公开透明。同时设有留任措施，以减少护理人员的流动，从而保证稳定的护理工作秩序。

（四）大力弘扬护理团队精神

护理工作是团队的工作，所以强调团队的和谐和通力合作。例如，在病房护理人员配置上推行小组制分工方式，有利于小组成员协作及增强满意度，从而提高了护理质量。

（五）保证酬劳的公平合理

有一套固定的护士工资发放办法，使护士的酬劳公平化、合理化，真正使他们"干得带劲、拿得满意"，让他们得到应得的物质待遇，从而使广大护士都能爱岗敬业，发挥出更大的潜能。

任务三　韦伯组织体系理论

一、韦伯生平简介

马克思·韦伯（Max Weber，1864～1920）是德国著名的社会学家、政治学家、经济学家、哲学家。他的父亲出生于威斯特伐利亚纺织业实业家兼批发商家庭，是一位法学家，是当地知名的政治家，其父亲的职业为家庭营造了良好的政治氛围，1882年韦伯进入了海德堡大学法律系就读。韦伯最初在柏林大学开始教职生涯，并陆续在维也纳、慕尼黑等大学任教。对于当时德国的政界影响极大，曾前往凡尔赛会议代表德国进行谈判，并且参与了魏玛共和国宪法的起草。他与泰勒和法约尔为同一历史时期，并且对西方古典管理理论的确立做出了杰出贡献，是公认的现代社会学和公共行政学重要的创始人之一，被后世称为组织理论之父。

二、韦伯的主要贡献

韦伯在管理理论上的最大贡献是提出了一种高度结构化的、正式的、非人格化的"理想

的行政组织体系"理论,他在管理理论上的研究侧重于行政管理组织在管理中的作用,目的是解决管理组织结构优化问题,这些理论均集中反映在他的代表作《社会和经济组织的理论》一书中。这一理论的核心是,组织活动要通过职务或职位,而不是通过个人或世袭地位来管理;他还认识到个人魅力对领导的重要性。

韦伯的研究主要集中在行政管理方面,他从行政管理的角度对管理的组织结构体系进行了深入的研究,其主要思想和理论集中反映在他的代表作《社会和经济组织的理论》一书中。主要内容如下。

(一) 权力与权威是组织形成的基础

韦伯指出,任何一种组织都必须以某种形式的权力或权威为基础,才能实现其目标,权力可以消除组织的混乱,使得组织的运行有秩序地进行。韦伯把这种权力划分为3种类型:①理性的、法定的权力,是以组织内部各级领导职位所具有的正式权力为依据;②传统的权力,是以古老的、传统的、不可侵犯的和执行这种权力的人的地位的正统性为依据;③超凡的权力,是以对别人的特殊的、神圣英雄主义或模范品德的崇拜为依据。

(二) 理想行政组织体系的特点

韦伯认为理想的行政组织体系至少需做到:①明确的职位分工;②自上而下的权利等级系统;③人员任用通过正式考评和教育实现;④严格遵守制度和纪律;⑤建立理性化的行动准则,工作中人与人之间只有职位关系,不受个人情感和喜好的影响;⑥建立管理人员职业化制度,使之具有固定的薪金和明文规定的晋升制度。

上述古典管理理论后来被许多管理学者研究、传播和发展,并加以系统化。这些理论认为管理的原则和职能存在于社会中,是管理工作的基础。但是,由于其一是对人的研究仅仅存在于"经济人"的范畴,没有强调以人为中心的管理;其二是研究重点放在企业内部,忽视企业的发展环境而存在一定的局限性。

项目三 现代管理理论

任务一 管理理论丛林

现代管理理论阶段(从20世纪40年代至今)开始于第二次世界大战结束后,由于技术进步、生产社会化以及社会学、系统科学、计算机技术在管理领域日益广泛的应用等因素,加之管理学者知识背景及所处的环境不同,管理学出现了许多学派,各个学派都有自己的代表人物,有自己所主张的理论、概念和方法,它们从不同的角度阐明了现代管理的有关问题。美国管理学家孔茨形象地将管理理论的各流派称为管理理论丛林。

一、现代管理理论的主要派别

(一) 管理过程学派

管理过程学派,又称管理职能学派,是在法约尔管理过程理论的基础上发展起来的。其代表人物是美国管理大师哈罗德·孔茨(Harold Koontz)。该学派围绕管理过程或管理职能来研究管理问题,认为管理是一个过程,是在组织中通过别人或与别人共同完成任务的过程,此过程包括计划、组织、领导、控制等若干个职能。这些管理职能对任何组织的管理都具有普遍性。管理者可以通过对各个职能的具体分析,归纳出其中的规律与原则,指导管理工作,提高组织的效率和效益。

(二) 社会系统学派

社会系统学派,是由美国的管理学家切斯特·巴纳德(Chester I. Barnard)创立的。这一学派的主要观点为:①社会的各种组织都是一个协作系统的观点,组织的产生是人们协作愿望导致的结果;②一个良性的组织应该包括3个基本要素,即共同的目标、协作的意愿和良好的沟通;③经理人员的职能主要有3项,即建立和维持一个信息联系系统、从组织成员那里获得必要的服务和规定组织的目标;④权威接受论,即经理人员权限的大小取决于下属对他的接受程度。

(三) 系统管理学派

系统管理学派是在一般系统论的基础上建立起来的,用系统论的观念考察组织结构和管理的基本职能。其代表人物为弗里蒙特·卡斯特(Fremont E. Kast)和理查德·约翰逊(Richard A. Johnson)、詹姆士·罗森茨韦克(James E. Rosenzweig)。该学派认为,组织是一个整体的系统,它由若干个子系统组成。子系统是由相互联系并且共同工作着的人们建立起来的,系统的运行效果是通过各子系统相互作用的效果决定的。任何组织都是一个开放的系统,系统通过与周围环境的相互作用,并通过内部和外部信息的反馈,不断进行自我调节,以适应自身发展的需要。组织中任何子系统的变化都会影响其他子系统的变化,为了更好地把握组织的运行过程,需要研究这些子系统和它们之间的相互关系,以及它们如何构成一个完整的系统。

现代护理管理充分应用了系统理论的思想进行管理。例如,在护理人员的排班、病房物品的管理、病案的整理、护理时数及工作人员的计算等方面。

(四) 权变理论学派

权变理论学派是20世纪70年代在西方形成的一种管理学派,其代表人物是伍德沃德(J. Woodward)、弗雷德·费德勒(Fred E. Fiedl)。该学派认为,组织和组织成员的行为是复杂的、不断变化的,这是一种固有的性质。而环境的复杂性又给有效的管理带来难度,所以没有一种理论和方法适合于所有的管理,因此管理方式应随情况的不同而改变。为使问题得到很好解决,必须进行大量调查和研究,然后把组织的情况进行分类,建立模式,据此选择适当的管理方法。

这一理论强调随机应变,灵活应用以往各学派的特色,特别在科技、经济飞速变革的社会,以及护理队伍的构成、教育层次、文化水平、社会背景等不同的今天,权变理论管理有着相当实用的价值。

(五) 行为科学管理学派

该学派以人与人之间的关系为中心来研究管理问题,注重人性问题。该学派认为管理是经由他人达到组织的目标,管理中最重要的因素是对人的管理,所以要研究人、尊重人、关心人,满足人的需要以调动人的积极性,并创造一种能使下级充分发挥潜力的工作环境,在此基础上指导他们的工作。

行为科学管理学派的代表人物有梅奥的人际关系学说、马斯洛的需要层次论、赫茨伯格的双因素理论、麦格雷戈的 X-Y 理论。

(六) 决策理论学派

决策理论学派是以社会系统论为基础,吸收了行为科学、系统论的观点,运用电子计算机技术和统筹学的方法而发展起来的一种理论。其代表人物是 1976 年获诺贝尔经济学奖的赫伯特·西蒙(Herbert A. Simon)。该学派认为,制定计划就是决策,组织、领导和控制也都离不开决策。决策的全过程包括 4 个阶段,即搜集情况阶段、拟定计划阶段、选定计划阶段、评价计划阶段。这 4 个阶段中的每一个阶段本身就是一个复杂的决策过程。

(七) 管理科学学派

管理科学学派又称数理学派,它是泰勒科学管理理论的继续和发展,以美国埃尔伍德·斯潘塞·伯法(Elwood Spencer Bluffa)等为代表。该学派认为,管理过程是一个合乎逻辑的系统过程,因此管理活动可以运用数学的方法来分析和表达。主张广泛应用计算机技术,依靠建立一套决策程序和数学模型以增加决策的科学性,强调管理的合理性,实行定量分析,准确衡量。科学管理学派创设了若干管理研究的定量分析方法。如决策树方法、线形规划方法、网络技术方法、动态规划方法、模拟方法、对策方法等。

此外,管理理论丛林还有其他学派,如经验主义学派、经理角色学派、社会技术学派和经营管理学派等。

二、现代管理理论的特点

(1) 长远性、全局性、战略性。
(2) 战略管理的主体是高层管理人员,涉及组织大量资源的配置问题。
(3) 管理理论的发展越来越借助于多学科交叉作用。
(4) 经济学、数学、统计学、社会学、人类学、心理学、法学、计算机科学等各学科的研究成果越来越多地应用于企业管理。

三、现代管理理论对护理管理的影响

(1) 广泛地运用先进的管理理论与方法:加强信息工作,利用现代技术,建立信息系统,以便及时、准确地传递和使用信息,重视理论联系护理管理实践。
(2) 重视人的因素:即重视人的社会性,充分调动护理工作者的积极性,以保证护理组织中全体护理工作者齐心协力为完成组织目标而自觉地作出贡献。
(3) 强调系统化:系统化要求护理管理者认识到一个组织就是一个系统,同时也是另一个更大系统中的子系统。应用系统分析的方法,就是从整体角度来认识问题,以防止片面性和受局部的影响。
(4) 护理管理工作不仅仅是追求效率,更重要的是要从整体出发考虑护理组织的整体效果及对社会的贡献。
(5) 重视"非正式组织"在正式组织中的作用。
(6) 强调"预见"能力:客观环境在不断变化,这就要求护理管理者运用科学的方法进行预测,进行前馈控制,从而保证护理管理工作的顺利开展。

(7) 强调护理管理工作要不断创新,重视随环境变化及时改变管理方法。

任务二　行为科学理论

从 20 世纪 20~30 年代开始,随着生产力的发展,组织结构的日益复杂,人们认识到只凭物质、技术条件,以及金钱作用提高生产力是片面的,于是不少学者开始应用心理学、社会学、人类学等知识来研究组织中人们的行为、动机以及行为过程和行为效果之间的关系,以求通过改善组织中人与人之间的关系,激励人的积极性,提高生产效率,这便产生了行为科学的管理。

一、行为科学理论主要研究内容

(一) 梅奥及人际关系学说

1. 梅奥生平简介　乔治·埃尔顿·梅奥(George Elton Mayo,1880—1949),澳大利亚人,1899 年在澳大利亚阿德雷德大学获逻辑学和哲学硕士学位。他曾在澳大利亚昆士兰大学任教,后又在苏格兰学习医学,并成为精神病理学副研究员。由于洛克菲勒基金会一笔资金的资助,他又移居美国,在美国哈佛大学任教。他通过著名的霍桑实验而创建人际关系学说,即早期行为科学理论。

2. 梅奥的主要贡献　经过 8 年的实验,梅奥在代表作《工业文明中人的问题》一书中,将其人际关系学说归纳为:①以前的管理把人视为"经济人",认为金钱是刺激积极性的唯一动力,而霍桑实验证明了人是"社会人",是受社会和心理因素影响的;②以前的管理认为生产效率主要受工作方法和条件的限制,而霍桑实验发现生产效率主要取决于员工的积极性,取决于员工的家庭和社会生活,以及组织内部人与人之间的关系;③以前的管理只注重管理组织机构、职能划分以及规章制度的建立,而霍桑实验发现员工中存在着各种非正式的小团体,这种无形的组织具有感情倾向,其自然形成的领袖能够左右其成员的行为活动;④以前的管理只强调管理的强制作用,而霍桑实验发现新型的有效领导,应该去提高员工的满足感,善于倾听和沟通员工的意见,使正式团体的经济需要与非正式团体的社会需要得到平衡。

(二) 人类需要层次理论

美国心理和行为学家亚伯拉罕·马斯洛(Abrahan Maslow,1908—1970)在 20 世纪 50 年代将人类的需要按重要性和发生的先后次序排成以下 5 个层次:第一层,生理需要;第二层,安全需要;第三层,爱和归属感;第四层,自尊的需要;第五层,自我实现的需要。马斯洛认为,人们一般按照这个层次来追求各项需要的满足,以此来解释人们行为的动机。但也有人认为,不同的人在不同的时期,其需要的层次是不一样的。

在马斯洛的人类需要层次论基础上,美国著名心理学家赫茨伯格(Frederick Herzberg)提出了"双因素理论",将影响工作动机的因素分为激励因素和保健因素两大类,属于工作本身的为激励因素,如工作职责和任务;属于工作环境及工作关系方面的为保健因素,如福利待遇及人际关系起着预防作用。赫茨伯格认为只有靠激励因素的作用,才能调动工作积极性,提高效率。

(三) 人性管理理论

关于管理中的"人性"问题,代表理论是美国行为学家道格拉斯·麦格雷戈(Douglas McGregor,1906—1964)在1960年提出的X-Y理论。

麦格雷戈认为管理方式取决于管理者对人性的看法以及管理者对人们对待工作态度的认识,他将传统管理观点总结为X理论,其内容为:①人们往往不愿意工作,尽可能逃避工作;②人们往往不愿意负责任,而宁愿让别人领导;③人们往往缺乏雄心;④人们大多数是为了满足基本生理和安全需要而选择经济上获取最大的利益;⑤管理者应该严格指挥管制下属,并用报酬来刺激生产。

麦格雷戈从对X理论的否定和批驳出发,提出了与之对立的Y理论,他认为:①人们并非天生厌恶工作,工作是生活中很自然的一部分,可能是一种满足,因而自愿去执行;也可以是一种处罚,因而想尽量逃避;②控制和处罚不是使人们达到组织目标的唯一手段,人们是愿意实行自我管理和自我控制来完成相应目标的;③个人目标与组织目标可以统一,有自我实现要求的人往往以达到组织目标为个人报酬;④在大多数情况下,人们不仅会接受责任,而且会谋求责任;⑤大多数人在解决组织问题时,都能发挥出较高的想象力、聪明才智以及创造力;⑥现代社会中,人们的潜力没有得到充分地发挥。根据上述假设,管理者应该充分发挥下属的自主权和参与意识。

(四) 群体行为理论

群体行为理论研究非正式组织以及人与人之间的关系问题,以德国心理学家库尔特·卢因(Kurt Lewin,1890—1947)的群体动力学理论和美国心理学家利兰·布雷德福(Leland Bradfood)的敏感训练理论为代表。

卢因的群体动力学理论认为:①群体是一种非正式组织,是由活动、相互影响及情绪3个相互关联的要素组成;②群体的存在和发展有自己的目标;③群体的内聚力可能会高于正式组织的内聚力;④群体有自己的规范;⑤群体的结构包括群体领袖、正式成员、非正式成员及孤立者;⑥群体领导方式有3种:即专制式、民主式和自由放任式;⑦群体的规模一般较小,以利于内部沟通;⑧群体领导是自然形成的,他要创造条件促使他人为群体出力;⑨群体中的行为包括团结、消除紧张、同意、提出建议、确定方向、征求意见、不同意、制造紧张、对立等。

为处理组织中人与人之间的关系,布雷德福提出了敏感训练,通过模拟工作环境,使受训者在群体学习环境中相互影响,明确受训者在群体中自己的地位和责任,加强对自己的感情和情绪的敏感性以及人际关系处理的敏感性,从而改进个人和团体的行为,以提高工作效率,满足个人需要。

二、行为科学理论在护理管理中的运用

(一) 护理人员留任措施

不再只强调薪资、夜班费、加班费等劳务报酬问题,也要关心护理人员的学习进修、学术研究、尊重需要、成就取得、自我实现等方面的满足。

(二) 主张采用参与式的管理方式

重视人性化的管理,充分调动广大护理人员参与管理的积极性。护理人员除了参与本

部门的决策,同时也可对全院的问题提出意见和建议,供高层管理者决策参考。

(三)双向沟通渠道的建立

近些年来,各医院都正在努力改进沟通方式,如有些医院采用小册子,或用意见箱,有些护理部主任采取开放办公室时间,以及采取交谈、网上交流等方式,保持沟通渠道畅通。

(四)护理活动的程序标准由各病房自行制定

充分发挥各个护理管理层次的作用和主观能动性,制订各项活动的程序标准,有利于下属了解本部门的任务、工作标准、资源及限制;有利于全体成员的利益融为一体、力量融为一体,更有利于实现护理工作目标。

(五)开展在职教育

在职教育包括全院性的和各部门自行组织的两种,全院性可举办大型学术交流会议、管理理论的培训班等;各部门可针对本部门、本学科举办新知识、新技术培训班和安排外出人员学习、新观点交流会,以符合各部门护理人员的求知需要。

(六)重视激励和奖励

当下属的工作成绩达到组织要求时,应及时、适宜地使用公平与积极强化手段给予奖励,使护理人员主动自发、乐意为组织的目标而努力工作。在护理管理中可有效地进行工作设计,使护理工作范围扩大,激励护士参与多种形式的任务,增加工作的多样性,提供一种成就感。

(七)重视人力资源的开发与应用

护理部应制定计划,对护理人员进行分期分批在内科、外科、妇科、儿科等重要科室进行轮转,掌握多种专科技能,开展学术讲座、读书报告会、各种培训班,以及进修教育和学历教育。同时积极建立护理人才库,采取得力措施留住人才,作为后备力量。

项目四　当代管理理论

任务一　波特战略管理理论

一、波特生平简介

迈克尔·波特(Michael E. Porter,1947—　),美国哈佛大学商学院著名教授,当今世界上少数最有影响的管理学家之一。32岁即获得哈佛商学院终身教授之职,是当今全球第一战略权威,被誉为竞争战略之父,是现代最伟大的商业思想家之一。在2005年世界管理思想家50强排行榜上,他位居第一。他毕业于普林斯顿大学,后获得美国哈佛大学商学院企业经济学博士学位。目前,他拥有瑞典、荷兰、法国等国大学的8个名誉博士学位。波特博士获得的崇高地位缘于他所提出的5种竞争力量、3种竞争战略。目前,波特博士的课已成了美国哈佛商学院的必修课之一。迈克尔·波特的3部经典著作《竞争战略》、《竞争优势》、《国家竞争优势》被称为竞争三部曲。

二、波特战略管理理论的主要内容

迈克尔·波特的战略管理理论是一个相互联系的系统,包括价值链、五力模型、3种竞争战略及钻石模型。

(一)价值链

是指企业的价值创造,通过一系列活动构成的,这些活动可分为基本活动和辅助活动两类。①基本活动:包括内部后勤、生产作业、外部后勤、市场和销售、服务等;②辅助活动:包括采购、技术开发、人力资源管理和企业基础设施等。而这些互不相同又相互关联的生产经营活动,构成了一个创造价值的动态过程。波特的价值链理论揭示了企业与企业的竞争,不只是某个环节的竞争,而是整个价值链的竞争,整个价值链的综合竞争力决定企业的竞争力。

(二)五力模型

这是迈克尔·波特于20世纪80年代初提出,用于竞争战略的分析,可以有效地分析客户的竞争环境。其五力分别是指:供应商的讨价还价能力、购买者的讨价还价能力、潜在竞争者进入的能力、替代品的替代能力、行业内竞争者现在的竞争能力。波特五力模型的贡献在于与价值链模型和一般战略模型一起构成了完整的波特战略模型。

(三)3种竞争战略

3种竞争战略包括:①总成本领先战略;②差异化战略;③专一化战略。这3种战略是每一个公司必须明确的,全产业范围的差别化的必要条件是放弃对低成本的努力,而采用专一化战略,在更加有限的范围内建立起差别化或低成本优势,向3种通用战略靠拢。

(四)钻石模型

钻石模型又称钻石理论、菱形理论及国家竞争优势理论。波特的钻石模型用于分析一个国家某种产业为什么会在国际上有较强的竞争力,决定一个国家的某种产业竞争力的4个因素。①生产要素:包括人力资源、天然资源、知识资源、资本资源、基础设施;②需求条件:主要是本国市场的需求;③相关产业和支持产业的表现:这些产业和相关上游产业是否有国际竞争力;④企业的战略、结构、竞争对手的表现。这4个要素具有双向作用,在激烈的全球竞争时代,这种开拓性的研究已经成为衡量未来所有工作必需的标准。它不仅对当今国际经济和贸易格局进行了理论上的概括和总结,而且对国家未来贸易地位的变化有一定的前瞻性和预见性,为从事国际经济贸易理论研究及其政策的制定提供了全新的思路。

三、波特战略管理理论对我们的启示

(1)中国学者应抓住世纪交替的时机,特别要结合中国在转轨期的实际情况,构建出适合中国企业的新竞争战略管理理论,使中国学术界在该领域拥有自己一席之地。

(2)中小企业面对激烈的市场竞争,应从波特竞争战略中得到启发,机遇与挑战并存,应该认清自身优势,提高自身的核心竞争力,构造一个超越具体业务的企业战略。

(3)企业的战略具有高度的弹性。在不确定的风险下,在要求企业的竞争战略与外部变化节奏保持同步的条件下,企业要具备快速的反应能力,必须依赖于战略的弹性而伸缩自如。

(4)不要过多考虑战略目标是否与企业所拥有的资源相匹配,而是较多地追求建立扩展性的目标,通过这种方式为价值增值或扩大稀缺价值的产出。

（5）竞争力的研究对象不再仅局限于单独的企业个体，而是以企业作为基本研究单元发展到企业与其所处的商业生态系统并举的阶段。在未来变幻莫测的环境中，任何一个企业都不可能，也没有实力单独参与竞争，即未来的竞争是不同商业群落之间的竞争。

（6）制定战略的主体趋于多元化。战略制定这一工作将变得更为普遍化，信息的传播手段和渠道也变得大众化和多样化，这就导致了在整个企业内部拥有信息的权力趋于平等。

（7）战略的制定从基于产品或服务的竞争，演变为在此基础之上的标准与规则的竞争。通过对标准或规则的掌握来获取高额的利润，确定企业的优势地位。

任务二　哈默和钱皮再造工程理论

1998年的海尔集团，已经实现了销售收入＞100亿元。但是，海尔与国际大公司之间还存在很大的差距，海尔开始考虑实施国际化战略。这种差距集中表现在海尔集团的客户满意度、速度和差错率不优秀，企业员工对市场压力的感知程度不高。

在企业再造前，海尔集团是传统的事业本部制结构，集团下设6个产品本部，每个本部下设若干个产品事业部，各事业部独立负责相关的采购、研发、人力资源、财务、销售等工作。1999年，海尔在全集团范围内对原来的业务流程进行了重新设计和再造，并以"市场链"为纽带对再造后的业务流程进行整合。

海尔集团的再造方案，将原来各事业部的财务、采购、销售业务分离出来，实行全集团统一采购、营销和结算。将集团原来的职能管理部门整合为创新定单支持流程3R（R&D——研发、HR——人力资源开发、CR——客户管理），和保证定单实施完成的基础支持流程3T（TCM——全面预算、TPM——全面设备管理、TQM——全面质量管理）。

"市场链"推动整体业务流程运转的主动力不再是过去的行政指令，而是把市场经济中的利益调节机制引入企业内部，将业务关系转变为平等的买卖、服务和契约关系，将外部市场定单转变为一系列的内部市场定单。

海尔集团再造的成效：①交货时间降低了32％；②到货及时率从95％提高至98％；③出口创汇增长103％，利税增长25.9％；④应付账款周转天数降低54.79％；⑤直接效益为3.45亿元。

海尔集团再造对我们的启示：①再造的时机，企业经营管理水平上台阶；②再造的核心，将纵向一体化结构转变为平行的网络流程结构；③再造的目标，以顾客满意度最大化为目标；④再造的动力，发挥每一个员工的积极性和主动性；⑤再造的保证，领导全力推进、企业文化渗透。

一、再造工程理论

企业再造又翻译为公司再造，是20世纪90年代初发展起来的一种全新的企业管理理论。1990年由美国学者迈克尔·哈默（Michael Hammer）在其发表的《再造，不是自动化，而是重新开始》一文中首次提出，并于1993年在与詹姆斯·钱皮（James Champy）合著的《再造企业——工商管理革命宣言》一书中得到发展。所谓企业再造（business process reengineering，BPR)，是指企业针对业务流程的基本问题进行反思,重新设计,并在成本、质量、服务和速度等重要尺度上取得改善的管理过程。

企业再造理论的指导思想为：顾客至上、以人为本和彻底改造。企业再造的主要程序为：①对原有的流程进行全面的功能和效率分析,发现其存在的问题；②设计新的流程改进方案,并进行评估；③对制定和流程改进方案相配套的组织结构、人力资源配置和业务规范等方面进行评估,选取可行性强的方案；④组织实施与持续改进。

二、"再造"的启示——重新设计企业

企业再造理论在企业管理领域吹进了一股清新的风,尽管在实行再造的企业中失败的比例相当高,但企业再造的思想还是被越来越多的企业所采纳,根据"企业再造"的思想,重新对企业进行设计。

(一) 以价值流为导向进行组织设计

流程的思想实际就是坚持了顾客导向,按照价值增值的过程将相关的操作环节进行重新整合,组成高效率的、能够适应顾客需要的完整的工作流程,并以此为基础,重新设计企业的组织结构。

(二) 按照"合工"的思想重新设计企业流程

随着社会背景的巨大变化,分工理论对企业产生的不利影响也越加突出,哈默和钱皮创造性地提出了"合工"的思想,将原本属于一个业务流程的若干个独立操作重新整合起来,将被分割的企业流程按照全新的思路加以改造,从而获得适应新的经济时代的高效率和高效益。

(三) 用彻底的变革代替渐进式变革

与采用改良方式推动企业管理发展的思路不同,企业再造理论倡导从一开始就要进行完全彻底的变革,而且这种变革直接针对已经沿袭多年的分工思想,为管理理论的发展重新奠定了重要的基石。

三、再造工程理论的应用价值

再造理论提出至今,理论界和实践者投入很大精力进行研究,因而得到迅速推广,带来显著的经济效益,并涌现出大批成功的范例。据说,在1994年美国3/4的顶尖大公司都展开了再造工程。IBM信用公司通过流程改造,实行一个通才信贷员代替过去多位专才,并减少了九成作业时间的故事广为流传。到1995年,有关企业再造工程的咨询业务总额高达500亿美元。"再造"热也使得钱皮和哈默更为迅速地跻身于最具影响力的世界管理大师行列。

任务三　圣吉学习型组织理论

一、彼得·圣吉生平简介

彼得·圣吉(Peter M. Senge)1947年出生于芝加哥,1970年在斯坦福大学获得航空及太空工程学士学位,之后进入麻省理工学院斯隆管理学院获得社会系统模型塑造硕士学位,

进而攻读管理学博士学位,师从系统动力学奠基人佛睿斯特教授,研究系统动力学整体动态搭配的管理理念。1978年获得博士学位后,彼得·圣吉一直致力于发展出一种人类梦寐以求的组织蓝图。他将系统动力学与组织学习、创造原理、认知科学、群体深度对话与模拟演练游戏融合,透彻领悟了导师深奥理论的要义,同时着力使系统动力学的要领简单化、通俗化和可操作化,从而发展出了影响世界的学习型组织理论。1990年,在麻省理工学院斯隆管理学院创立"组织学习中心"。1990年,《第五项修炼——学习型组织的艺术与实践》出版,并于1992年获世界企业学会(World Business Academy)最高荣誉开拓者奖(Pathfinder Award),《美国商业周刊》称圣吉为当代最杰出的新管理大师之一。

二、学习型组织理论内容

所谓学习型组织(learning organization),是指通过弥漫于整个组织的学习气氛而建立起来的一种符合人性的、有机的、扁平的组织。

(一) 培养组织成员的自我超越意识

自我超越包括3个内容:一是建立愿景(指一种愿望、理想、远景或目标);二是看清现状;三是实现愿景。即组织中的每一成员都要看清现状与自己的愿景间的距离,从而产生出创造性张力,进而能动地改变现状而达到愿景。显然,组织成员的自我超越能力是组织生命力的源泉。

(二) 改善心智模式

心智模式是人们的思想方法、思维习惯、思维风格和心理素质的反映。一个人的心智模式与其个人成长经历、所受教育、生活环境等因素有关,因此并非每个人的心智模式都很完美。人们通过不断的学习就能弥补自己心智模式的缺陷。

(三) 建立共同愿景

共同愿景源自个人愿景,它是经过各成员相互沟通而形成的组织成员都真心追求的愿景,它为组织的学习提供了焦点和能量。

(四) 搞好团体学习

组织由很多目标一致的团体构成。团体学习是指每一团体中各成员通过深度会谈与讨论,产生相互影响,以实现团体智商远大于成员智商之和的效果。它建立在发展自我超越及共同愿景的工作上。

(五) 运用系统思考

系统思考是指以系统思考观点来研究问题、解决问题。其核心就是:从整体出发来分析问题;分析关键问题;透过现象分析问题背后的原因;从根本上解决问题。

三、学习型组织理论特征

(一) 组织成员拥有一个共同的愿景

组织的共同愿景来源于员工个人的愿景而又高于个人的愿景。它是组织中所有员工共同愿望的景象,是他们的共同理想。

(二) 组织由多个创造性个体组成

在学习型组织中,团体是最基本的学习单位,团体本身应理解为彼此需要他人配合的一群人。组织的所有目标都是直接或间接地通过团体的努力来达到的。

（三）善于不断学习

这是学习型组织的本质特征。所谓善于不断学习,主要有以下4点含义。

1. 强调终身学习　即组织中的成员均应养成终身学习的习惯,这样才能形成组织良好的学习气氛,促使其成员在工作中不断学习。

2. 强调全员学习　即企业组织的决策层、管理层、操作层都要全心投入学习,尤其是经营管理决策层,他们是决定企业发展方向和命运的重要阶层,因而更需要学习。

3. 强调全过程学习　即学习必须贯彻于组织系统运行的整个过程之中。不要把学习与工作分割开,应强调边学习边准备、边学习边计划、边学习边推行。

4. 强调团体学习　即不但重视个人学习和个人智力的开发,更强调组织成员的合作学习和群体智力(组织智力)的开发。

（四）地方为主的扁平式结构

传统的企业组织通常是金字塔式的,学习型组织的组织结构则是扁平的,即从最上面的决策层到最下面的操作层,中间相隔层次极少。它尽最大可能将决策权向组织结构的下层移动,让最下层单位拥有充分的自决权,并对产生的结果负责,从而形成以地方为主的扁平化组织结构。

（五）自主管理

学习型组织理论认为,自主管理是使组织成员能边工作边学习并使工作和学习紧密结合的方法。通过自主管理,可由组织成员自己发现工作中的问题,自己选择伙伴组成团队,自己选定改革进取的目标,自己进行现状调查,自己分析原因,自己制定对策,自己组织实施,自己检查效果,自己评定总结。团队成员在自主管理过程中,能形成共同愿景,不断学习新知识,不断进行创新,从而增加组织快速应变、创造未来的能量。

（六）组织的边界将被重新界定

学习型组织的边界的界定,建立在组织要素与外部环境要素互动关系的基础上,超越了传统的根据职能或部门划分的"法定"边界。例如,把销售商的反馈信息作为市场营销决策的固定组成部分,而不是像以前那样只是作为参考。

（七）员工家庭与事业的平衡

学习型组织,努力使员工丰富的家庭生活与充实的工作相得益彰。学习型组织对员工承诺支持每位员工充分的自我发展,而员工也以承诺对组织的发展尽心尽力作为回报。这样,个人与组织的界限将变得模糊,工作与家庭之间的界限也将逐渐消失,两者之间的冲突也必将大为减少,从而提高员工家庭生活的质量,达到家庭与事业之间的平衡。

（八）领导者的新角色

在学习型组织中,领导者是设计师、仆人和教师。领导者的设计工作是一个对组织要素进行整合的过程,他不只是设计组织的结构和组织政策、策略,更重要的是设计组织发展的基本理念;领导者的仆人角色表现在他对实现愿景的使命感,他自觉地接受愿景的召唤;领导者作为教师的首要任务是界定真实情况,协助人们对真实情况进行正确、深刻的把握,提高他们对组织系统的了解能力,促进每个人的学习。

四、学习型组织理论的作用和意义

学习型组织有着它不同凡响的作用和意义。它的真谛在于：学习一方面是为了保证企业的生存，使企业组织具备不断改进的能力，提高企业组织的竞争力；另一方面学习更是为了实现个人与工作的真正融合，使人们在工作中活出生命的意义。

学习型组织的基本理念，不仅有助于企业的改革和发展，而且它对其他组织的创新与发展也有启示。人们可以运用学习型组织的基本理念，去开发各自所置身组织创造未来的潜能，反省当前存在于整个社会的种种学习障碍，思考如何使整个社会早日向学习型社会迈进。或许，这才是学习型组织所产生的更深远的影响。

项目五　管 理 原 理

管理原理是对管理活动的本质及其基本运动规律的科学表述。管理原则就是在对管理原理认识的基础上引申出来的，要求人们共同遵循的行为规范。所以，原理和原则其本质内涵是一致的。研究管理学，必须首先研究管理的基本原理和原则，只有认识了管理的基本规律，掌握了管理的基本原则，结合工作实际，举一反三，才能创造出种种适合自己的高效率的管理方法来。学习管理的基本原理和相应原则，对做好管理工作具有普遍的指导意义。

任务一　人 本 原 理

一、人本原理的基本内容

人本原理（humanism theory）就是在管理中坚持以人为本，注重发挥被管理者的积极性、主动性，努力为其实现自我价值提供条件与机会，使被管理者在工作中充分发挥自己的潜能、创造性地完成工作任务。人本原理强调以人的管理为核心，以激励人的行为，调动人的积极性为根本，要求在一切管理活动中，始终把人的要素放在首位，重视处理人与人之间的关系。

人本原理的思想基础是：人不是单纯的"经济人"，而是具有多种需要的复杂的"社会人"，是生产力发展最活跃的因素。人本原理要求在管理活动中个人与组织利益协调、适度分权和授权、责权对等、员工参与管理等，体现了行为科学、社会学、心理学等多种社会科学的综合应用。

二、与人本原理相对应的管理原则

（一）行为激励原则

行为是人类在认识和改造世界的过程中发生并通过社会关系表现出来的自觉的、能动的活动，具有目的性、方向性、连续性和创造性特点。由于人们所处的环境、经历、接受教育

程度以及性格、情绪等不同，人们的行为就有很大的差异。人的行为与人的需求、动机、个性有着内在的关联，人的行为是具有可塑性的，还受到目标高低和外界环境的影响，是人的心理、意识、情绪、能力等因素的综合反映。

行为原则对护理管理的启示：护理管理者运用行为原则时要注意两个方面：①激发护理工作者的合理需要和积极健康的行为动机，及时了解并满足他们的合理需要，充分调动其积极性；②注意不同个体的个性倾向和特征，积极创造良好的工作和生活环境，以利于护理工作者良好个性的形成和发展。

（二）能级原则

能级对于一个人来说就是这个人能力的大小，对于一个组织来说就是组织中相应职位的职责要求。在管理中按一定标准、一定规范、一定秩序将管理中的组织和人分级，就是管理的能级原则，简单地说就是把有相应能力的人放在相应位置上。管理的任务是建立一个合理的能级，使管理内容能动地处于相应的能级中去。

管理能级必须是分层的，才有稳定的组织形态：任何一个系统结构都是分层次的，层次等级结构是物质普遍存在的方式，管理系统也不例外。管理层次不是随便划分的，各层次也不是可以随便组合的。从高层到底层依次是决策层、管理层、执行层、操作层。也有一些组织把执行层和操作层合二为一，使组织更加灵活。能级应该是动态地对应，岗位有不同的能级，只有相应的人才处于相应能级的岗位上，管理系统才能处于高效运转的稳定状态。

能级原则对护理管理的启示：护理管理人员首先要树立正确的人才观念，人各有才能，要用人之所长，避人之所短，科学地使用人才，从而提高护理管理效果。其次要善于识别发现人才，为人才搭建施展才华的舞台，通过各个能级的实践，施展、锻炼和检验人们的才能。总之，只有岗位能级合理有序，才能实现合理的管理。

（三）动力原则

管理活动必须有强大的动力，离开动力，管理活动无法进行。正确运用管理动力才能使管理持续而有效地进行下去，才能激发人的劳动潜能和工作积极性。这就是管理的动力原则。管理动力包括以下3种。

1. **物质动力**　就是满足员工的生活所需，及工作环境、工作安全等方面的激励。物质动力是促使人们努力工作的最原始、最基本的手段。

2. **精神动力**　就是管理者关注员工的心理社会需求，对员工及时鼓励、赞扬、顺利晋升职称，分配富有挑战性的工作等方面的激励。现代管理中，精神动力已被越来越多的人所认同和使用。精神动力的重要作用和运用方法是决定管理工作成功与否的必要条件。

3. **信息动力**　就是让员工了解组织的发展规划和目标。信息动力简单地说就是一方面给员工描绘出一个美好的前景；另一方面及时用榜样的事迹激励员工，让员工满怀信心地朝目标前进。把信息动力运用到管理中是现代管理的一大特征，信息动力在创业之初尤其发挥作用。

在现代管理中，3种动力缺一不可，护理管理者要随时、随地、随环境的变化，注意把握时机综合运用3种动力。3种动力既相互联系、相互协同，又各有自身特点的力量。物质动力是基础，精神动力以物质动力为前提，精神动力也会对物质动力产生巨大的能动作用，而信息动力就像护理工作者前进路上的润滑剂。3种动力协调运用就会对护理工作者产生深

三、人本原理在护理管理中的应用

首先,加强护理文化建设,通过组织文化的综合功能,提高护理人员对所在组织的认同程度。其次,做到人尽其才,在充分分析各岗位的需求、下属的能力结构和特长后,将下属正确安排在相应的岗位上。再次,建立有效的护理人员激励机制,充分调动人员的工作积极性,使护理人员的行为方向与组织目标保持一致,达到组织动力资源利用的最大化。

任务二 系 统 原 理

系统论是由美籍奥地利生物学家贝塔朗菲(L. Von. Bertalanffy)创立的,系统原理(systematic theory)就是运用系统论的基本思想和方法指导管理实践活动,解决和处理管理的实际问题。

一、系统原理的基本内容

(一) 系统的概念

系统(system)是指由若干相互联系、相互作用的要素组成的,在一定的环境中具有一定结构与功能的有机集体。任何事物都可以看作一个系统,如一个行业、一个企业、一个医院、一个部门,乃至一个国家、整个地球,都可将其看成是一个系统。当然,人也可以看作是一个系统。各种系统,尽管组成的要素各有不同,具体构成也千差万别,但是总由两个部分组成:①系统由一些要素所组成;②系统中各要素间相互关系的集合,它又具有各独立要素所不具备的整体功能。

(二) 系统的特征

1. **整体性** 系统的整体性又称为系统性,通常理解为"整体大于部分之和"。当各要素有机地组织成为系统时,这个系统已具有其构成要素本身所没有的性质,其整体功能也不等于所组成要素各自的单个功能的总和,而是大于后者。

2. **相关性** 系统相关性,即组成系统的各要素之间存在着相互作用、相互联系,正是这些作用和联系,才能使各要素结合成一个整体,形成系统。要素的变化或结果的变化,都将影响系统整体的变化,对系统的功能发生作用。反之,整体系统的作用和变化,也会对各要素产生不同程度的影响,引起相应的变化。

3. **目的性** 系统有非常明确的目的性。系统各要素的功能,就是为了实现系统最佳运动、发挥最大功能的目的。这就是说系统的结构是按系统目的和功能建立的。

4. **层次性** 任何系统都有一定的层次结构。系统之间运动的有效性和效率高低,很大程度上取决于层次是否分明。也就是说,领导只行使领导的责任,员工做员工的事。层次清楚,职责分明是有效管理的基础。

5. **环境适应性** 任何系统都存在于一定的环境之中,都要和环境有现实的联系。系统的环境适应强调系统与环境之间相互关系的协调发展。系统的功能只有在对环境的适应过程中才能得以充分体现,系统对环境的适应能力直接影响系统的生存和持久发展。

6. 动态平衡性　任何一个系统都存在于一定的环境中,都要不断地与环境进行物质、能量和信息的交换。环境随时在变化,只有与外部环境保持动态平衡的系统才能生存下去。

二、与系统原理相对应的管理原则

1. 整分合原则　是指管理要从整体功能和整体目标出发,统一领导,在整体规划下实行明确的、必要的分工,在分工的基础上使系统协调配合、综合平衡地运行。简言之,就是整体把握、合理分解、组织综合。即目标与目标之间相互联系、融会贯通,在护理整体目标指导下,分工合作,层层负责,有效综合,确保总体目标的实现。

2. 反馈原则　反馈是系统中的一个重要组成要素,管理的反馈原则就是控制系统把计划指令传送给执行系统后,还要运用执行系统反馈的信息再做出分析判断,适时调整指令,最终实现管理的目标。原因产生结果,结果构成新的原因。在现代管理中,反馈在原因和结果之间架起了"反向"的桥梁。遵循反馈原则才能做到分析有效,决断正确,指挥有力。

3. 相对封闭原则　该原则是指在任何一个管理系统内部,管理手段、管理过程等必须构成一个连续封闭的回路,才能形成有效的管理活动。该原则的基本精神是各管理机构之间,各种管理制度、方法之间,必须具有相互制约的管理,管理才能有效。对于一个系统内部管理来说是完全封闭的,管理的各个环节必须首尾相接,形成完整的闭路,使各个环节的作用都能充分发挥;但对于系统外部,任何系统都与相关系统有输入输出关系,是开放的,所以称为相对封闭原则。

三、系统原理在护理管理中的应用

系统原理已广泛应用于护理管理中,它要求在对任何一个护理部门进行管理时,都应当把这个部门当成一个系统来看待,从整体上去观察问题、考虑问题。在研究护理方面的某一事物时,管理者必须对诸要素间的联系,以及与其他事物之间的联系加以全面考察分析,才能揭示出事物之间的本质联系和规律。在护理管理工作中,要合理安排系统中各部门、各单位的秩序,协调各方面的关系,使他们密切配合,形成统一功能,从而减少由于内部矛盾而产生的摩擦。尤其是在一定的人力、物力和财力条件下,只有合理地进行组织、协调,才能使护理系统发挥更大的作用,取得更大的效益。

任务三　动 态 原 理

一、动态原理的基本内容

动态原理(dynamics theory)认为管理是一个动态变化的过程,是管理人员与被管理人员共同达到既定目标的活动过程。管理的动态原理体现在管理的主体、管理的对象、管理手段和方法上的动态变化上。同时,组织的目标乃至管理的目标也是处于动态变化之中,因此有效的管理是一种随机制宜,因情况而调整的管理。动态管理原理要求管理者应不断更新观念,原则性与灵活性相结合,留有余地,不能凭主观臆断行事。

二、与动态原理相对应的管理原则

(一)弹性原则

弹性原则是指为了有效地实现动态调整,各项管理工作必须保持充分的弹性,留有余地,以及时适应系统内部因素和外部因素的各种可能的变化。对于组织而言,管理弹性表现为能够对外部环境变化做出能力反应,这一原则要求管理具有动态性、灵活性、创造性和前瞻性,有效地实现动态管理。

(二)随机制宜原则

随机制宜原则是权变管理学派的重要思想之一。该原则要求管理活动应从具体实际出发,任何管理思想、管理理论和方法只适应于特定的管理活动中,因此管理者要做到因时、因地、因人、因事不同而采取最适宜最有效的处理方法。

三、动态原理在护理管理中的应用

护理管理活动千头万绪,具有复杂性、不确定性、突发性、风险性等特点。针对这些特点进行有效的预见性管理,可以帮助护理管理者在管理活动中对内外环境变化做出适应性反应,避免由于其他因素变化给管理带来的被动局面。动态管理的核心内容包括:具备动态管理观念,用动态管理原理指导具体管理实践,增强组织和部门的适应能力。管理者在制定工作计划、做管理决策、配置人力资源、执行改革创新等方面工作时,都应遵循弹性和随机的原则,保持组织的稳定和发展活力。

任务四 效益原理

一、效益原理的基本内容

效益原理(benefit theory)是指在管理中要讲求实际效益,以最小的消耗和代价,获取最佳的经济效益和社会效益。经济效益是指人们在生产活动中的劳动耗费和劳动占用同劳动成果的一种比较。追求经济效益,就是以最小的劳动耗费和劳动占用,生产出最多的符合社会需要的劳动成果;社会效益是指人们实践活动的结果对社会进步和发展所起的积极作用或产生的有益效果。

社会效益和经济效益两者是一个整体,不能片面强调某一个方面而忽视另一个方面,违反效益原理,就不可能是科学的管理。所以每一个管理者必须要注重管理的效益,不能做只讲动机不讲效果的"原则领导者",或忙忙碌碌的"事务主义者"。

二、与效益原理相对应的管理原则

价值原则是与效益原理相对应的管理原则。价值原则是指任何从事生产和服务的组织都必须把为社会创造财富、体现社会价值作为管理的首要目标。价值是指衡量事物有益程度的尺度,是功能与费用的综合反映,分为经济价值和社会价值。一般情况下,经济价值和社会价值是一致的,但是当二者发生矛盾时,经济价值就必须服从社会价值,尤其是医疗卫生工作。

价值是效益的核心,效益最终是追求管理的价值。追求的方式不同,所创造的价值也不同,一般表现为下列情况:①耗费不变而效益增加;②耗费减少而效益不变;③效益的增加大于耗费的增加;④耗费大大减少而效益大大增加。显然,最后一种是最理想的目标。为了实现理想的管理效益,必须大力加强科学预测,提高决策的正确性,优化系统要素和结构,深化调控和评价,强化管理功能。

一般来讲,价值决定于功效和成本之比:

$$V(价值) = F(功效)/C(成本)$$

功效是指管理工作中完成目标或任务的效率,成本指的是生产劳动过程中的消耗,包括了物力、财力、智力和时间等,尤其不能忽视智力和时间的消费。功效越高,成本越低,价值就越大,反之价值就越小。所以,提高功效、降低成本是取得较大价值的重要途径。

三、效益原理在护理管理中的应用

管理中的效益原理要求各项护理工作和任务的完成都要以最小的投入(资金、人员、仪器设备等)获取最大的效益(含经济效益和社会效益)。医疗护理的经济效益和社会效益是辩证统一的关系。

在管理中,应注重讲究实效,从社会效益、经济效益出发,为实现组织的总目标,管理好组织的各个部分。同时,管理者应认识到并不是付出了辛劳就算尽到了责任,而应看工作的成效。假如护理管理者每天从早到晚不停地工作,自认为"没有功劳也有苦劳",甚至用"无愧于心"来自我安慰,实际上并没有做出有效益的贡献,则仍然是一个失职的管理者。

同时,还要清楚效益是与目标相联系的,效益=正确的目标×效率。效益和效率既有联系又有区别。目标决策正确,效益和效率成正比,目标决策错误,效益和效率成反比。在护理管理中,管理者要把大价值、高效益、低成本作为管理的目标,要以社会效益为最高准则,同时兼顾经济效益;不能过分地追求经济效益,忽视社会效益。减轻患者的费用负担,就等于减少社会物质使用价值的消耗,也就是为社会创造价值,对患者有利,对社会有利。

学习效果评价·思考题

1. 管理思想和理论的形成及发展大致分为哪几个阶段?
2. 科学管理的代表人物是谁?科学管理的主要贡献有哪些?
3. 管理理论丛林有哪些学派?
4. 古典管理理论阶段、行为科学管理理论阶段的主要代表人物及观点是什么?对护理管理的启示有哪些?

5. 何为系统及系统原理?系统有哪几个特征,简述其含义。
6. 何为整分合原则?它有哪几个环节?各环节的含义是什么?
7. 怎样运用激励方法调动人的主观能动性?
8. 论述人本原理内涵及对有效护理管理的重要性。
9. 作为护士长如何运用能级原则做好人的工作?
10. 何为动态原理?学习动态原理有何意义?
11. 何为弹性原则?现代管理为什么要实行弹性原则?
12. 何为价值原则?如何在医院护理管理中运用?

(王艾青)

第三章 管理的功能

学习目标

1. 识记计划、组织、领导、控制的概念,以及计划和组织的主要类型、领导权力结构和领导素质的组成、控制的原则。
2. 理解组织的基本要素,授权的常见类型和方法,纠偏的常用方法和注意事项。
3. 学会运用计划的相关知识,制定切实可行的护理工作计划,运用目标管理、时间管理、决策管理的方法解决护理管理中的实际问题。运用领导职能的相关理论和方法分析护理领导过程中遇到的相关问题,运用组织变革理论和组织文化理论指导护理组织变革和护理组织文化建设。

案例导入

方淑媛是一名工作了4年的年轻护士,今年通过公开竞聘当上了泌尿外科病区的护士长。她工作能力强,工作效率高,大家都希望看到她"新官上任的三把火"能够改变一下科室忙碌的现状。可是经过一段时间后,大家发现该科室的工作更加忙乱。护理部主任问她是怎么回事时,她说:她也不知道问题出在哪里?大家都是按时上下班,上班时间大家都很忙,只是很多人"推一推才动一动",都不会主动做事。护士们也很委屈,大家都说不知道自己每天应该干什么?护士长一下安排这样做,一下又安排那样做,根本没有章法,大家都像"救火队员"一样,随时忙着去救场,真不知道什么时候才能轻松一点。请分析一下该科室的问题主要出现在哪里?

分析提示

该护士长工作目标不明确,工作职责不清晰,没有具体明确的分工和工作计划,见子打子,护士长自己和对科室工作人员的时间安排也不合理,导致工作没有真正按制度进行布置,或布置和安排不到位,也没有按照规章制度来管理护理人员,指导、协调各项具体工作不够,工作落实不彻底。作为病区护士长应该根据自己的工作职责,首先制订工作计划,即对主要工作进行布置和安排,明确每一位护理人员的分工和工作的内容、任务、要求,然后督促、检查、指导、协调和落实各项具体工作,把工作的重点放在急危重症患者的护理上。

项目一　计　　划

任务一　计 划 概 述

一、计划的概念

(一) 计划的含义

计划(plan)是指工作或行动前预先拟定的实施方案,包括工作的具体目标、内容、方法和步骤等,是人们对未来所做的筹划和安排,是实现目标的依据。我们平时所说的计划工作,是指制订和实施计划的整个活动过程,即一个组织、机构或个人根据自己的实际情况,通过科学的预测和决策,提出在未来一定时间内所要达到的目标及实现这一目标的方法、途径的所有活动过程,包括制订计划、实施计划、检查评价计划3个阶段的工作过程。例如,护理部制订了全院护理工作年度计划,护理部、科护士长、病区护士长逐级组织实施,通过医院的三级质量监控网络进行定期和随机检查,了解并督促计划的落实。

一个完整的计划应该解决 5 个"W"和 1 个"H"的问题。即预先决定要做什么(what),明确所要进行的具体工作内容和要求;论证为什么要做(why),明确计划的原因、宗旨和目标;什么时候做(when),规定计划中各项工作的开始时间、工作进度和完成时间;在哪儿做(where),规定计划实施的地点和场所;由谁来做(who),明确所要进行活动的主管部门和负责人。例如,是自己亲自去做,还是安排别人做,要对谁负责等;如何做(how),制订实现目标所要采取的方法和步骤。

(二) 计划的特征

1. **首位性**　计划是管理的首要职能,是管理中其他职能的基础,管理过程都是从计划开始的。所以在管理的所有职能中,计划处于首要地位。

2. **普遍性**　人们在做任何事情前,都会预先想一想,为什么要做这件事情,准备什么时间做,去哪儿做,如何做等问题,这些问题就是计划的内容。由于资源的有限性,使得人们从事任何活动时都需要事先进行计划,以保证资源充分有效地利用;同时,每一位管理者都拥有制订计划的部分权利和责任。所以,计划是普遍存在的。

3. **目的性**　计划的目的就是当你的目标确定后,通过计划指导今后的行动朝着目标的方向迈进,避免盲目的行动。所以,计划都是有目的的,都是为实现某种目标服务的。

二、计划的类型

(一) 按作用时间长短分类

计划可分为长期、中期和短期。①长期计划:一般是指 5 年以上的计划,又称为规划,通常由高层管理人员制订,具有战略性、纲领性的特点;②中期计划:一般是指 1～5 年的计划,通常由中层管理人员制订,具有战役性,内容较长期计划详细;③短期计划:一般是指 1 年左右或更短时间的计划,通常由基层管理人员制订,具有战术性,内容仅涉及组织的具体工作,其特点是时间跨度短、内容较微观,不稳定因素较少。3种计划相辅相成,长期计划对中、短期计划具有指导作用,中、短期计划有助于长期计划的具体落实。

(二) 按计划的约束程度分类

计划的约束程度分可分为指令性计划和指导性计划。指令性计划是由各级政府或主管部门制订,以指令的形式下达给执行单位,要求其严格遵照执行的、具有强制性的计划。指导性计划是组织的各级主管部门下达给各执行单位,需要以宣传教育及经济调节等手段来引导其执行的、具有引导作用的计划。

(三) 按计划的规模分类

计划的规模可分为战略性计划和战术性计划。战略性计划是从宏观的角度对整个组织长期的基本目标、基本方法和资源分配等所制订的计划。战术性计划是从微观的角度对某一范围内短期的具体工作所制订的计划,通常是某一战略性计划的一部分。

(四) 按计划的内容分类

计划的内容可分为综合计划和专项计划。综合计划是对组织或系统内各项工作所制订的总体计划或整体安排,又称为全面计划或整体计划。专项计划是为了完成局部某个领域或某一特定任务而制定的计划,又称为局部计划或专题计划,是综合计划的具体化。

三、计划编制的程序

计划是按照一定时间顺序分步进行的,是一个连续不断的过程或程序,经过此程序,组织可预测其发展方向,建立整体目标,发展行动方案,实现组织目标。具体可分为分析形势、确定目标、评估资源、拟定备选方案、比较方案、选定方案、制定辅助计划、编制预算8个阶段(图3-1)。

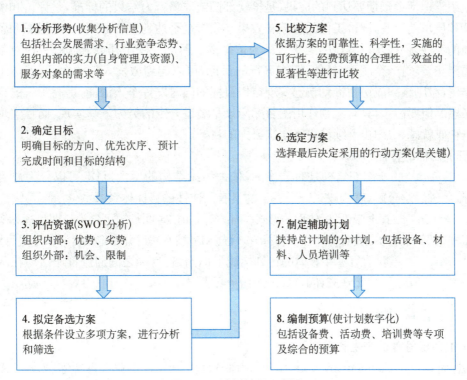

图3-1 计划过程示意图

四、计划在护理工作中的应用

护理工作中需要计划的内容很多,作为护理人员必须熟悉制定和完善与提高护理服务质量有关的工作计划,如个人每天的护理工作计划、对自己所管理患者的护理工作计划、患者及陪护人员的管理计划等,还要能够参与相关管理人员制定和实施科室护理工作计划、护理人员需求计划,护理人员的选用、培养、分工、晋升、考评及奖惩计划,科室物资采购计划,成本效益计划,护理人力、物资及日常护理运转预算等相关的工作计划。

任务二　目标管理

一、目标的内涵

(一)目标的概念

目标(objective)是指在宗旨和任务的指导下所制订的计划或方案中,整个组织要达到的可测量的、最终的具体成果。它是计划工作的起点和终点。

(二)目标的作用

目标具有导向作用、协调作用、标准作用、激励和推动作用。目标能够引导管理者和被管理者的行为,使之朝着目标所指的方向去努力。明确而切实可行的目标,可以使组织内各部门之间、组织成员之间上下左右的思想和行动协调一致,起到统一和协调关系的作用。目标是组织管理活动预期要达到的成果,是检验部门或成员行为结果的标准,是评价和衡量工作成绩和质量的尺码,评价工作的成绩和效果必须看是否达到了目标要求,对组织中各部门和成员的考核,往往是以具体的组织目标为依据的。目标反映了社会、集体、个人对某种需要的愿望与要求,一个明确、具体、切实可行的目标,可以起到激发人的动力,调动员工的积极性作用,激励组织成员在推动自己实现组织目标的同时发挥个人潜能,提高工作的自觉性和责任感。但要注意,具有激励作用的目标应该是经过一定的努力能够实现,而且实现后能给人一种成就感,很想再继续往更高层次努力的目标。

(三)目标的特征

1. **层次性**　由于组织结构是有层次的,依据组织结构的层次,目标可以分为总目标和分目标,经过层层分解,就构成了一个完整的具有层次性的目标体系。

2. **多样性**　在管理中,目标体现的形式多种多样,如按时间长短可分为长期目标和短期目标,按优先次序可分为主要目标和次要目标,按性质和考核方法可分为定性目标和定量目标等。

3. **网络性**　不同的目标和具体的计划构成目标网络,目标之间通过管理活动在网络中相互关联,上下贯通,彼此呼应,融合成一个统一的整体。

二、目标管理概述

(一)目标管理的产生和发展

目标管理(management by objectives,MBO)是美国著名企业管理学家彼得·德鲁克

(Peter Drucker)在 1954 年出版的《管理的实践》(The Practice of Management)一书中最先提出的。随后在美国企业界广泛应用,并迅速风靡日本、西欧等国家。我国从 1978 年开始在一些大、中型企业中试用目标管理方法,取得了显著效果,1980 年起在全国推广。

(二)目标管理的定义

目标管理又称成果管理,是指组织中的管理者和被管理者共同参与目标的制定,在工作中由员工实行自我控制并努力完成工作目标的管理思想和方法。它是以"科学管理和行为科学"为基础形成的一套以"工作目标为中心"的激励式、参与式的管理制度和管理方法。

三、目标管理的特征

(一)强调整体性管理

目标管理把组织的总目标通过层层分解,进行贯彻落实,各分目标都以总目标为依据。每一个部门、每一位成员都要以总目标为导向来设置自己的分目标,使员工明确各自工作目标与总目标之间的关系,形成一种以"工作目标为中心"的整体性管理。

(二)强调参与式管理

目标管理是员工参与管理的一种形式,它要求管理者和被管理者共同商定总目标、分目标及个人目标,用总目标指导分目标、分目标保证总目标。目标的确定者就是实现目标的执行者,各层次、各部门、各组织成员都清楚自己的任务、方向、考评方式,参与到管理中来,促进相互之间的协调配合。

(三)强调自我管理和自我评价

目标管理的基本精神是以自我管理为中心。在目标管理中,组织通过成员的自主管理和自我控制的主动式管理,代替压制性的被动式管理来实现目标和任务。在目标执行过程中,各层次的管理人员可以通过对照目标要求进行自检、自查和自我评价,促使员工更好地发挥自身的主观能动性,想方设法向目标方向努力。

(四)强调结果管理

目标管理是一种重视"结果"的管理,它通过建立完善的目标考核体系,将考核评价的重点放在工作成效上。

四、目标管理的过程

目标管理的基本过程包括 3 个连续的阶段。

(一)制定目标体系

这是实施目标管理的第一步。此阶段主要是建立一套完整的目标体系,包括高层管理者制定总目标,与下属及个人共同制定分目标,对每个具体的目标进行审核和授权 3 个步骤。

(二)实施目标

目标任务明确后,根据目标规范和权限范围,由执行者自我管理,自觉地寻找实现目标的方法和手段,实施总目标和分目标,并通过自我管理,及时主动地向上级报告实施情况,提出遇到的问题。

（三）考核目标

当达到预定期限、完成规定目标后，要及时进行检查和评价，经过自我检查和自下而上的检查，由下级主动提出问题和报告，上级对目标实施的结果进行检查和考核，然后采用商谈的形式，管理者与执行者进行沟通，对自检结果提出意见，讨论预先制定的评价和奖惩协议并实施奖惩。最后将目标的最终成果与现状进行比较评价，总结目标管理过程中的经验和教训，找出管理中的不足，同时讨论下一轮的目标任务，开始新的循环。

上述3个阶段周而复始地运行，每循环一周，实现一个或多个目标，使之不断达到更高的目标。

五、目标管理的优点和不足

（一）目标管理的优点

目标管理是一套科学而周密的管理方法，这种"以自我管理为中心，以目标激励人"的管理方法，通过目标体系实现对目标的分解，有利于实现充分的授权；有利于增强员工的工作满足感，有效地调动员工工作的积极性、主动性和创造性，充分发挥每一位员工的潜能，推动他们尽自己最大的努力把工作做好；还能把各方面的力量、积极性及可能采取的措施都汇集起来，发挥协同作用，所以目标管理有利于提高组织的协同效应。目标管理强调员工参与管理，它可以使组织成员把组织的作用和结构搞清楚，在这个过程中有助于发现组织中的缺陷和不足，提高组织的应变能力，从而提高管理效率和管理水平，更有效地发挥管理的控制作用。

（二）目标管理的不足

目标大多是短期的。因为目标会受多种因素的影响，而且有些目标难以具体化和定量化，因此在实际工作中，真正可测量的、可考核的目标是很难制定的；而且目标一旦制定，一般不宜过多更改，所以目标管理缺乏灵活性，在一定程度上还会限制管理人员管理能力的发挥；短期目标很容易导致组织采取以牺牲长期所得为代价，成为得不偿失的短期行为，有时还会增加成本，降低工作效率。

可见目标管理也不是万能的，在应用时一定要尽量发挥目标管理的优点，想方设法避免目标管理的不足。

六、目标管理在护理管理中的应用

目标管理在护理管理中的具体应用就是护理目标管理，也就是护理部根据医院的整体规划制订护理工作总目标，再通过建立护理目标体系，制订各部门、各病房及护理人员个人的目标，确定工作标准、职责分工、工作期限、评定方法及奖惩措施等，通过指导实施、定期检查、终末考核等措施实现全院护理工作的总目标。例如在护理业务技术管理中应用目标管理，可以体现以目标为中心，全员参与管理，增强参与者的责任心和压力感，保证护理总体目标的实现，而总体目标的制订又体现了全院护理人员在一定时期内提高护理业务技术的努力方向。

任务三 时间管理

由于时间给予每个人的数量是固定的,也是有限的。所以管理者在编制计划时,一定不能忽视对时间的计划,即时间管理(time management)。

一、时间概述

时间是一种珍贵的、有价值的资源。时间是无形的但又是客观存在的,具有客观性。时间是一条永不回头的直线,一旦逝去,将永远失去。无论你是否使用时间,时间都会照常消耗,时间租不到、买不到、无法取代、无法储存,也不可能再生。每个人的时间一般可分为两个部分:一部分为不可控时间,用于响应他人提出的各种请求、要求和问题,这一部分时间属于被动时间;另一部分是我们可以自行控制的自由时间(或称为主动时间),因为这一部分时间是可控的,所以时间管理的重点就在于如何用好自由时间。作为护理人员一定要认识到时间的重要性,争分夺秒救护患者。

二、时间管理概述

时间管理是指在一定的时间范围内,为了提高时间的利用率和有效性而进行的一系列管理活动,包括对时间进行计划和分配,以保证重要工作的顺利完成,并留出足够的时间处理那些突发事件或紧急变化。时间管理的真正含义是面对有限的时间进行自我管理。时间管理的目的是使管理者自己去控制时间而不被时间控制,控制自己的工作而不被工作左右,从而对时间资源进行科学使用,提高时间的利用率和有效性。其管理原则是:①树立时间成本效益的观念,科学地设计和利用时间;②培养定量运用时间的能力,在尽可能短的时间内去做尽可能多的事情。

三、时间管理的步骤

时间管理包括评估时间的使用情况、制订行动计划和时间安排、实施时间计划、评价计划的实施情况4个步骤。

(一)评估时间的使用情况

这是时间管理的第一步,也是时间管理的基础。要对时间进行管理,首先就需要评估时间的使用情况,分析个人的时间管理效率,了解自己的时间如何被消耗,有无浪费时间的情况,分析浪费时间的原因,根据人的生物钟学说,充分认识个人的最佳工作时间。从生理学角度讲,25~50岁年龄段是最佳工作时区,而作为管理者,35~55岁是最佳工作时区。

(二)制定行动计划

计划是时间管理的重点。管理者应学会有预见地工作,尽可能地把将来要发生事情的时间安排到计划之中,并留有余地,以防出现意外事件时束手无策。

(三)实施时间计划

实施是时间管理的关键。计划制定后一定要立即执行,并将最重要、最紧急的事情优先安排时间去落实。

(四)评价计划的实施情况

评价是时间管理的手段。无论是在实施时间计划的过程中,还是实施结束后,都应及时、科学地评价实施情况,按照目标和评价结果,分析存在问题的原因,调整实施计划。

四、时间管理的方法

(一) ABC 时间管理法

ABC 时间管理法又称分类法,是指根据事情的重要程度,将需要处理的事情分类,使管理者集中精力处理主要的工作,以保证工作有效性的方法。根据美国管理学家莱金(Lakein)的建议,为了有效地管理和利用时间,每个人都必须将自己的目标分为今后 5 年目标(长期目标)、半年目标(中期目标)、现阶段的目标(短期目标)3 个阶段。根据目标列出主要工作,按照工作的重要程度,将不同目标下的活动分为 ABC 3 个等级。A 级为最优先、最重要,必须立即完成的活动;B 级为中优和较重要的、很希望完成的活动;C 级为不重要,可以根据自己的时间安排推后完成或给予授权处理的活动。ABC 3 个等级的特征和管理要素见表 3-1。

表 3-1 ABC 时间管理分类法的特征和管理要素

分类	占工作数量的比例	特征	管理要点	时间分配
A 级	20%~30%	最优先,最重要	必须亲自、立即完成	60%~80%
B 级	30%~40%	中优、较重要	希望或很想完成	40%~20%
C 级	40%~50%	不重要	可暂时搁置或授权处理	0

ABC 时间管理法的意义和核心是抓住关键因素,解决主要矛盾,保证重点,兼顾一般,有效利用时间,提高工作效率。管理的步骤包括:①列清单;②对工作分类;③进行工作排序;④画出分类表;⑤实施:首先全力投入 A 类工作,完成后再转入 B 类工作,大胆减少 C 类工作;⑥总结:每日进行自我训练,不断总结和评价,提高时间管理效率。

(二)四象限法

时间管理四象限法是美国管理学家科维提出的,根据重要和紧急两个不同的维度,把工作分别放进时间管理矩阵的 4 个象限之中,见图 3-2。

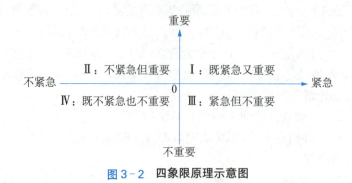

图 3-2 四象限原理示意图

从图中可以看出,第一象限是既重要、又紧急的事情,需要马上去做,尽量用最快、最短的时间去完成;第二象限是重要、但不紧急的事,这一类事情影响深远,所以要把主要的精力和时间集中投入到这一类工作上;第三象限是不重要、但紧急的事,这一类事情由于对自己不重要,所以能不做就尽量不做,可以用委婉的口气和让人觉得确实合情合理的理由来拒绝这样的任务,如果确实需要自己亲自完成,那么就用最短的时间完成这些事情;第四象限是不重要、不紧急的事,尽量不做,如果确实要做,也要严格限定时间。这就是时间管理的四象限法。

(三)时间记录统计法

时间记录统计法是指对时间的使用情况进行记录分析和总结的方法。记录的形式有台历式或效率手册记录。

五、时间管理的艺术

管理者必须懂得时间的宝贵,掌握时间管理的方法,应用相应的时间管理技巧管理好自己的时间,避免漫无目的的行为。在时间管理过程中,应注意采用多种技巧,具体如下。

(一)按照生物钟学说

根据生物钟的规律性,分析自己的最佳工作时间段,掌握自己的工作效率周期,并以此制订每天的工作实施计划,把最重要的事情放在自己效率最高的时间段去完成,以此来提高工作效率。

(二)集中处理不太重要的事情

把不太重要的事情集中到一起,每天安排一段固定的时间集中处理,一般安排在生物钟处于低潮的时间段去完成。

(三)思考3个能不能

能不能取消它?能不能与别的工作合并?能不能用更简便的方法代替它?不能,再安排时间处理。

(四)注意做事的方法

避免在一件事情未完成前又着手做另一件事情。

(五)分析自己浪费时间的因素和原因

根据自己浪费时间的情况进行管理。例如,①减少电话干扰:打电话要简明扼要,抓住要点,电话旁边放置纸、笔,记录重要的事情,然后立即转达或处理,避免打社交性的电话。②采取措施接待来访者:如先在走廊或过道中交谈,发现事情重要才请到办公室,并注意控制每次谈话的时间;尽量鼓励预约谈话,把会谈时间安排在每日相对松闲的时间段进行。③档案资料要分档管理,及时阅读和处理,按重要或使用频繁程度进行分类放置。④尽量少开会,必须开的会议,也应尽量缩小规模和缩短会议时间,每次开会之前,应规定好会议议程和会议时间,并严格执行,提高会议效率,不开无准备的会议,不开无主题的会议。⑤善于通过适当授权他人来增加自己的工作时间。⑥拒绝承担不属于自己工作范围的、非力所能及的、需花费很多时间的、自己不感兴趣或自身感到很无聊的、会阻碍个人做另一件更吸引人且有益于自己工作的事情。

任务四 决 策 管 理

一、决策的内涵

(一) 决策的概述

从字面理解,决策(decision making)就是决定策略。通俗地说,管理者经过研究和思考,从几种方案、几种计划、几种意见或几种安排中,选择出一种最好的方案、计划、意见或安排的过程就是决策。美国管理学家赫伯·西蒙(Hepe Simon)认为,决策是管理活动的核心,管理就是决策,决策贯穿于管理活动的全过程,这一论述已充分说明了决策在管理中的重要地位和作用。管理者在管理过程中要履行计划、组织、领导、控制等各种职能,这些都需要作出决策。决策正确与否直接关系到工作的成效,甚至组织的兴衰存亡。决策正确,可以提高组织的管理效率和经济效益,使组织兴旺发达;决策一旦失误,则一切工作都将徒劳,甚至会给组织带来灾难性的损失。

(二) 决策的类型

根据不同的分类依据可以将决策分为不同的类型。如按决策主体可分为集体决策和个人决策;按决策的范围可分为宏观决策和微观决策;按决策的重要性可分为战略决策和战术决策;按决策的性质可分为规范性决策和非规范性决策;按决策的重复性可分为程序化决策和非程序化决策;按决策过程,可分为突破性决策和追踪性决策;按决策目标,可分为单目标决策和多目标决策;按决策的可靠程度可分为确定型决策、风险型决策和不确定型决策;按照对决策问题的了解程度可分为常规性决策和非常规性决策。较常用的类型如下。

1. **规范性决策** 又称常规性决策、程序化决策或确定性决策,就是那些带有常规性、反复性的例行决策,这种决策可以按照既定的程序、模式和标准来进行。通常用于解决一般性问题。基层管理者一定要掌握这种决策的方法,对经常出现、有固定的处理规范、有章可循的问题就按常规做出决策,如护理部根据医院护理发展的需要,每年有计划地引进本科以上学历的护理人员,办公室定期订购办公用品、护士按常规先处理病情最重的患者等。

2. **非规范性决策** 又称非常规性决策、非程序化决策或非确定性决策,是指对那些过去未曾发生过的,偶然出现的、一次性的、史无前例的、非例行的问题所作的决策。非规范性决策一般要体现决策者的创造性,风险较高,所以一般高层管理人员必须掌握。在实际工作中这两类决策有时很难区分,如果某一决策从来没有出现过,当它首次出现时肯定属于非规范性决策,但当随后多次重复出现,它就变成了规范性、常规性决策。非规范性决策又分为风险型决策和博弈型决策。当存在两种以上的备选方案,而选任何一种方案均有利有弊,这时的决策就是风险型决策。当决策涉及的是同某一对手竞争的问题时,这一类型的决策就是博弈型决策。

二、决策的一般程序

决策是解决问题、完成任务的一个科学的过程,需要按照一定的步骤进行。一般分为4个步骤。

(一)识别问题,确定目标

这是进行科学决策的前提,是一切决策的起点。任何决策都是从发现问题,明确目标开始的。所以,首先要通过调查研究,发现和识别问题,找出产生问题的主要原因和相关因素,然后确定决策目标并围绕目标做出选择。

(二)研究分析,制定方案

目标确定以后,管理者就要从多方面寻找实现目标的有效途径。通过研究和分析,做出科学的预测,从多方面寻找实现目标的途径,发挥自己的想象力和创造力,制定出各种可供选择的方案。

(三)分析比较,方案选优

根据所要解决问题的性质,采用定量分析和定性分析相结合的方法,对方案进行比较,充分考虑决策目标、组织资源和方案的可行性等,结合自己的工作经验,通过试验或研究分析,权衡利弊后,对提供的几种方案从总体上进行比较和综合评价,寻找确定最佳的方案。这是决策过程中最关键的一步,可以是在各备选方案中选出最优方案,也可以在各方案的基础上,归纳出一套最优方案。

(四)实施方案,反馈评价

实施决策方案是管理活动的最终目标,是决策的最后一个步骤。决策是否正确和科学,需要在实施过程中检验。只有将决策方案付诸实践,才能达到预期的目标,决策才有意义。在决策的实施过程中,要注意信息的反馈,及时对实施过程进行评估,发现偏差,找出原因,及时纠正,保证决策目标的实现。决策实施后,要检验和评价实施的效果,看是否达到了预期目标。还要注意总结经验教训,为今后的决策提供信息和借鉴,这一步骤也有人称为"后评价"。

三、决策的方法

护理管理者应掌握科学决策的基本程序和方法,结合护理工作的实际情况,集思广益,不断提高决策能力与水平。在决策过程中,护理管理者可以应用以下几种方法。

(一)德尔菲法

德尔菲法又称专家意见法,是指按照规定的程序,匿名征询各专家的意见后进行决策的方法。该法要求决策参加的人员都是专家或对要决策的问题有一定经验的内行。具体的实施步骤是:①设计需要解决问题的问卷;②每一成员独立对问卷给出自己的意见;③汇总结果;④将结果寄给每个成员;⑤每一位成员在第一次结果的基础上,再提出方案。重复第4步和第5步,直至成员之间的意见基本一致。这种方法不需将成员聚集在一起,成本较低,而且成员之间的相互影响较少,可在一定程度上避免心理暗示和从众行为。但耗时较长,也难以通过成员之间的相互启迪而获得有创造性的设想和方案。

(二)头脑风暴法

头脑风暴法是为了克服障碍,产生创造性方案的一种相对简单的方法。典型的头脑风暴法是让成员围桌而坐,领导者以一种明确的方式向所有参与者阐明问题,鼓励每个成员在一定时间内,针对问题独立思考,广开思路,畅所欲言,尽可能多地提出意见和建议而不需考虑建议的质量,其他人也不对这些建议作任何评价,禁止任何形式的批评,防止屈从压力。

这种决策方法有利于少数派意见的提出,适用于收集新的设想。

(三) 名义群体决策法

名义群体决策法也称互动群体决策法,是指通过会议的形式,让成员面对面地坐在一起,但在决策制定过程中限制讨论,因此称之为名义群体法。要求群体成员都需要出席会议,但开始必须独立思考,提出自己的方案,待所有的方案都提出后,再进行讨论,相互启发,然后每一个群体成员都要独立地把各种方案排出顺序,最后的决策就是综合排序最高的方案。这种方法最为简单,在日常管理中也最常用。

(四) 电子会议法

电子会议法是近年来逐渐发展起来的新的决策方法,是将名义群体决策法与计算机技术有机地结合在一起的电子会议。计算机将需要决策的问题显示给计算机终端的决策参与者,每个人的评论和统计票数都投影到屏幕上。这是一种匿名、真实、快速的决策方法。这种方法有可能成为未来决策的主要方法之一。

项目二 组 织

任务一 组织概述

案例导入

某中心医院在过去的 3 年中,床位数从原来的 280 张扩充到 550 张,护士人数从 3 年前的 120 名急增到今年的 230 名。护理部主任需要直接管理 18 名护士长,每次护理质量检查,各项通知都是由护理部直接面对各科室,工作经常出现疏漏,护理部主任感到疲惫不堪。

请问:如果你是该医院的护理部主任,你该如何解决这样的问题,以提高工作效率和护理质量?

分析提示

根据法约尔的管理幅度原则,管理者能够有效管理下属的幅度是有限的,如果管理的下属数量过多,超过了管理幅度必然会影响管理效率。该医院护理部主任目前所管理的下属数量达 18 个,管理幅度太大。在此情况下,应当增加管理层级,在护理部主任和护士长之间设立科护士长,实行护理部主任-科护士长-护士长三级管理制度,提高管理效率,进而提高护理质量。

一、组织的概念

组织(organization)是为实现某一共同目标,按照一定的目的、任务和形式编制起来的结构严密、制度化的人群集合体,是对人、财、物、时间、信息进行有效的组合,为实现管理目标而建立的职、权、责、利四位一体的权责角色机构。组织必须具备以下特点:①组织必须具有共同的目标,目标是组织存在的前提和基础;②组织是一个人为的系统;③组织内必须有分工与协作；④组织要有不同层次的权力与责任制度。医院、学校、工厂、慈善团体、妇女联合会、世界卫生组织等都是组织。组织的基本作用可以概括为人力汇集作用和人力放大作用两个方面。组织随着社会的变化存在较大的差别。

二、组织的基本要素

组织的基本要素是构成组织机构和保证组织机构运行、发展的基本条件，主要包括目标与任务、职权与职责、物质与精神、技术与质量、适应与发展五大要素。首先，每个组织都要有明确的目标与任务，它反映了组织所希望达到的状态；其次，每一个组织都要由人员组成，每个人都有自己的职权与职责，通过物质与精神的激励，应用个人的知识和技术提高管理效率和质量，并根据环境的变化适应和发展自己的组织。

三、组织的类型

根据组织的特征可分为正式组织、非正式组织和附加组织3种。正式组织是为实现既定目标，采取共同行动，而依法依规形成的一种组织。它包括一个可以实行专业分工的职能化系统；一个引导成员自觉地作出贡献的有效激励系统；一个导致集体成员去接受管理者决定的权力(权威)系统；一个能为组织的发展指引方向的决策系统。如医院护理部、工会、外科等。非正式组织则是与"正式组织"相对应的，不受正式组织的行政部门和管理层次等限制，也没有明确规定的组织，但其内部也会形成一些特定的关系结构、一些不成文的行为准则和规范。典型的非正式组织是以感情、性格、兴趣、爱好相投为基础自发形成的群体，如单位里的同乡、同学、棋友、球友等形成的小圈子。附加组织主要有团队(工作小组)和委员会两种形式。团队是一种临时性的，以完成某种特定的、明确规定的复杂任务为目的，由一群背景不同、技能不同、分属不同部门的组织成员构成的。如创优质护理服务工作小组、创新团队等。委员会是执行某方面管理职能并实施群体决策的一群人的集合，起着建议、决策、协调、监督等作用。委员会可以是临时的，也可以是常设的。医院的委员会大多是常设机构，委员会负责人一般为行政领导，如医院质量管理委员会、健康教育委员会等。它在保持正式组织稳定性的同时，增加了正式组织的灵活性。

任务二　组 织 变 革

一、组织变革的概念

组织变革(organizational change)是组织结构内的人员、结构和技术的变动。美国哈佛商学院企业管理教授迈克尔·贝尔(Michael Beer)和尼汀·诺瑞亚(Nitin Nohria)在对组织变革的有效调查中指出，组织变革有3组关键的参与者：管理者——通过选择变革方式与目标而领导变革；学者——根本任务是从事可以产生更好的理论与实践的研究；顾问——为管理者提出应该进行什么变革以及如何变革的建议。不同的选择导致不同运行原则下的行动时，就会产生变革。

二、组织变革的方法

当今世界主要使用两种完全不同的组织变革方法,称为变革 E 理论与 O 理论。实际上,变革方法的选择往往因领导对变革目的和手段的不同而不同。

E 理论:以经济价值的创造为目的;它的关注点在于正式组织的结构和体系;实施主要受高层经理的推动,这些经理可从咨询顾问那里获得广泛的帮助,并获得物质方面的激励。因此,变革的过程都是事先计划安排好的。

O 理论:则以发展组织中人员执行战略的能力和从过去有效变革行动中学习的能力为目的;它的关注点在于发展一种员工高度负责的企业文化;它的实施意味着员工的高度参与;变革的驱动力较少依靠咨询顾问和物质上的鼓励。因此,变革是自然发生的,没有什么计划和程序。

三、组织变革的过程

组织变革的过程,有风平浪静观和激流险滩观两种观点。风平浪静观,认为组织变革包括 3 个步骤:解冻、变革、再冻结,即解冻现状、移动到新状态、重新冻结新变革。激流险滩观,将变革视为一种自然的状态,认为组织所处的环境是动态的,具有不确定性,组织必须时刻保持足够的适应性和敏捷性,对所面临的变化迅速做出反应。激流险滩观要求企业时刻关注市场动态,时刻保持战备状态,及时做出反应,将变革管理作为正常经营的一部分,主动变革。

四、组织变革的原因

引起组织变革的环境原因可以归纳为外部环境和内部环境两类。外部环境有技术变化、市场变化、产品,以及竞争条件的变化等;内部环境主要是组织本身成长中的矛盾和组织内部条件的改变,所有这些因素都对组织形成挑战。只有不断地进行变革,组织才能适应这种不断变化的环境。每个人在组织变革中所做的选择受愿望、洞察力、激励机制、学习能力 4 个因素的直接影响,这里的学习能力是指组织成员探索并改正错误的能力,这种能力使他们做出选择,实现所追寻的结果。

五、组织变革的动力与阻力

(一) 组织变革的征兆

不变革不创新的组织是没有生命力的,它必将走向消亡;而盲目的变革也同样会使组织消亡,甚至使组织消亡得更快。西方学者西斯克(N. L. Sisk)认为,如果一个组织内部出现下列情况中的一种,那就是变革的征兆。

(1) 组织决策的形成过于缓慢,失去组织发展的良好时机。

(2) 组织中沟通不良导致难以协调的人事纠纷。

(3) 组织的机能不能得到正常的发挥,人员素质不足以配合组织形式发生变迁。

(4) 组织缺少创新,没有新的或较好的方法出现,使组织停滞。

(5) 规模扩展或功能变化,需要增加新的职能。

(二) 组织变革的动力

行业萧条、业绩水平降低了公司的盈利等都可能引导变革。组织变革的动力与阻力要看变革的目的。组织变革其实就是学习如何做新的事情或以不同的方式做同样的事情。组织变革的动力如下。

(1) 全球经济一体化，引起企业经营战略的变化。组织服从于战略必然会导致企业组织的变化。

(2) 知识经济社会的到来，信息知识取代资本，以及信息技术的普遍运用正在改变传统的组织管理模式。

(3) 消费市场对企业的挑战，生产者与消费者之间的天平正在向消费者一端倾斜，组织对服务的重视大大超出对生产制造的重视。

(4) 企业竞争，环境的剧烈变化迫使企业在快速变化的经营环境中求生存。

(5) 劳动力、新设备的引进、社会趋势以及世界政治的变化都是导致组织变革的重要因素。

(三) 组织变革的阻力

组织变革的阻力就是人们反对变革、阻挠变革，甚至对抗变革的制约力。在组织内，任何变革都会不同程度地遭遇到组织和成员的抵制。一方面，这有一定的积极意义，如果没有阻力，组织行为会变得随意而混乱。另一方面，变革阻力还可以成为一种冲突源，冲突的发生有益于对变革优缺点的充分论证，使变革更为完善。常见的有以下 5 种情况。

(1) 员工在个人利益和整体利益上难以取舍。为追求整体利益的最大化，一般组织变革必然会对组织内各个主体的权利和利益进行重新分配，导致一些群体和个人的既得利益有所损失。

(2) 员工不明白变革的意义，对企业变革的紧迫性认识不足，对变革的发动者缺乏信心。

(3) 员工对变革的后果不确定，认为变革并不符合组织的目标和利益，是在冒风险。

(4) 员工对自己的能力产生怀疑，认为变革是对自己的一种威胁。

(5) 工作的习惯和程序将被改变。

(四) 克服组织变革阻力的方法

成功者怕失败、担心别人模仿等变革阻力的存在，意味着组织变革不可能一帆风顺，这就给变革管理者提出了更严峻的变革管理任务。

(1) 加强教育与沟通，让员工明白变革的意义。在变革实施之前，决策者先要营造一种危机感，让员工认识到变革的紧迫，让他们了解变革对组织和自己的好处，并适时地提供有关变革的信息。在变革的实施过程中，要让员工理解变革的实施方案，并且要尽可能地听取员工的意见和建议，让员工参与到变革中来。

(2) 在招聘过程中，应该引入心理测评。通过测评招聘一些有较强适应能力，敢于接受挑战的员工。同时，要加强对员工的培训和心理咨询，提高员工的知识水平、技能水平和心理承受能力，使组织的人力资源素质和组织变革同步推进。

(3) 培植组织的精神领袖。在变革过程中，如果有一位强有力的领导者，相对而言，变革的阻力就会减小。

（4）适当运用激励手段。一个设计良好的薪酬体系是管理层解决变革阻力的重要工具。一方面，可以在变革的实施过程中，提高员工的工资和福利待遇，使员工感受到变革的好处和希望。另一方面，可以对一些员工予以重用，以稳住关键员工，消除他们的顾虑，使他们安心地为组织工作。

（5）建立一种团体文化，培养员工对组织的归属感，形成人人愿意与组织同甘共苦的组织文化。

由此可见，组织变革不是一个人的工作，但员工个人是识别和处理变革问题的强大资源。

六、组织变革在护理管理中的应用

有变革才会有发展，组织变革与发展是各种社会合力作用的结果。护理组织系统是医院组织系统的一个重要组成部分，在组织结构和规模、服务理念和行为规范、角色定位等方面都需要适应社会和医院的整体要求。如原卫生部在 2010 年初推出实施"优质护理服务示范工程"，2010 年 10 月在复旦大学附属华山医院举行了 JCI 标准下的优质护理服务示范医院创建的国际会议，提出未来 5 年护士队伍将进一步发展，人民群众在生、老、病、死的生命全程将得到更安全、更满意、更人性化的服务。复旦大学附属华山医院护理部按照原卫生部的要求，结合 JCI 认证，创新开展"扁平管理体制"、"1∶3 责任制护理组模式"、"全程无缝优质护理"等工作，重建护理服务新流程，向国内外同行展示了复旦大学附属华山医院 JCI 标准下优质护理服务示范医院创建的理念和实践，他们是我国护理组织变革中的一个代表。

从以工作为中心的功能制护理到小组护理，由责任制护理到整体护理，发展到全程无缝优质护理，临床护理组织方式的变革，给护理管理带来了护理质量的持续改进与发展。护理人员的层级管理、双人排班、中心静脉留置等技术的应用都反映了护理组织变革一直在进行之中。只有保持组织变革，培养这种开放性、灵活性的环境，护理事业才能更加充满生机与活力。

任务三　组　织　结　构

一、组织结构的概念

组织结构（organizational structure）是表现组织各个部分排列顺序、空间位置、聚集状态、联系方式以及各要素之间相互关系的一种模式。它是组织内部对工作的正式安排，主要涉及部门组成、基本岗位设置、权责关系、业务流程、管理流程及组织内部协调与控制机制等。恰当的组织结构对于有效地实现组织目标至关重要，医院要根据自身的具体情况制定符合自己医院实际的组织架构图，如三级综合医院与三级专科医院不同，与一级医院更不一样。组织结构划分的原则是以最简单的组织结构类型完成组织工作任务，实现组织目标。

二、组织结构的基本类型

不同的医院，条件不同、所处的环境不同，组织结构的形态各不相同。而不同的组织结构形态,也只适应于不同的条件,各有其长处和不足。所以,要根据医院的实际情况,在分析各种组织结构形态利弊的基础上,合理选择与医院实际相符合的组织结构类型。较常见的组织结构类型有:直线型、职能型、直线职能型、直线职能参谋型、事业部型和矩阵型。不同的组织结构形态,具有不同的信息沟通方式、决策体系,从而会具有不同的行为方式,尤其是决策行为、领导行为和管理行为等会有很大的差别。例如,直线型组织结构是最简单的组织结构类型,其组织中的各种职位按垂直系统直线排列,不设专门的职能机构,各层次管理者负责行使该层次的全部管理工作。它只适用于小规模的医院。随着医院规模的扩大,组织结构将随之越来越复杂,并且需要增加职能组织和参谋组织等。

三、组织设计的概念和原则

(一) 组织设计的概念

组织设计(organizational design)就是把为实现组织目标而需要完成的工作任务,不断划分为若干性质不同的业务工作,形成一系列的工作职位,然后再将这些工作职位按其内在的联系组合成若干管理层次和部门,确定各职位、各层次、各部门的职责和职权,最终连接形成一个相互联系的组织机构体系的过程。简单地说,就是管理者将组织内各要素进行合理组合,建立和实施一种特定组织结构的过程。通过组织设计,可以协调组织内各成员、各部门之间的关系,明确组织中的沟通渠道,减少组织中各部门及成员之间的摩擦和矛盾,使组织内各级目标、责任、权力等要素发挥出最大的效应,提高组织的整体功效,实现 $1+1>2$ 的效果。组织设计是一个动态的工作过程,包含了众多的工作内容,科学地进行组织设计,要根据组织设计的内在规律性有步骤地进行。

(二) 组织设计的原则

1. **目标统一原则** 组织结构的目的在于把人们承担的所有任务组成一个体系,以便有利于他们共同为实现组织的目标而工作。建立组织结构时,要有明确的目标,并使各部门、员工的目标与组织的总体目标相一致。

2. **分工协作原则** 分工包括组织结构中管理层次的分工,部门的分工,职权的分工。有分工就有协调,协调包括部门之间的协调和部门内部的协调。组织结构应能反映为实现组织目标所必需的各项任务和工作分工,以及这些任务和工作之间的协调关系,这样组织的运行才能精干、高效。

3. **有效管理幅度原则** 管理幅度又称为管理宽度,是指一位管理者能直接有效地管理的下属人数。管理幅度过大,会使管理者对下属工作指挥监控不力;管理幅度过小,则会造成组织所需的管理部门和职位增多,使组织内部协调困难。在组织规模一定时,管理幅度与管理层次呈反比关系,即管理幅度越大,管理层次就越少。有效的管理幅度并不是一个固定的,它受职务的性质、人员的素质、职能机构健全与否等条件的影响。一般高层管理者与被管理者之比为 1∶4~1∶8;中层和基层管理者为 1∶8~1∶15。随着计算机技术的广泛应用,医院组织结构也在向扁平化的方向发展。

4. **责权一致原则** 是指在组织结构设计中,职位的职权和职责越是对等一致,组织结构就越是有效,即职务、职责、职权三者是相等的,如同一个等边三角形,三边相等。为保证组织结构的完善和组织工作的有效进行,在组织结构的设计过程中,职位的权力和责任必须尽量对等一致。

5. 集权与分权相结合的原则 集权是指把组织结构中的权力较多地集中在较高的管理层;分权是指把组织结构中的权力适当分散到较低的管理层。集权与分权相结合原则是指在组织结构中职权的集权与分权的关系,处理得越是适中,就越是有利于组织的有效运行。

6. 稳定性与适应性相结合的原则 是指要保证组织的正常运行,就必须在组织结构的稳定性与适应性之间取得平衡。管理者必须在稳定与变化之间寻求一种平衡,既保证组织结构的适应,又有利于组织目标的实现。

任务四　组 织 文 化

一、组织文化概述

组织文化(organizational culture)是组织在长期的运行过程中所形成的、共同的价值观、群体意识、工作作风和行为准则的总和。文化中存在力量。当你走进不同的企业,不同的单位,你是否会对这些地方产生一种"感觉":正规、随意、有趣、严肃等,这就是文化的力量。如各医院大厅的"静",静脉药液配制中心简称静配中心;护士对着南丁格尔塑像宣誓等,获得的这些感觉、证明、信条、语言、仪式等在创造组织个性文化方面的能力,蕴含的精神力、道德力、舆论力等文化力,就像无形又无处不在的空气一样,时刻对医院目标的实现起着重大的影响。因此,进行医院文化建设具有重要的意义。护理组织文化是在一定的社会文化基础上形成的具有护理专业自身特征的一种群体文化。它体现在物质文化和精神文化两个方面,物质文化是表象,精神文化是核心。

二、组织文化的结构

文化的多样性,使得人们对组织文化结构的表述各不相同。有文化学者将其分为物质文化、制度文化、精神文化3个层次:物质文化是人们可以直接感知的组织名称、产品外观及包装、建筑风格、纪念物等外显标识,往往能折射出组织的经营思想、工作作风和审美意识;制度文化是对组织成员和组织行为产生规范性、约束性影响的部分,集中体现在组织中的各种行为准则、规章制度或操作流程等;精神文化是组织的领导和员工共同信守的基本信念、价值标准、职业道德及精神风貌。3个层次紧密相连,物质文化是组织文化的外在表现,是制度文化和精神文化的物质基础。制度文化则制约和规范着物质文化和精神文化的建设,没有严格的规章制度,组织文化建设也就无从谈起。精神文化则是形成物质文化和制度文化的思想基础,也是组织文化的核心和灵魂,组织文化中有没有精神文化是衡量一个组织是否形成了自己组织文化的主要标志和标准。

三、医院组织文化的功能与特点

组织文化因行业不同会有所差别,但医院组织文化的功能与特点却是一致的。

(一) 医院组织文化的功能

1. **导向功能** 医院文化不是靠政策强制要求,而是通过组织共同的价值观不断地向个人价值观渗透和内化,潜移默化地引导职工将个人的理想和目标与医院共同的信念和目标有机地结合在一起,形成合力,实现医院的共同目标。

2. **凝聚功能** 文化本身具有一种极强的黏合力,一旦医院职工有了共同的文化认同、价值认同和目标认同后就能显示出来,它如同一种黏合剂,把医院各个层次的成员凝聚起来。

3. **约束功能** 这是一种无形的软性约束,它通过制度、提醒等形式,督促全体职工的行为尽可能符合医院的总体要求。

4. **激励功能** 人的自身价值受到重视,人格得到尊重和信任,就会激发人们的工作热情,激励成员自信自强,调动成员的积极性、创造性,提高工作效率。医院文化能够使医院职工对医院产生一种认同感、归属感和自豪感,使职工产生积极的作用。

5. **辐射功能** 医院文化一旦形成一种固定的模式,就会将医院的精神风貌、服务态度、医疗质量等通过诊治患者、学术交流、社区活动、实习生、进修生等渠道对社会产生影响,从而得到社会的认可和肯定,引起社会对医务人员的仰慕、尊重、理解和支持,提高医院的声誉和知名度。

(二) 医院文化的特点

1. **综合性** 医院文化是医院两个文明建设的综合反映,是社会和患者对医院各方面具体评价的综合。

2. **社会性** 是指医院文化在社会上的折射和投影,是公众对医院的总体印象和评价,是医院在社会上的地位和知名度。

3. **稳定性** 医院文化是医院在长期的两个文明建设中所创业绩在社会和患者中逐步形成的总体印象。印象一旦形成,就往往会被固化,在社会公众中造成一定的心理定势。

4. **效益性** 医院文化是对医院丰富的文化底蕴的深刻反映,是通过长期的多方面投入后形成的精神成果,具有社会效益和经济效益,是一笔巨大的无形资产。

5. **可塑性** 为适应新的要求,通过不断加强医院形象的内涵建设和外延发展,不断丰富和完善医院的组织文化,如医院的安全文化建设。

四、组织文化的基本特征与护理组织文化建设

(一) 组织文化的基本特征

组织文化的基本特征主要包括:价值观是组织文化的核心;以人为本是组织文化的中心;软性管理是组织文化主要的管理方式;增强群体凝聚力是组织文化的重要任务。

(二) 护理组织文化的内容

1. **护理组织精神** 护理组织的创始人南丁格尔是护理界的精神领袖,代表救死扶伤、敬业奉献的组织文化象征,她的精神鼓舞着一批又一批护理工作者,提高了护理组织的凝聚力。

2. **护理组织目标** 随着社会的进步和相关学科的发展,护理组织目标的内涵和形式也在发生变化。例如,护理从单纯的临床护理到涵盖健康促进、疾病预防以及患病、残疾和临

终者的护理;临床护理的组织方式从功能制护理到责任制护理,发展到优质护理服务的变革;护理安全的前瞻性管理;跨文化交流培训和护理人员核心能力培养等方面的建设,使护理组织目标逐渐细化、规范和科学。

3. 护理组织制度　护理组织的各项制度是保证护理工作正常运行的基础,是护理组织的道德观、价值观、科学管理的体现。

4. 护理组织形象　护理形象是医院形象的重要组成部分。例如,护士服装服饰的选择要根据工作场所和护士角色的不同而定,确保人们能立即识别其身份。授帽仪式虽然是一组重复性的活动,但由这组活动表述和灌输的是护理的价值观。

5. 休闲文化　休闲既能缓解压力,又能在休闲中交流感情,起到凝聚作用。所以休闲文化日益受到组织管理者的重视,已进入高层管理的策略实施之中。

(三) 护理组织文化建设

组织文化建设是指组织的管理者有意识地培育优良文化、克服不良文化的过程。把握组织文化建设的方向应注意:①确定组织文化的导向;②构筑组织文化的灵魂,明确组织的宗旨和精神;③建好组织文化的三大模块,包括构筑组织的物质文化、建立组织的制度文化、形成规范的组织文化。

医院护理组织系统的凝聚力、指挥力、执行力等与护理组织文化建设密切相关。护理工作任务繁重,护士工作压力大,年轻护士留职意愿偏低等现象一直是护理管理者高度关注的内容。如何将组织文化建设有效地应用于护理管理中,构建一个有利于护理组织系统内的个体和群体认同及践行的护理组织文化十分重要,而充分利用护理组织文化建设是护理战略管理的有效策略之一。护理组织文化建设应从护理组织目标、护理组织精神、护理组织制度、护理组织形象,包括医院护理组织环境、标志、包装、纪念物等入手进行建设。随着时代的发展,护理组织文化建设从文化形式、设备到内容都发生了巨大的变化。如日常护理工作中与昏迷患者沟通的新形式:唤醒护理;20 世纪时庆祝"5.12"护士节活动只是颁发奖状,如今庆祝"5.12"护士节活动既有精神奖励,又有物质奖励,还有文艺表演、技能比赛等形式,说明护理组织文化建设也要彰显与时俱进的文化精髓。

任务五　我国医疗卫生组织系统

一、我国医疗卫生组织系统

我国医疗卫生组织系统由卫生行政机构、卫生事业单位和卫生协会等组成,是以行政体制建立为基础,在不同行政地区设置不同层次规模、大小不一的卫生组织。每个层次的卫生组织都是按医疗、预防、保健、教育和科研等主要职能配置的。医院是卫生组织中的一种,与其他专业机构如卫生防疫机构、妇女保健机构等并行,都隶属于同级卫生行政部门的领导,并按卫生行政部门所制定的卫生工作方针、政策、法规、计划和标准等提供卫生服务。2013年,根据党的十八大会议精神要求,按照新一轮"大部制"改革方案及《国务院机构改革和职能转变方案(草案)》将卫生部的职责、人口计生委的计划生育管理和服务职责整合,组建了国家卫生和计划生育委员会,统筹规划医疗卫生和计划生育服务资源配置,组织制定国家基本药物制度,拟订计划生育政策,监督管理公共卫生和医疗服务,负责计划生育管理和服务工作等。卫生和计划生育委员会为国务院组成部门,是我国卫生行政组织的最高机构。

二、我国医院组织系统

(一) 我国医疗机构的类型

根据原卫生部 2006 年修订的《医疗机构管理条例实施细则》第 3 条规定,医疗机构的类别按其功能、任务、规模,可分为:①综合医院、中医医院、中西医结合医院、民族医院、专科医院、康复医院;②妇幼保健院;③社区卫生服务中心、社区卫生服务站;④中心卫生院、乡(镇)卫生院、街道卫生院;⑤疗养院;⑥综合门诊部、专科门诊部、中医门诊部、中西医结合门诊部、民族医院门诊部;⑦中医诊所、民族医院诊所、卫生所、医务室、卫生保健所、卫生站;⑧村卫生室(所);⑨急救中心、急救站;⑩临床检验中心;⑪专科疾病防治院(所)、专科疾病防治站;⑫护理院、护理站;⑬其他诊疗机构。其中医院是对个人或特定人群进行防病治病的场所,备有一定数量的病床设施、医疗设备和医务人员等,运用医学科学理论和技术,通过医务人员的集体协作精神,对住院或门诊患者实施诊治与护理。

(二) 医院分级与分等

从 1989 年起我国医院实行分级管理制度,按照《医院分级管理标准》,根据医院的功能和相应规模、服务地域范围和隶属关系、技术力量、管理水平及服务质量等综合水平,将医院划分为三级(一、二、三级)、十等(每级分为甲、乙、丙等,三级医院增设特等),由上级卫生行政部门根据《医院分级管理标准》评审和公告。

1. **一级医院** 是直接向一定人口的社区提供预防、医疗、保健、康复服务的基层医院、卫生院,如乡镇卫生院。

2. **二级医院** 是向多个社区提供综合医疗卫生服务和承担一定教学、科研任务的地区性医院,如二级综合医院。

3. **三级医院** 是向几个地区提供高水平专科性医疗卫生服务和执行高等教育、科研任务的区域性以上的医院,如省市级的三级综合医院。

为全面推进深化医药卫生体制改革,提高医疗行业整体服务水平与服务能力,从 2008 年开始,原卫生部医疗服务监管司就紧密结合公立医院改革工作的重点,探索建立医院评审评价体系。在总结我国第一周期医院评审和医院管理年活动等工作经验的基础上,借鉴美国 JCI、日本、我国台湾、我国香港等国家和地区医院评审评价经验,制定印发了《三级综合医院评审标准(2011 年版)》,参见卫医管发[2011]33 号文件。

(三) 医院的基本功能和特点

1. **医院的基本功能** 医院的任务是"以医疗工作为中心,在提高医疗质量的基础上,保证教学和科研任务的完成,并不断提高教学质量和科研水平,同时做好扩大预防、指导基层和计划生育的技术工作"。其基本功能包括医疗、教学、科研、预防保健和社区卫生服务工作 5 个方面。

2. **医院工作的特点** 医院是以服务对象为中心,组织医务人员运用医学知识与技能,诊断、治疗、预防和护理患者,为患者与社会人群服务。医院管理必须以患者为中心、医疗为主体,一切为了患者。医院工作具有科学性、技术性强;随机性大、规范性强;时间性、连续性强;社会性、群众性强;具有脑力劳动和体力劳动相结合的复合型劳动等特点。

三、我国护理组织系统

我国护理组织系统由各级卫生行政部门、医疗机构的护理组织和中华护理学会等学术团体共同组成。

(一) 卫生行政部门的护理管理组织机构

卫计委医政司护理管理处是我国护理行政管理的最高机构。各级地方卫生行政部门均设有一名厅(局)长分管护理工作,负责所管辖范围内的护理管理机构和人员。

(二) 医院护理管理组织机构

护理管理系统是医院管理系统中的一个分系统,在医院管理机构设置中,与医务管理和后勤机构等部门相互配合、协调,在提供卫生保健服务的过程中,合理分配资源,不断提高服务质量和工作效率。医院护理工作实行院长领导下的护理院长或护理部主任负责制。

县及县以上医院和300张床位以上的医院设护理部,实行分管医疗、护理工作的副院长或专职护理副院长领导下的护理部主任、科护士长、病区护士长三级负责制。我国三级综合医院常见的护理组织结构如图3-3。300张床位以下的医院,实行护理部主任或总护士长、病区护士长二级负责制。护理部主任或总护士长由院长聘任。

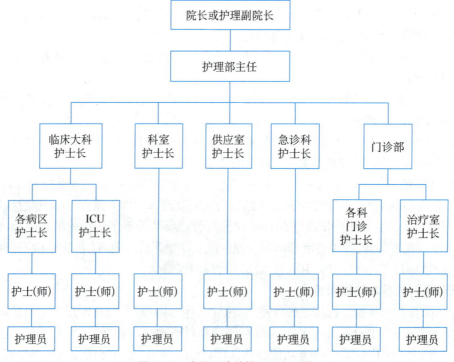

图3-3 我国医院的护理组织系统

(三) 临床护理的组织方式

1. **功能制护理**(functional nursing) 是以工作为中心的护理方式,护士长按照护理工作的内容分配护理人员,每1~2名护士负责其中一个特定任务,如主班、治疗班、护理班、夜班(大、小)等,各班护士相互配合共同完成患者所需的全部护理任务,护士长监督所有工作。该护理组织方式是一个患者的治疗和护理工作由多位护士负责。

2. **小组护理(team nursing)** 是将护理人员分成若干小组,每组有一位管理能力和业务能力较强的护士任组长,在组长的策划和组员的参与下,为一组患者提供护理服务。该护理组织方式是一个患者的治疗和护理工作,白天由小组护士负责,夜晚由转班护士负责。

3. **责任制护理(primary nursing)** 强调以患者为中心,由一位责任护士运用护理程序的工作方法,对其所管理的患者从入院到出院提供连续的、全面的、整体的护理组织方式。在责任制护理中,责任护士是主导,可直接向医生汇报患者的病情变化,并与其他医护人员、家属进行沟通,责任护士不在班时,由辅助护士代为负责。

4. **整体护理(holistic nursing)** 是以现代护理观为指导,以患者为中心,应用护理程序的工作方法解决护理对象现存的、潜在的健康问题,达到恢复健康、增进健康的目的。组长又称专业护士,负责计划、安排、协调和实施本组患者的护理活动,专业护士指导辅助护士运用护理程序制订本组患者的护理计划,便于本组护士不在班时,其他护士能根据所制订的护理计划对患者进行护理,从而保证每班护士对患者的护理质量;护士长担任咨询、协调和激励者的角色。

5. **临床路径(clinical pathway,CP)** 是一组相关人员共同针对某一病种的治疗、护理、康复、检测等所制订的一个最适当的,能够被大部分患者所接受的照护计划。临床路径系统管理既能降低单病种平均住院日和医疗费用,又能达到预期治疗效果的诊疗标准。与传统管理模式相比,在提高医疗护理质量的同时,还增强了团队协作,增加了患者本人参与,使医疗护理更加合理化、人性化,是目前许多发达国家普遍使用的医疗工具。

项目三 领 导

任务一 领导概述

案例导入

梁丽为护理研究生,毕业后在一家三甲医院工作,工作积极努力。在医院组织的护士长竞聘中成功当选。上任后,她发现许多护士抱怨奖金太低,于是她就改进分配方案,提高奖金数额。一段时间后,发现护士的抱怨依然存在,工作积极性也并非很高。她感到十分困惑,自己已经做到了,为什么护士的积极性还是没有提高呢?请问:
1. 梁丽在管理中采用了怎样的激励方式?
2. 为什么通过奖金激励制,护士的积极性仍然没有提高?
3. 梁丽应该采取哪种措施来提高护士的工作积极性?

> **分析提示**
>
> 　　物质激励、精神激励、工作激励都是领导职能中常用的激励方式。提高奖金待遇是物质奖励的一种方式,但是物质激励并不是唯一的方式。护理管理者在采用激励方式前,应当通过广泛调查来发现哪种激励是对组织成员最具有吸引力的。如果是工作量过大,人力资源不足,护士长应该通过合理调配工作,减轻护士工作量的激励方式进行。避免一听到组织成员的怨言就采取激励措施,必须科学地分析组织成员的需求是否合理,以免激励失效。

一、领导的概念

领导是管理工作的重要组成部分,是管理的职能之一。有关领导的定义很多。

法约尔认为:管理是寻求从企业拥有的所有资源中获得尽可能大的利益,引导企业达到其目标的工作,领导是保证管理、计划、组织、指挥协调和控制等基本职能得以顺利完成的保证力量。美国管理学家孔茨、韦里奇等认为:领导是一种影响力,是对人们施加影响的科学与艺术并存的管理过程。

综合各种定义,领导是指通过指导、激励、沟通、带领等方式引导和影响组织和个人的思想行为,在一定条件下去努力达成组织目标的过程。领导者是组织和实施影响的人,被领导者是接收指引和影响的人。领导是一个动态过程,环境就是一定的条件。因此领导可以用公式表示:领导=F(领导者、被领导者、环境)。

二、领导权力

领导者能够对组织和个人进行指引和影响,主要来源于领导的权力。领导者要实现领导目标,必须拥有领导者权力。权力是指人们根据自己的意志影响和支配他人行为的能力和力量。在组织中,权力可分为两类:职位性权力和非职位权力(图3-4)。

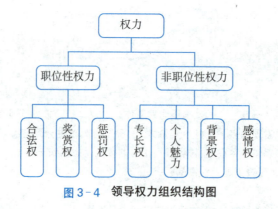

图3-4 领导权力组织结构图

(一) 职位性权力

为了履行职位所规定的职责而赋予领导者对人和物等组织资源的支配能力。主要有合法权、奖赏权和惩罚权。

1. **合法权** 法律和组织赋予领导者在其职权范围内依法行使的权力,其行为后果由组织来承担。

2. **奖赏权** 领导者有决定提供或取消奖励的权力。被领导者期望获得奖励,满足下属的某些需要,领导者能够决定提供或取消奖励以实现领导目标。奖励是认为有价值的任何东西,如货币、公平的评价、职称晋升、有趣的工作机会、良好的工作环境、信息分享、有利的工作转换等。被领导者是否期望这种奖赏是奖赏权的一个关键。一般使用奖赏权会起到激励鼓舞的作用。但是,在奖赏过程中不公平公正,或者与被领导者的期望相距甚远时也会引起抱怨和不满。

3. **惩罚权** 通过精神、思想、感情或物质上的施压威胁,让被领导者意识到领导者有能力将自己不愿意接受的事实强加于自己而产生恐惧,从而被迫服从的一种权利。该权利在使用过程中往往会引起怨恨、不满,甚至报复行为,需要谨慎对待。

(二) 非职位性权力

与领导者所处组织中的职位无关,是由于领导者个人的特质而获得的影响他人思想和行为的能力,属于非强制性的影响力。

1. **专长权** 领导者凭借拥有的专长、技能和知识获得他人的依赖而产生的权利。
2. **个人魅力** 对偶像、明星、传奇人物的崇拜,从而在行为和思想上被影响。
3. **背景权** 个体由于以往的经历而获得的权力。如劳动模范、战斗英雄、专家教授等,只要人们熟悉他的特殊背景和荣誉,在初次见面的时候往往愿意倾听他们的意见。
4. **感情权** 领导者与被领导者感情融洽而获得的权力。

三、领导者素质

领导者素质是指充当领导角色的个体为完成其特定职能和职责、发挥其特定影响和作用所必须具备的自身条件,是基于普通素质又按照领导角色的特点,而形成和具备的有别于普通素质、专门适合于履行领导职能职责,或者从事领导活动的个体特质。领导者素质主要包括以下内容。

(一) 政治素质

政治素质是指政治立场、政治观点、政治信念和信仰等方面的素质,涵盖了领导者的世界观、人生观和政治观。

(二) 道德素质

领导道德素质是指道德认识、道德情感、道德意志、道德行为、道德修养、组织纪律观念方面的素质。包括政治道德、权力道德、法律道德、职业道德、社会道德、群体道德、生活道德。

(三) 思想素质

思想素质是指领导的思想认识、思想方法、价值观念等方面的素质。思想素质受客观环境等因素影响,如家庭、社会、环境等。

(四) 法律素质

法律素质是指基于政治素质和思想素质,通过学习法律相关理论和具体法律法规而形成的法律积累以及由此生成的法律精神。领导者法律素质要求领导者必须是一个知法守法依法护法的标杆。

（五）能力素质

能力素质包括综合分析能力、语言表达能力、组织协调能力、人际沟通能力、决策能力、创新能力、应变能力、激励能力、选拔职位需要的特殊能力等。

（六）智慧素质

智慧素质是指思考分析、探究问题或寻求真理的能力。

（七）职业素质

职业素质又称业务素质，是指领导者从事某一行业具体工作的专业素质。包括业务知识、技能、经验、职业操守等。

（八）社会素质

社会素质包括社会利益意识和处理、社会关系意识和处理、社会资源意识和态度、社会利害意识与知觉、社会规则意识与把握、社会性质和特点的熟悉度、社会人性的认识和把握、社会观念的强度、社会价值取向、社会角色意识的确定和扮演、社会交往和互动、人际应对速度和效度、社会适应性、社会经验的慎独、社会生活技能技巧等。

（九）教育素质

教育素质是指经过专门、系统的教育和训练逐渐形成的知识积累和技能水平。包括教育程度、正规训练程度、知识结构和水平，以及技能结构和水平等素质因素。

（十）科学文化和专业知识素质

领导者应当具有宽广的科学文化基础和精湛的本职业业务知识。除了要求必须具备从事本职业务活动的专业知识外，还需要具备灵活运用理论知识处理和解决实际问题的能力。

（十一）身体和心理素质

身体是革命的本钱，如果没有强健的体质，不论做什么事，都会力不从心。领导者必须有健康的身体才能够满足工作的需要，同时领导者在工作中还需要接受心理上的诸多挑战。一个成熟的管理者应当要有饱满的热情，浓厚的兴趣，稳定的情绪；要有坚强的意志，顽强的毅力，果断的魄力；要有坚定的信念，乐观向上的信心，执著明确的追求；要有身处逆境的忍耐力和身处顺境的自控力。

（十二）经济素质

必须善于进行资源开掘、节约和高效利用。

（十三）生活素质

生活素质包括生活取向、生活方式、生活规则、生活条件的理解和抉择、生活技能、习惯、偏好、情感以及情谊、兴趣、爱好、格调等。

任务二　领导理论

领导理论就是关于领导有效性的理论。主要有领导素质理论、领导行为理论、领导权变理论等。

一、领导素质理论

领导素质理论又称为伟人理论或英雄理论，主要是研究领导者个性特点，以及预测具备什么样的个性特点的人能充当领导。

心理学家吉布(J. R. Gibb)认为,领导者应当具备7种个性特点:外表英俊潇洒有魅力、善于表达、智力过人、有自信心、心理健康、善于控制和影响别人、性格外向灵活敏感。

斯托葛迪尔认为,好的领导者应当具备以下特点:有良心、可靠、勇敢、责任心强、有胆略、力求革新与进步、直率、自律、有理想、良好的人际关系、风度优雅、身体健康、智力过人、有组织能力和判断能力。

莫尔认为,领导者应当具备10个条件:合作精神、决策才能、组织能力、精于授权、善于应变、品德超人、敢于创新、敢担风险、尊重他人、勇于负责。

美国管理大师彼得·德鲁克认为,管理者应当有5种能力:善于处理和利用自己的时间;注重贡献,确定自己的努力方向;善于发现和用人之所长;能分清工作的主次;能做有效的决策。

管理学家罗伯特·卡茨提出管理者的3种技能论,即技术技能、人文技能、观念技能。

二、领导行为理论

从领导者的风格和领导者应起的作用入手,把领导者的行为划分为不同的领导类型,分析各类领导行为的特点、优缺点并进行相互比较。领导行为理论主要有以下几种。

(一) 勒温理论

勒温理论是以权力定位为基本变量,通过各种试验,把领导者在领导过程中表现出来的工作作风分为3种基本类型,即专制型领导、民主型领导、放任型领导。

1. **专制型领导** 主要凭借职位影响力进行领导,决策大多由领导者自行做出,靠职位赋予的权力和强制命令让下属服从。所有的政策、工作分配都是由领导者制定和决定,工作内容和步骤由领导者发号施令。领导不把任何消息告诉下属,下属没有参与决策的机会,只能通过察言观色、奉命行事。

这种领导类型的优点是:决策和执行的速度很快,在较短的时间内解决问题。缺点是:工作效率和成果主要依赖领导个人能力,且下属没有积极性和创造力。因此,专制型领导适用于任务简单且经常重复,领导者只需要与部属保持短期的关系,或者要求问题尽快解决的场合。如在抢救患者过程中,必须用简单命令的方式保证抢救迅速有效。

2. **民主型领导** 是一种以理服人、以身作则的领导方式,决策权在群体。该领导方式是在领导者的鼓励引导下由群体讨论决定工作的方式。分配工作尽量照顾到个人的兴趣、能力和个人要求,下属工作具有较大自由选择的空间,比较灵活。领导对下属的管理主要通过建议、商量和请求,而不是靠职位权力和命令使人服从。

这种领导类型的优点是:能够聚集群体的智慧和大家的知识,提高决策质量,有利于决策的执行,有利于提高下属的工作热忱与工作满足感。缺点是:领导周旋于下属的各种不同意见之间,容易优柔寡断犹豫不决,决策过程时间过长。

3. **放任型领导** 是指工作事先无布置,事后无检查,权力定位于组织中的每一位成员的无政府管理。优点是能够培养下属的独立性;缺点是领导者不作为,下属各自为政,容易造成意见分歧,决策不统一,因此不提倡放任型领导。除非被领导者是专家人物且具有高度的工作积极性,才可以在极少数情况下采取这种领导方式。

勒温认为:放任型领导的效率最低,仅仅达到社交目的而不是完成工作。专制型领导通过严格的管理达到了完成工作的目的,但是组织成员积极性差,情绪消极。民主型领导工作效率较高,且组织成员之间关系融洽,有积极性和创造性。因此,民主型领导是最佳的领导行为风格。

(二)四分图理论

1945年,美国俄亥俄州立大学工商企业研究所开展了一项研究,收集了大量的下属对领导者行为的描述。经过筛选得出领导行为的两个维度:以人为重或以工作为重。以人为重型领导是以人际关系为中心,关心下属的需要,尊重和信任下属,给下属比较多的自主权,平易近人,作风民主。以工作为重型领导注重建立明确的组织模式、意见交流程序和工作程序。关心工作为重和关心人为重并不是截然分开的,两者往往是同时存在的,只是侧重点不同。领导者的行为可以是两个方面的任意组合,即可用两个坐标的平面来表示,最终形成4种基本的领导风格,即领导四分图,又称二维构面理论(图3-5)。

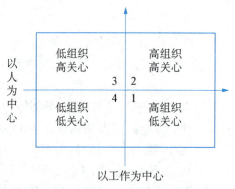

图3-5 管理四分图理论示意图

(三)管理方格理论

管理方格理论是建立在四分图基础上的一种理论。主要是用一种九等分的方格来描述和评价领导行为类型(图3-6)。

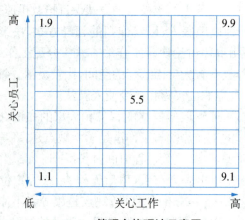

图3-6 管理方格理论示意图

方格中 1.1 为贫乏式领导,对工作和组织成员都不关心,是不称职的管理。1.9 为俱乐部式的管理,领导高度关心组织成员,关心工作很少,是轻松的领导。9.1 为任务式的领导,高度关心工作,很少关心组织成员,组织成员士气不高,但也能达到一定的工作效率。9.9 为团队式的管理,领导既关心组织成员,又关注工作,是最理想的领导类型,但在实际工作中很难做到,是领导者努力的方向。5.5 是中庸式的领导,对工作和组织成员都有一定的关心,都过得去但不突出。

三、领导权变理论

有学者认为,领导应该根据领导所处的情境确定领导方式。成功的领导要取决于领导者、组织成员、环境条件三者相互配合。任何领导都必须根据一定的情境,与组织成员相互作用,并有效反应后方可达到有效领导的目的。

(一) 权变模型

费德勒认为,虽然不存在普遍适用的最佳领导风格,但在不同情况下都应该能可以找到一种能与之相适应的有效领导风格。有 3 种因素会影响领导风格:①领导与组织成员的关系,是否被信任、尊重和喜爱,组织成员能否自动追随;②领导所处的职位权力是否明确和充分,有没有上级的有力支持;③组织的工作内容和程序是否明确。

(二) 目标模式

该理论认为,领导的主要任务是帮助组织成员实现目标,且确保组织目标和组织成员目标一致,共有 4 种领导行为:①指导型,领导通过指令帮助组织成员了解组织目标,并对实施过程给予具体指导;②支持型,领导非常关心组织成员的需要和个人感受,努力营造愉快的组织目标;③参与型,领导主动与组织成员商讨事务,在制定决策时充分重视组织成员的意见;④成就导向型,领导通过设定具有挑战性的目标,相信组织成员愿意并有能力实现目标。

(三) 情境理论

该理论认为领导者的行为要与被领导者的成熟度相适应。所谓成熟度是指个人对自己行为承担的责任和意愿的大小,包括任务成熟度和心理成熟度。若一个人具有的知识、能力和经验能够独立完成工作,任务成熟度高,反之则低。若一个人能自觉地完成工作,不需要外部的压力,则心理成熟度高,反之则低。将成熟度分为 4 个程度:不成熟(M1),稍成熟(M2),较成熟(M3),成熟(M4)。针对不同的成熟度,领导者选择不同的领导风格,命令式(高工作-低关系),说服式(高工作-高关系),参与式(低工作-高关系),授权式(低工作-低关系)。情境理论认为,随着组织成员从不成熟走向成熟,领导者应当减少对工作的控制和组织成员的帮助。

任务三　领导艺术

领导的艺术是指领导者综合运用自身知识、经验、气质等才能,巧妙运用技巧和方法,创造性、特异性、灵活性地解决非常规性、特殊性问题,使知识和经验运用自如、融会贯通,升华到一定绝妙境界的领导技能。

一、授权

授权是领导者将自己职权范围内的一定权力分给自己的直接下属，并加以协调、控制、激励、检查、督促、评价，使被授权的组织或个人在已明确的职权范围内，充分发挥各自的积极性、主动性和创造性。领导者通过授权能够有利于自己集中精力做更重要的事情，同时激发下属的积极性，发挥专长，弥补不足。通过放手授权，培养下属的领导能力，培养人才。

（一）授权的原则

与领导者独自把握大权面面俱到相比，授权则要求被授权的人站在领导者的角度考虑问题。因此，在授权中必须把握以下原则。

1. *明确职责范围原则*　包括授权的任务内容、期望结果、验收标准、完成期限和所需资源等，要求具体、可衡量、操作性强，下属可通过努力实现。将复杂的问题表达清晰明了，让下属明确自己的责任。例如，护士长授权科室带教护士组织一次教学查房，护理部主任授权科护士长在各自所管辖科室内进行一次护理质量普查。明确告诉科护士长，本次普查的时间范围，检查内容和标准，参加人员等。

2. *因事择人，视能授权原则*　领导者要力求将职权和责任授予最合适的人来承担，在授权之前要对下属进行认真的考察，要选择有知识、有才能、守纪律的人授予权利。如护士长要在科室护士中间选择一名护士作为教学秘书。教学秘书主要负责全科人员的护理继续教育培训组织和实习生、进修生的带教工作，因此根据职责需要应当在备选人员中选择学历层次相对较高，自身理论扎实，沟通协调能力较强的护士。

3. *权责明确、责权同授原则*　授权时必须向下属交代清楚与职权相对应的责任，保证下属获得职权与责任相一致，即有多大职权就应当担当多大的风险责任，做到权责统一。如科室护士长需要外出进修3个月，在此期间，护理部授权某护士代理科室护士长，负责管理该科室的护理工作，就应当同时赋予该护士行施护士长的相应权利。

4. *信任授权原则*　信任是授权的前提，领导者认为下属可以胜任后方才授权，一旦职权授出就要充分信任下属，放手让他们大胆地完成任务，而不是事事苛求，时时责备。然而信任也不等于放任，还必须对下属的工作进行必要的监督和检查，发现问题及时纠正，对不胜任的下属要及时调整。

（二）授权的方式

1. *制约授权*　领导者将某项极其重要或者繁重的任务职权分解后，授予两个或多个直接下属，在其之间产生相互制约的影响，以免出现疏漏。

2. *弹性授权*　又称为动态授权，是指在完成任务的不同阶段采用不同的授权形式。当下属有了一定工作经验，但技能还是比较欠缺的时候，就可以采取弹性授权，不定时地交给他们一些具有挑战性的工作，同时给他们相当的工作支持，领导者这时扮演的是教练员的角色，把下属扶上马，言传身教，让下属尽快成长起来。

3. *不充分授权*　又称为特定授权或刚性授权，是指领导者对于下属的工作范围、内容、应达成的目标和完成工作的具体途径等都有非常详细的规定，下属必须严格执行。凡是在具体工作不符合充分授权的条件下，领导者应采用不充分授权的方法。在实行不充分授权时,可以先要求下属深入调研,提出解决问题的全部可行性方案,或提出一整套完整的行动计划,提交领导者审核修改后,将执行中的部分职权授予下属。

4. 充分授权　　又称为一般授权,通常是给予核心员工、重点培养对象的一种授权,允许他们自己进行决策,并能进行创造性的工作。充分授权又可分为柔性授权和模糊授权:①柔性授权,是仅对工作安排给出一个大纲或轮廓,下属可随机应变,灵活而有创造性地工作;②模糊授权,是只讲明工作所要完成的任务和达成的目标,而不明确指出工作的具体事项与范围,让下属自己去选择完成任务的途径。

5. 逐渐授权　　当领导者对下属不完全了解或者没有十足把握时,可以考虑从易到难、逐步授权的方法,先进行简单的、小部分的授权。经过一段时间的考察和评估后,逐步过渡到复杂的、完整的工作授权,是一种稳妥的授权管理方法。

（三）授权的障碍分析

授权意味着权力和利益的重新分配,在某种程度上,授权会使现在的权力掌握者和既得利益者为难。同时授权是对个人能力的考验,需要组织体系结构作为保障。因此授权是否真正有效,是否能发挥实际作用受到很多因素的制约。

阻碍授权顺利进行的常见因素有:管理者不愿意授权;工作不够条理,一旦授权会失去控制;管理者认为自己不容代替,不喜欢被下属超越;害怕一旦授权会出现问题;管理者认为自己做得更好更快,不信任别人;管理者一旦没有事情做就觉得心慌,不接受异己。

二、激励

激励就是激发和强化员工对自身内在需要的意识,并推动和鼓励员工为了满足这些需要而采取的行动,支持和帮助他们为实现目标而不断努力的过程。

（一）激励理论

1. 马斯洛的需要层次理论　　马斯洛于 1943 年出版了《人的动机理论》一书,提出著名的需要层次理论。他认为人有 5 个层次的需要:生理需要,安全、保障需要,社交、归属需要,尊重需要,自我实现需要。这 5 个层次,是一个由低到高逐级形成并逐级得以满足的。生理需要与安全保障需要称为较低级的需要,而社交归属需要、尊重需要与自我实现需要称为高级的需要。

2. 费雷德利克·赫茨伯格的双因素理论　　双因素理论又称为激励-保健理论,是美国行为科学家赫茨伯格提出来的。20 世纪 50 年代末期,赫茨伯格和他的助手们在美国匹兹堡地区对 200 名工程师、会计师进行了调查访问。访问主要围绕两个问题:在工作中,哪些事项是让他们感到满意,并估计这种积极情绪持续多长时间;又有哪些事项是让他们感到不满意,并估计这种消极情绪持续多长时间。赫茨伯格以对这些问题的回答为材料,着手去研究哪些事情使人们在工作中快乐和满足,哪些事情造成不愉快和不满足。结果他发现,使职工感到满意的都是属于工作本身或工作内容方面的;使职工感到不满的,都是属于工作环境或工作关系方面的。他把前者叫做激励因素,后者叫做保健因素。保健因素与工作条件和工作环境有关,其内容包括公司的政策与管理、督导、工资、同事关系、工作环境、人际因素等方面。激励因素是指适合个人心理成长的因素,内容包括成就、赞赏、工作本身、责任感、上进心等。研究表明,不是所有的需要得到满足都能激励人们的积极性,只有那些被称为激励因素的需要得到满足时,才能调动积极性。缺乏保健因素时,将带来强烈的不满,但保健因素得到满足时,并不能带来强烈的激励作用。

3. **公平理论** 公平理论是由美国心理学家亚当斯提出来的。公平理论的基本内容包括以下3个方面。

(1) 公平是激励的动力:公平理论认为,人能否受到激励,不但受到他们得到了什么而定,还要受到他们所得与别人所得是否公平而定。

(2) 公平理论的模式(即方程式):$Q_p/I_p = Q_o/I_o$,式中 Q_p 代表一个人对他所获报酬的感觉;I_p 代表一个人对他所做投入的感觉;Q_o 代表这个人对某比较对象所获报酬的感觉;I_o 代表这个人对比较对象所做投入的感觉。

(3) 不公平的心理行为:当人们感到不公平待遇时,在心里会产生苦恼,呈现紧张不安,导致行为动机下降,工作效率下降,甚至出现逆反行为。

4. **期望理论** 弗鲁姆认为,某一活动对某人的激励力量取决于他所能得到结果的全部预期价值乘以他认为达成该结果的期望概率。用公式可以表示为:$M = V \cdot E$

式中,M 代表激励力量,这是指调动一个人的积极性,激发出人的潜力的强度;V 代表目标效价,指达成目标后对于满足个人需要其价值的大小,E 代表期望概率,这是指根据以往的经验进行的主观判断,达成目标并能导致某种结果的概率。

(二) 激励理论的要求

1. **激励必须考虑到组织成员的需求** 根据需要层次理论,激励必须要考虑人的需求。组织成员需要什么,管理者就给予什么样的鼓励,这样的激励才是真正有效的。例如,一个濒临饿死的人如果给予他很多金银财宝,不如给他食物更加直接更加有效。需要层次理论要求管理者在管理中正确认识组织成员的需要内容,把管理的手段、方法和员工的需要结合起来,满足组织成员的需要。

2. **注意公平** "不患贫,而患不均"。在激励过程中要注意对被激励者公平心理的引导,使其树立正确的公平感,切忌盲目攀比。管理者要积极营造公平合理的气氛,使组织成员产生主观上的公平感。

3. **合理设置激励目标** 期望理论启示管理者不要泛泛采用一般的激励措施,而应采用多数组织成员认为效价最大的激励措施,且必须是组织成员能够经过努力而达到的目标,不是绝不可能达到的目标。如某医院护理人员很少有人撰写护理论文,发表的就更加少之又少了。医院为了鼓励临床护理人员撰写科技论文,提出鼓励措施,如果能够在国内核心杂志中发表一篇文章奖励1 000元,这是合理的激励目标。如果激励目标设置成发表SCI论文每篇按照影响因子奖励,发表论文对该院护理人员来说就是一件难度不小的事情,发表在SCI杂志上短时间内遥不可及,这样的激励目标设置很可能会导致目标无效,护理人员根本不理睬。这就是无效的激励目标。

4. **制定有效的激励制度** 在制定激励政策前,对组织成员的所有需求认真调查。对可以满足的那部分需求进行认真研究,找出并制定可操作的满足途径。在每个激励登记上,设置不同的选项,组织成员可根据个人需要选择其中一项。激励政策本身是一个不断完善的过程,需要管理者在工作中不断了解组织成员的需求,不断将新的需求增加到政策中,使激励制度保持持续的有效性。

(三) 激励的方式

1. 物质利益激励 以物质利益为诱因,调节组织成员物质利益来刺激其物质需要,激发其动机的方式与手段是最基本的激励手段。其激励的效果取决于组织成员基本需要的满足情况。

2. 社会心理激励 包括目标激励、教育激励、表扬与批评、尊重激励等。主要通过不同程度地让组织成员参与组织决策以及各级管理工作的讨论和研究、树立榜样,成为组织员工的学习目标,并制定竞赛来激励员工。

3. 工作激励 管理者调整和调动各种工作因素,搞好工作设计,千方百计使组织成员满意自己的工作,实现有效的激励。通过组织成员工作丰富化调动其积极性,使其觉得自己的工作很有挑战性,很有成就感,扩大其工作范围,允许经常调换工作,调剂其工作强度,促使他们对工作产生强烈的乐趣。这样能够最大限度地发挥聪明才智、干劲和热情。

三、沟通

沟通是信息凭借一定符号载体,在个体或群体间从发出者到接受者进行传递,并获取理解的过程。沟通又称为交流,是人类最基本最重要的活动之一,是一个连续和循环的过程。通过沟通能够降低管理的模糊性、提高管理的效能。有效的沟通能够改善组织内部关系,调动组织成员积极性。在组织间进行更有效沟通可以降低交易成本。沟通过程中的基本要素包括信息发出者(输出者)、信息、信息接收者和信息媒介。管理过程中有效沟通发生条件为:信息发出者发出的信息是完整的、准确的,接受者能够接收到完整信息并能正确理解这一信息且愿意以恰当形式按传递过来的信息采取行动。

(一) 沟通的分类

1. 按沟通的方式分类

(1) 口头沟通:以面对面交谈、电话、讲座、讨论会形式传递信息,通过口头表达的形式进行。口头沟通信息传递迅速、灵活且能迅速得到反馈。但是如果是通过多人连续传递,信息失真的可能性很大。

(2) 书面沟通:主要形式有文件、报告、信件、书面合同等。发放时信息传递规范、准确性高,传递范围广,有据可查。但是比较耗费时间,而且短时间内没有反馈。

(3) 非语言性沟通:指不使用语言、文字的沟通,可以伴随语言性沟通而发生。包括面部表情、小动作等肢体语言、语音语调等。

(4) 电子媒体:如录像录音、传真、电子邮件、即时通讯等。电子媒体传递快速、信息量很大,远程传递成本较低。但是缺乏情感体态的表达且不一定能获得及时反馈。

2. 按沟通的方向分类

(1) 下行沟通:由管理金字塔上方向下传递信息。带有命令性和权威性,有利于管理者决策和控制。

(2) 上行沟通:下级向上级传递信息的过程。管理者可通过上行沟通广泛听取下级的意见,发现问题及时更正,并且通过给组织成员参与决策的机会提高他们的满意度和积极性。

(3) 平行沟通:同级成员之间为谋求相互之间的理解和工作中的配合而进行的同级

沟通。

(4) 斜向沟通：发生在职能部门和直线部门之间，跨部门跨层次进行。

3. 按沟通的组织系统分

(1) 正式沟通：对信息传递的媒介物、路线做了事先安排的渠道，通过正式的组织结构而建立的。正式沟通的效果比较好，有较强的约束力，易于保密。

(2) 非正式沟通：是指非官方的、不受任何约束的信息通道。作为组织内部正常信息系统的辅助物，几乎存在于所有的正式组织中，通常以口头方式进行，受到人们的重视，不受管理层控制。

（二）沟通障碍

管理沟通是一个复杂的过程，某一信息的传递要经过若干渠道，常会受到各种因素的影响致使沟通质量不高，这些干扰因素称之为沟通障碍。

当发送者表达能力不强时，信息传递不全，或者传递不及时，会造成沟通障碍。接受者对信息理解不准确，或对信息进行人为主观筛选，或心理上有障碍、个人情绪影响、过早下结论等也会造成沟通障碍。当沟通的渠道不通畅时或接受者、发送者两者文化存在差异时也会影响沟通效果。

（三）消除沟通障碍的方式

沟通双方要明确沟通的重要性，正确对待沟通，创造一个相互适应，有利于沟通的小环境。发送者必须熟悉和了解接受者，用接受者可以接受的语言和方式来传递信息，发送信息要准确、及时和适时，选择最适宜的沟通媒体，运用好反馈。

沟通过程中双方要注意对方非言语提示。不仅接受者要积极倾听，信息发出者也要仔细倾听接受者的信息反馈。要控制情绪，克服各种心理障碍，接受者不能因为发出者表达的方式不符合自己的习惯而不耐烦，发出者不能因为接受者不能理解而表现出轻蔑不屑的态度。

尽量减少沟通环节，缩短传递的渠道，保证信息的畅通无阻和完整性，以免信息失真。领导者应定期加强上下级的沟通，便于及时掌握组织前进的方向和了解组织成员的需求变化。组织成员加强平行沟通，促进横向交流。

任务四　领导的作用

一、制定策略

策略是指对确立组织的长期目标，如何采取行动，分配必需的资源，以达到目标。决策具有以下几个特征。

1. 超前性　任何决策都是针对未来行动的，是为了解决现在面临的、待解决的新问题以及将来会出现的问题，决策是行动的基础。

2. 目标性　决策目标就是决策所需要解决的问题，只有在存在问题必须解决的时候才会有决策。

3. 选择性　决策必须具有两个以上的备选方案,通过比较评定来进行选择。

4. 可行性　决策所做的若干个备选方案应是可行的,这样才能保证决策方案切实可行。所谓可行,一是指能解决预定问题,实现预定目标;二是方案本身具有实行的条件,如技术上、经济上都是可行的;三是方案的影响因素及效果可进行定性和定量的分析。

5. 过程性　决策既非单纯的出谋划策,又非简单的拍板定案,而是一个多阶段、多步骤的分析判断过程。决策的重要程度、过程的繁简及所费时间长短固然有别,但都必然具有过程性。

6. 科学性　科学决策并非易事,它要求决策者能够透过现象看到事物的本质,认识事物发展变化的规律性,做出符合事物发展规律的决策。

领导者制定策略始终围绕的中心是谋求并发展其竞争优势,是在企业战略上的一部分体现,它的任务就是支持企业战略。制定策略需要做好一系列决策前的科学分析,包括环境分析、方案可行性研究分析等。

二、建立组织

建立一个相对稳定的工作团体,人是组织的灵魂,而领导者则是组织中的核心。这个组织并不是一些人的机械组合,应该是为了实现某个特定目标而结合进行的分工协作,在职务范围、责任、权利方面所形成的结构体系,该体系还包括职能结构、部门结构和职权结构。组织管理的任务就是通过设计和维持组织内部的结构和相互之间的关系,是组织中的各个部门和各个成员能为实现组织目标而协调一致地工作,其内容就是设计包括组织内部分工和组织内部相互关系的组织模式;通过充分发挥组织中每一个成员的才能获得专业化的优越性;协调组织中各部分的活动,以确保组织目标的实现。

三、指挥和监督

指挥和监督是领导的日常行为。指挥功能就是由领导者承担的,只有领导的作用正确地发挥出来,才能使各种潜在的生产力要素变为现实的生产力。因此,不能把指挥即领导排除在生产力之外。从现代生产的实际过程看,生产活动的一切决策均由领导者做出,并由领导者监督实施;劳动者的积极性由领导者激发和调动,并协调相互关系;各种生产要素由领导者直接配置,并通过领导的作用实现生产要素的整合与放大。

四、思想教育

思想教育包含价值观、最高目标、行为准则、管理制度、道德风尚等内容。它以全体员工为工作对象,通过宣传、教育、培训和文化娱乐、交心联谊等方式,以最大限度地统一员工意志,规范员工行为,凝聚员工力量,为组织总目标服务。

五、危机处理

面对超于常规、突然发生、必须马上处理的问题时要具备过人心理素质。首先是心理控制,包括对周围人的心理影响,在引导下恢复理智,利于突发事件的有效解决。最重要的是依靠领导者个人的决策经验判断出方案中的优劣,迅速做出决策并付诸实施。

领导职能专指其在某一个职位上的能力,所谓在其位,则专其能,不在其位,不谋其政。在某一领导岗位上,拥有驾驭这个岗位的能力以及能够很好地执行相应的权责,对于一个领导的个人能力以及其所领导的团队都有相当重要的意义。

项目四　控　　制

案例导入

某医院神经内科病区,患者周转慢,住院时间长,护士每天忙得不可开交,但是患者满意度很差,护士整体感觉工作缺乏满足感。为了改变现状,科主任和护士长经过参观学习和广泛调研,测算了每个病种的住院天数和费用,按照不同的病种开展临床路径工作模式。只要符合临床路径病例在计算机护理终端打钩即可,从而节约了医疗护理资源。全科人员坚持总结分析临床路径流程存在的问题并及时改进。经过 6 个月的实施,患者住院费用明显降低,满意度明显升高,床位使用率也显著提高,经济效益增加。护士对目前的工作环境满意度也显著提高。请结合本案例进行分析。

1. 控制的类型有哪几种?本案例中科主任和护士长采用了哪几种控制方式?
2. 控制的过程包括哪几个部分?

分析提示

根据控制点在整个活动中的位置不同,分为事先控制、过程控制和事后控制。事先控制是对输入环节的控制,管理者获取有关的信息,认真进行预测,将可能出现的执行结果与预定目标的偏差预先确定出来。控制的过程包括确定标准、测定实绩与界定偏差、分析原因与采取纠正措施等步骤。

任务一　控 制 概 述

控制是保证计划与实际运行过程相适应的管理职能。控制的最初概念来源于希腊语"mberuhhtz",原意为"操舵术",即领航者通过发号施令使得船只能够沿着正常的航线前进。所谓控制就是按照计划标准衡量基本完成情况和纠正计划执行过程中的偏差,以确保计划目标的实现,或适当修改计划,使计划更加适合实际情况。无论多么详细的计划在实施过程中都有可能或多或少遇到与计划中不一样的情况,不能保证既定的目标一定能够实现。因此,需要在运行过程中加以控制,以保证组织目标的实现。因此狭义的控制又称为"纠偏"。

一、控制与计划的关系

控制职能与计划职能息息相关。孔兹认为:可以把计划工作与控制工作看成是一把剪刀的两刃,没有任何一刃,剪刀也就没用了。

(一）计划为控制提供衡量标准

没有计划，控制就成了无本木。控制保证计划的顺利实施。如果没有计划的话，控制就是空谈。控制的内容与范围、控制到何种程度、如何控制等，都取决于计划的目标及其相应的要求。如护理质量检查是临床护理质量控制的重要手段。如果没有计划，而是盲目进行控制的话就出现检查者不知道检查的重点是什么，检查的目的是什么，使检查流于形式，不能解决实际问题。

（二）控制为计划实现提供保障

没有控制，计划就成了水中月。计划为组织的活动提供了蓝本，即组织成员知道该做什么。如果没有控制的话，组织成员就不知道做的结果如何，是否实现了计划的既定目标，或者在实施过程中有没有偏离既定的方向也不得而知。如制订护理培训计划，如果不对培训的过程和结果进行控制，就无法了解培训是否达到了计划所预期的结果，即培训的内容是否为计划规定，目标人群是否参加培训，培训后是否按要求掌握了培训内容。如果没有控制的话这一切都无从保证。

（三）计划控制相互渗透

计划本身需要控制，控制本身需要计划。

一方面计划为控制提供依据和标准；另一方面控制保证了计划的顺利进行。通过控制的反馈信息调整计划，使得计划更加切合实际、更加科学。上一阶段的控制结果是下一阶段计划的基础，两者作用与反作用，不断循环运行。

有些计划自身已经具有控制的意义。如预算和进度表等，形式上是计划，其实也是一种有效的控制工具。此外控制工作本身也是有计划开展的。在实际工作中要严格区分计划和控制哪个是开始、哪个是结束是非常困难的。

二、控制的必要性

（一）环境的变化

组织计划的实施和实现往往需要一个较长的工作过程，在实施过程中组织的内部环境和外部环境都在发生变化。如组织内部人员数量和职位、岗位的变动及人员结构变化，新的政策制度的颁布实施。不可避免的外力作用引起的变化都可能对计划的实施造成影响，尽管在计划中已经针对一些可能发生情况做了预案，但还是不能把所有的变动都考虑在内并制定相应的应对措施。因此，就需要在实施过程中根据实际环境变化调整以适应新的环境。因此完成目标的时间跨度越大，控制就越为重要。

（二）组织成员素质对计划执行的影响

计划的实现要求涉及的每位成员都能够严格按照计划的要求协调进行。但是，组织当中成员的素质和能力具有差异性。每个人的工作等级、工作积极性、对计划的理解都不尽相同，因此就有可能出现他们的实际工作结果与计划要求不符合。在某些关键环节产生偏离，可能会对整个计划造成冲击性影响。因此，必须要有控制保证计划目标的实现。

（三）组织活动的复杂性

组织规模扩大，业务复杂，就必须有周密的计划和严密的控制措施，力求在面对激烈的竞争和复杂的业务活动时，能够保证各方面协调，少出或不出差错。或者一旦出差错，能够在最短的时间内予以更正。

三、控制的作用

（一）检验作用

由于人的认识的局限性、未来的不确定性和不可预见性，计划无法对未来可能发生的所有事情进行预测。因此，计划在实施过程中必然会出现问题和偏差。小的偏差和失误不会立即给组织带来严重的损害，但是日积月累，小的偏差和失误经过累计放大，往往会对实际工作带来严重影响，影响组织目标的最后实现，甚至酿成大祸。因此，需要控制来保证计划的准确执行，控制检验各项工作是否按照计划顺利进行，同时也检验计划方案的正确性和合理性。如果方案出现合理偏差，需要采取措施消除各种干扰因素。如果偏差是由计划方案不合理造成的，应该调整计划，使之与实际情况相适应。

（二）制约作用

控制为管理者提供有用的信息，使其了解计划执行过程中出现的偏差和程度，便于及时分析和纠正。计划的实施依赖组织成员的工作活动。因此，控制是对组织成员的工作进行控制，即利用业务、统计、审计等各部门的制度、规定等对组织成员个人和组织机体进行制约。确保组织成员按照规章制度完成本职工作，一个组织中多个部门全面配合发挥团队作用，实现组织的全面均衡和协调发展。

（三）激励作用

管理者在控制过程中，为下属提供指导和帮助。当组织成员意识到纠正偏差的重要性和必要性，拥有纠正偏差的能力时，将纠正偏差的措施落实到位，控制的目标才真正得以实现。因此，管理者通过控制活动指导他们采取有效措施纠正偏差，可以帮助组织成员提高工作能力。通过控制活动真实反映工作实绩，是对优秀组织成员的肯定，能够激发他们的工作热情和潜能，提高工作效率。

（四）推动管理创新作用

组织所处的外部环境和自身内部环境都处于不断变化中，要适应不断变化的环境，实现管理控制的目标，管理控制的标准和方法也应该具有动态性。管理者通过控制活动及时发现偏差加以纠正，实现计划目标；同时管理者也应该通过总结控制实践，受到启发，激发创新的灵感。

任务二　控　制　类　型

一、根据控制点在整个实施过程中的介入时间不同分类

控制活动可以发生在被控制行动的开始前、过程中或者是结束的时候，对应的控制信息获取的方式也不同。

（一）前馈控制

控制发生在行动前为前馈控制，又称事前控制，是一种防患于未然的控制。如护理部制

订过敏性休克的抢救规范化流程。一旦有病例发生，护士只需要根据规范化流程实施即可，能够保证抢救的有效性和及时性，避免医疗护理差错的发生。前馈控制是比较理想的控制模式。发生在行动前，根据以往的经验和现有的信息，对工作中可能产生的偏差进行预测和估计，并采取预防措施，将可能的偏差消除于产生之前。

前馈控制的优点主要有：①防患于未然，避免偏差造成的实际损失；②只针对行为所依赖的条件进行控制，不针对具体的人员，不容易造成直接冲突，易于接受。缺点主要有：①管理人员必须掌握有关进程的充分、准确的信息，准确了解工作过程中可能遇到的各种情况；②环境的不断变化、组织成员的个体差异性等不确定因素使得前馈控制无法完全满足实际需要。

（二）过程控制

过程控制是与实际工作同步的控制，又称同期控制。过程控制是指管理人员对组织成员正在进行的操作实施持续监督，保证按计划目标进行。最常见的过程控制手段是主管人员通过深入现场亲自督导检查，指导组织成员的活动。要求控制人员具有敏锐的判断力、快速的反应能力、较强的业务能力和管理能力。

过程控制的优点有：①现场指导，能够及时发现偏差；②能够帮助组织成员提高工作能力和自控能力。缺点有：①控制范围较窄，对于研究型的工作无法采用；②容易在控制者与被控制者之间形成对立情绪，伤害被控制者的工作积极性，产生挫折感；③控制的效果受到现场管理者的时间、精力和能力制约，因此不能在所有的工作上都采用过程控制。

（三）反馈控制

反馈控制又称为事后控制，是最传统的也是最常见的控制方式。在计划的工作完成后，对工作的结果进行测量、比较和分析，找出与计划标准之间的偏差，分析原因，有针对性地拟定解决措施，避免在今后的工作中再次发生。"吃一堑，长一智"，以便进一步完善计划，修正组织发展的目标。

反馈控制的优点：①针对性强，避免控制的盲目性；②对已经完成的工作进行回顾、总结和分析，全面分析偏差产生的原因，避免片面性和局限性。缺点有：①控制滞后，容易贻误时机；②工作完成后进行控制，偏差已经造成，损失已无法改变或挽回。

二、根据控制的来源分类

（一）正式组织控制

正式组织控制是由管理者设计和建立的机构、人员来进行的控制。如规划、预算、审计部门等都属于正式组织控制范畴。

（二）非正式组织控制

非正式组织控制又称为群体控制，基于群体成员的价值观念和行为准则，自发形成的一种约定俗成的共同行为规范。这些行为规范对群体成员的思维取向和行为取向有明显的约束作用。非正式组织控制能够左右群体成员的行为，可以成为组织目标实现的驱动力量，但也有可能是抵制因素。

（三）自我控制

自我控制是个体有意识的按照某一行为规范或标准进行活动的控制方式。进行自我控制的人,能够主动检查、考核、评价自己的活动,自己发现问题并采取措施。该种控制方式能够在较大程度上发挥主观能动性、积极性、创造性,减轻管理者的工作负荷,使控制实现及时性和准确性。自我控制要求个人具有慎独精神,进行自我管理自我剖析。

三、根据控制活动的主体划分

(一) 直接控制

直接控制通过提高管理者的素质来实施控制。由于管理人员的素质对计划工作的实施效果影响较大,在组织实施过程中发生偏差往往是由于管理者指挥不当、决策失误或本身素质太差无法胜任造成。直接控制通过提高管理人员的素质,使得其能够胜任所承担的工作和责任,在管理过程中不犯或少犯错误,保证计划的顺利实施。

直接控制的优点有:①管理者素质提高,能够更加科学地制定计划和目标;②能够帮助管理人员培养自我控制意识,提高自我控制能力;③有助于提高管理者在下属中的威望,减少控制工作的阻力。缺点是:①只能解决由于管理者造成的偏差;②需要严密、科学的配套管理制度作为保证,确保对管理者的绩效考试客观公正;③管理者的素质提高需要经过长期和不断努力的过程,成本较高;④完全依赖管理者个人,若出现人事变动,直接影响控制效果。

(二) 间接控制

间接控制是指管理者针对工作出现的偏差,对比考核业绩和计划标准,追查原因和责任,改进未来的工作。间接控制的主体是直接责任者的监督者。该控制方式认为工作成效是可以计量和相互比较的,个人对工作所负责任清晰,且应该能够预见偏差和及时发现,管理者有充足的时间和费用来分析偏差和追究责任。在间接控制中,控制的主体与客体不直接接触,而通过中间媒介进行控制,如经济杠杆、非行政手段。

间接控制的优点是:不依赖于管理人员的素质;对规范化、程序化的工作控制效率很高;有助于管理者提高管理水平。间接控制的缺点:具有滞后性,出现偏差造成损失后方才采取措施;所依赖的假设与现实生活相距甚远。如管理者不愿意花钱去调查偏差产生的原因,反而纵容了某些不良行为,以及相互推诿不愿承担责任等。

四、按照控制权力的集散程度分类

(一) 集中控制

集中控制是指在组织中建立一个控制中心,对组织中各种信息反馈进行集中加工处理,根据组织的目标和状态直接发出控制指令,控制组织中的所有活动。该方式结构简单,指标统一,便于协调,适用于规模不大或生产连续性不强的组织。

(二) 分散控制

分散控制是将大规模的组织分散成相对独立的次级单位,分别建立控制中心来完成控制活动,通过所有次级组织的控制活动共同实现组织的目标。该种方式的特点是各次级控制中心根据自身实际情况采用局部最优的原则实施控制,适用于环境结构比较复杂、职能分工较细的组织。

(三) 层次控制

层次控制是集中控制与分散控制相结合的控制方式,将整个组织按照一定的方式划分为若干子系统,每个子系统内实行分散控制。考虑各子系统之间的内在联系,集中制定控制措施,使其相互配合,相互制约,实现子系统行为目标和整个组织行为目标的协调一致。

任务三　控制原则

一、控制与计划相适应

控制工作的目的是要保证实际工作符合计划的安排和要求。控制工作必须与计划相适应,根据计划的要求确定控制对象、明确控制内容、建立控制标准、了解控制信息、选用控制方法。组织能否按计划要求实现目标,涉及组织的各个部门、工作的整个过程及组织的全体成员。在控制工作中,只有把组织的活动看作一个有机的整体,调动和协调组织各方面的力量,对工作的全过程进行监控,才能取得良好的控制效果,保证组织目标的实现。

二、控制与组织相适应

组织工作确定了组织中各部门、各职位的责权关系,控制工作必须与之相适应,将实施控制的责任和权力分配给组织结构中与之相应的部门和人员。实施控制时,如果脱离组织结构中的责权关系,不仅会造成管理的混乱,还会产生不必要的人员矛盾,影响控制效果。

三、控制要具有客观性

控制活动的标准和方法必须是客观的、符合组织实际的,而不是盲目引进其他组织的控制方法,或者主观武断地进行纠偏活动。控制工作是纠正实际工作中的偏差。因此,首先必须如实准确地了解实际情况,客观判别偏差,得出正确的结论;其次根据偏差产生的原因,制定有针对性和行之有效的方法纠正偏差。

四、控制要抓住关键点

将控制的范围、程度和频度控制在一定范围内,恰到好处,防止控制过多或控制不足,处理好全面控制和重点控制的关系。控制不可能也没有必要把握实际工作的每一个细节,这样做管理者的时间和精力都不允许,同时还会提高控制成本,降低控制效率。在实际工作中,管理者往往采用把握关键点的方法实施控制。面对不经常出现的"例外"问题,要进行重点检查,深入分析,及时采取有效措施进行纠正。

五、适时性原则

完善的控制系统,要求在实施有效的控制时,一旦发生偏差,必须能够迅速发现并及时纠正。甚至在未出现偏差前,就能预测偏差的产生,从而防患于未然,这就是控制的适时性原则。控制的适时性可以使管理人员尽可能早地发现,甚至预测到偏差的产生,及时进行纠正,从而可以把各方面的损失降到最低限度。这就要求组织依靠现代化的信息管理系统,及时把重要可靠的信息传递给有关人员,使其随时掌握工作的进展情况,尽早获得实际绩效与计划或标准之间的偏差信息,以便及时采取措施进行控制。一方面,当实施控制时,情况已经变化,选用的方法不再适合实际,影响控制效果;另一方面,由于时滞现象,还会出现来不及在工作完成之前纠正偏差、无法实现控制意图的现象。控制面对的是随时变化的情况,如果不能及时收集传递信息、判别偏差、采取纠正措施就会造成实际损失,无法实现组织目标。

六、控制要具有灵活性

控制面对的是复杂多变的环境和环节,涉及不同需要、不同特点的组织成员。进行控制时,必须根据工作的实际情况、人员的具体特点,在把握关键、坚持原则的同时,灵活地运用各种不同的控制方法进行。系统应该在遇到突发的、不可抗拒的变化情况下仍能够发挥弹性和灵活的作用,维持组织的正常运营。

七、控制要具有经济性

控制的经济性要求必须对控制费用和控制收益进行比较。控制工作需要支付时间、设备、资金等费用,只有当有利可图时,才能实施控制。如果控制费用与控制取得的收益相当,甚至超过控制取得的收益,控制就成为不经济的控制、赔本的控制,这样的控制是不能实施的。

八、控制要具有前瞻性

一方面,要求在执行计划之前,预先推测可能发生的问题,并采取预防措施,防患于未然;另一方面,当对已经出现的问题进行纠偏时,也要预见所选用的措施实施后可能出现的情况,避免由于措施不当而造成解决旧问题、带来新问题或旧问题没有解决、又带来新问题的局面。

任务四　控制过程

控制是一个循环反复的管理过程。在不同的组织和活动中,控制的内容和要求也各不相同,但就控制本身的过程来讲基本一致,主要包括以下几个步骤:第一步,确立控制的标准;第二步,测定实绩和界定偏差;第三步,分析原因和采取纠偏措施。

一、确立控制标准

计划是控制的依据,若计划中制定了具体的考核目标或指标可作为控制的标准。倘若计划只是比较抽象概括地提出了目标,就需要将计划目标转换为具体的、可测量和考核的标准,对所要求的行为结果进行考量,控制不需要计划中所有的指标和标准,只需要重点考虑实现目标的关键点。管理者需要根据计划的内容,制定出控制工作所需要的标准。制定标准是控制工作的基础,没有标准的控制工作是缺少客观衡量标准的,是胡乱进行。确定控制标准包括确定控制对象、选择控制的重点和关键点以及确定标准的方法。

（一）控制标准的形式

标准有定量和定性两大类。定性是决定事情的性质和方向；定量则是细化和量化标准。定量的控制标准有实物量化标准、货币标准、时间标准和综合标准。护理工作中常用的标准有以下几种。

1. *数量标准*　在工作过程中涉及的实物数量作为衡量标准。如医院每日门诊量、护理工作量等。

2. *成本标准*　主要是以货币价值来衡量工作过程造成的消耗。如医疗成本、医院每年用于护理人员聘用上面的费用。

3. *时间标准*　为完成计划制定的目标而花费的时间。如护理人员每月应完成多少小时的工作量。

4. *质量标准*　某些问题的判断采用单一的评价方式无法得出全面客观公正的结果，需要综合多方面的评价标准和结果方可。如对护理部主任的工作能力评价、对病区护士长管理能力的评价。

（二）制定标准的方法

实际工作中常用的确定标准方法如下。

1. *统计方法*　根据历史数据记录或者对比同类组织的水平，用统计方法确定。如比较医院的两个科室护理人力资源配置的水平，可通过计算床护比进行比较，不能简单地比较两个科室护士总人数得出结论。

2. *工程方法*　以准确的技术参数和实测的数据为基础制定的标准。如采用工时测定法进行临床护理工作量测定，可通过秒表实际测定或者录像法进行。

3. *经验估算法*　由经验丰富的管理者制定标准。如对临床护士进行护理操作考核时，考核标准的制定以及每一步骤的赋分往往是由对该项操作经验丰富的管理者确定。

（三）控制标准制定的要求

控制标准的制定必须符合以下要求：①标准要求必须明确，简洁明了，易于把握；②标准必须源于计划，体现计划方案的要求，与计划目标保持一致，具有适用性；③控制的标准应当尽量量化，具有可操作性；④控制标准应当相对稳定，在没有特殊情况下不可随意改变，具有稳定性；⑤控制的目标还应当具有挑战性、前瞻性，使组织成员经过努力方能达到。

二、测定实绩与界定偏差

以标准为参照，对已完成的或即将产生的实际工作结果进行考量，查找差距。主要通过亲自观察、口头和书面报告、抽样调查等收集信息，通过差距发现执行过程中存在的问题。但并非所有的问题都需要处理，这就是容限，即准许偏差的存在与上下限范围。

偏差分为顺差和逆差。顺差是指实际结果比计划标准要完成得好，又称正偏差。如按照要求每日的门诊量需要到达 5 000 人次，实际门诊量为 6 000 人次。实际门诊量超过了要求的门诊量，即为顺差，顺差是令人高兴的事情。逆差是指实际结果没有达到控制标准，存在差距，没有实现既定目标。如护理部进行人事招聘，计划招录 10 名护士，按照要求必须从至少 20 名候选者中择优录取，但从招聘启事发放到最后面试只有 12 名护士前来报名，没有达到既定的目标，这就是逆差。发生逆差时需要查找原因。

三、分析原因与采取纠正措施

(一) 产生偏差的原因

理论上讲,实绩与标准不符合的结果都称为偏差。但在实际工作中并不是所有的偏差都需要分析原因采取弥补措施的。因此进行偏差分析时,存在一个与标准相近的范围,只要结果在这个范围之内,就不认为存在偏差。发生顺差和逆差时都要进行原因分析。顺差时要分析产生的可能原因,便于在下次工作中创造条件,实现顺差。分析计划的目标制定是否合理,是不是过于保守,低估了自己的力量,目标制定得太低,太容易实现。

逆差产生的原因一般有以下几种:①计划本身不符合实际情况,好高骛远,盲目追求高要求、高目标,实际能力和条件相差太远,根本无法达到。如医院的护士平均学历为大专,护理部制定目标要在3年内将医院的护士平均学历提升为硕士,这种目标是难以实现的。②计划执行不力,主要是组织成员在进行实际操作过程中发生偏差。如工作不负责任,工作态度不认真,能力过低不能胜任工作致使目标无法实现。如病房内卫生间灯坏了没有及时修理,有患者夜间因为看不见而发生碰撞摔跤,这就是医院工作人员没有按照相关规定实施而导致的事故发生。首先护理人员应及时报修,在没有修理好前夜间将卫生间门锁上,并在卫生间门前设立警示牌,告知患者夜间如厕时注意。若已报修但维修人员没有及时进行维修,则是维修人员工作不力,部门之间配合不够默契。③组织环境发生了重大变化。如护理部制定目标将人员流失率控制在5%以内,但由于上级突然决定医院要从市中心搬迁到离市中心50公里的城乡结合部,导致大量的护理人员辞职,结果没有达到既定目标。

进行偏差分析需要理性进行,根据分析结果决定是否需要采取纠偏措施。如果分析结果显示只有健康的正偏差或者没有偏差,就不需要采取纠偏措施,控制行为结束。

(二) 纠正偏差的方法

1. **改进实绩** 对于工作本身的原因造成没有达到既定目标,与控制标准存在逆差,管理者必须采取措施进行补救,根据实绩与标准差距存在的具体情况,管理者应该在某些方面采取针对性的措施。计划执行有问题时可采取的措施有:明确责任、明确激励和惩罚措施,或者调整人员、加强培训等。对于因为资金设备等原因造成的偏差,要增加资金投入,添置新的设备等。

2. **修改标准** 如果计划制订的标准本来就不切实际,即使其他因素都进行正常,偏差也必然存在。偏差分析时发现标准不切实际,管理者应当修订标准。修订标准一定要谨慎,防止别人用来作为不佳业绩的借口。修订标准前一定要从控制目标的实际出发,仔细分析,确实是标准过高方可做出修订的决定。

(三) 纠正偏差的注意事项

1. **临时纠偏和永久纠偏相结合** 当发生偏差时,比较纠偏带来的益处要大于不纠偏的损失。通过对比各种切实可行的方案,找出其中追加最少、解决偏差效果最好的方案来组织实施。如在备战竞赛的过程中,经过一段时间的训练后发现该选手的理论功底相对较差,操作能力较强,参加综合比赛获得第一名的可能性较小。这时,管理者要考虑是重新选择别的参赛选手进行训练,还是帮助仍然留用该选手。重新选择选手时间不允许但可能获得更好的成绩,不更换选手势必影响最后的成绩。

2. 消除组织成员对纠正措施的疑惑　有时会采用人员重新调配、重组组织结构等方法作为纠偏措施,在此过程中会涉及部分组织成员的利益,从而引起组织成员的情绪变化。根据立场和利益不同,大家的反应也不径相同,有人会幸灾乐祸,有人会极力反对,有人对纠偏措施持怀疑态度。原计划的制定者和支持者害怕纠偏就标志自己原先的错误和失败,而反对纠偏措施。执行者会因为参与实施的工作已有成果而怀有感情,或者调整后自己失去原先的利益,从而抵触纠偏。管理者要充分考虑组织成员的各种态度,减少和避免纠偏过程中的人为障碍。

学习效果评价·思考题

1. 作为临床一线的责任护士,每天上班面临许多临床护理工作。管理一组患者的基础护理、治疗和健康宣教等,如何进行科学的时间管理?

2. 某病区护士共22人,其中主管护师护士长1名、护师3名,请问护士长该如何依照组织的相关理论管理好病区的护理工作?

3. 病区护士长如何进行护理质量控制,在护理质量控制中体现了哪些控制原则?

4. 护理部为了降低护士的流失率,提高临床护理人员的工作热情,提出增加夜班费的措施,请问该措施体现了哪一项激励原则?除此以外,护理部还可通过哪些方法提高护士的工作积极性?

(柴世学,王小兰)

第四章 护理人力资源管理

> **学习目标**
> 1. 识记护理人力资源和护理人力资源管理的概念,护理人员排班方法的种类及其各自的特点。
> 2. 理解责任制整体护理工作模式的分类,护理人员分层培训的内容。
> 3. 学会运用公式对护理人员工作量和人员编数进行计算,运用绩效自我管理。

项目一 护理人力资源概述

任务一 护理人力资源管理的概念

一、相关概念

(一)人力资源

1. **广义的人力资源概念** 人力资源(human resource)又称劳动力资源,泛指现在和未来一切可能成为生产要素的人,包括现在在岗和尚未达到劳动年龄的人口,凡是正常智力的人都属于人力资源。

2. **狭义的人力资源概念** 人力资源从狭义上讲,仅指作为生产要素以投入到社会经济生活中的劳动人口。狭义的人力资源解释有各种各样,其归纳如下:①人力资源是推动经济和社会发展的具有劳动能力(智力和体力)的人们的总和,它包括数量和质量两项指标;②人力资源是指一个国家或区域内具有劳动能力的人们总和;③人力资源是指包括人在内的生产能力。若这种能力未发挥出来,就是潜在的劳动力,若开发出来,就是现实的劳动力;④人力资源是指一切能为社会创造物质文化财富、为社会提供劳务和服务的人。

(二)人力资源管理

人力资源管理(human resource management,HRM)又称人员管理或人员配备,是有效利用人力资源实现组织目标的过程,包括一切对组织中的员工构成直接影响的管理决策及实践活动。人力资源管理的概念有两个方面的内容:①吸引、开发和保持一个高素质的员工队伍;②通过高素质队伍的员工实现组织的使命和目标的过程。就其职能来说,即通过采取措施，对组织的人和事进行合理安排，以调动员工的积极性，使组织成员的个人潜能发挥到最大限度，降低人员成本，提高组织效率、实现组织目标的工作过程。

二、基本概念

（一）护理人力资源

护理人力资源是指能够满足社会护理需求、推动护理专业发展的、具有一定护理知识技能和服务素质的各层次护理人员的总和。护理人力资源必须是具备护理专业中专及以上学历、通过全国护士执业考试（或获得免试资格），并取得护士从业资格证书、在医疗机构直接为患者提供护理服务的护理人员，包括护理人员的数量、质量、学历层次、职称层次和健康状况等方面情况。护理人力资源具有6个特点，分别为人的主观能动性、人力资源的可变性、人力资源的组合性、人力资源闲置过程的消耗性、人力资源的流动性、人力资源的可塑性。

（二）护理人力资源管理

护理人力资源管理（nursing human resource management）是人力资源的微观管理，是卫生服务组织利用护理学和相关学科的知识，对组织中的护理人员进行规划、培训、开发和利用的过程，从而达到实现组织目标、提高服务水平的目的。通过对护理人员进行有效选择、安置、考评、培训和开发，使之达到岗位和组织的要求。概而言之，即护理组织对护理人员的有效管理和使用的思想和行为。1983年，美国学者Gillies对其的解释为，经过一系列科学的管理方法，将能胜任的护理人员安排于医疗行政体系中所设计的护理角色的过程。护理人力资源管理的根本目的，是让平凡的人在具体护理岗位上做出不平凡的事来。

任务二　护理人力资源管理的内容

护理人力资源管理是指护理组织对护理人员的有效管理和利用的思想和行为，是发现、投入力量"开采"和"利用"护理人力的过程，包括就业与录用、人力配置、激励、教育培训等方面的内容，这些工作内容之间是相互联系、相互作用的。其内涵就是通过一定的手段，调动人的积极性，发挥人的创造力，把人力资源由潜能转变为财富。

一、护理人力资源管理的内容

（一）制定护理人力资源规划

护理人力资源规划是医院人力资源管理部门和护理职能部门，根据组织护理业务范围评估和确认人力资源需求量，并作出人员规划决策的过程。具体是指评价现有的护理人力资源、预估将来需要的护理人力资源、制定满足未来护理人力资源需要的行动方案等方面内容。护理人力资源计划应在组织发展总目标的指导思想下，确定未来的护理发展目标、护理服务活动的发展趋势、理想人员结构与实际情况之间的差距。

（二）护理人员招聘、选择和配置

吸引足够数量的护理人员并鼓励其申请到组织工作，根据工作岗位需要和对人员知识技能的要求，招聘主管人员从一组申请人员中挑选出最适合具体护理岗位的人选，通知申请人组织录用决定,并合理安排岗位的过程。

(三)护理人员绩效考核

护理人员绩效考核是持续提升个人、部门和组织绩效的一种管理方法。通俗地讲,就是对护理人员劳动成果的测量。

(四)护理人力资源培训、开发

护理人员的培训、开发是指组织为护理人员提供思路、信息和技能,帮助护理人员提高能力和工作效率,实施有效激励措施,建立优秀医院文化,保持护理人员良好团队精神的过程,其有助于个人探索、确立职业生涯,并最终获得实现和成功。培训重点是使培训护理人员获得目前工作所需要的知识和能力;开发侧重于帮助护理人员学习目前及未来工作所需要的知识和能力,着眼于更长远的目标。

(五)护理人员的薪酬管理和劳动保护

确定护理人员的工资和奖金的分配制度,为护理人员提供健康安全的工作环境和社会福利保障。

项目二 护理人员的编配

案例导入

【例1】 某医院内科病房,有固定床位40张,床位使用率90%,平均护理时数为3.3小时,每名护理人员工作8小时,机动编制数占20%。

【例2】 某病房患者总数为50人,其中:一级护理10人;二级护理35人;三级护理5人。经测定,一级护理每名患者每日直接护理所需时间5小时;二级护理3小时;三级护理1小时。每日间接项目护理所需时间为20小时。床位使用率以95%计算,机动编制数占20%。

请问:你能分别计算出两个病房护理人员的编制数吗?

分析提示

按护理工作量编配的原则,根据已知床位数,应用公式一求得例1中的应编护士数。根据分级护理的各级护理所需时间,应用公式二求得例2中的应编护士数。

任务一 护理人员编配原则

一、满足患者护理需要原则

患者的需要是编配护理人员数量和结构的主要依据,同时还要根据医院的类型、等级、规模、科室设置等实际情况进行综合考虑。护理质量是护理管理的核心问题,而护理人员则是护理质量的保证者。合理配置护理人力资源,不仅是保障和提高护理质量的基础,也是确保护理专业可持续发展、满足人民群众和社会健康服务需求的保障条件。如何对护理人力资源进行有效的整合、调整及开发和利用,使有限的人员数量和质量服务于患者、临床和社会,以满足广大人民群众的实际需要,是医院管理者所要面对的重要课题。护理管理的实施力求做到人尽其才,才尽其用,人事相宜,最大限度地发挥人力资源的作用,实现护理人力资源有效、合理和科学的配置。

二、能级对应原则

能级对应是指护理人员的资历、能力、思想品质等与所担负的工作职级相适应。合理的人力资源配置应使整体功能强化,使人的能力与岗位要求相对应。护理工作岗位有层次和种类之分,它们占据着不同的位置,处于不同的能级水平。每个人具备的能力水准也都不尽相同,在纵向上处于相应的不同能级位置。护理岗位人员配置应做到能级对应,量才使用、知人善用、唯才是用,用人之长,容人之短,外不避仇、内不避亲。换句话说,就是使每个人所具有的能级水平与所处的层次和岗位的能级要求相对应;使不同职称、不同学历、不同资历的护理人员,按照其自身知识、技能、能力和个人特质等方面的素质涵养,以期适应不同的服务对象及医学、护理学和科学技术飞速发展的需要;使护理人员承担相应的责任和义务,享有应得的价值分配制度,以达到责、权、利的和谐统一。

三、优化组合原则

众所周知,人的发展受先天素质的影响,更受后天实践的制约。后天的能力不仅与本人的努力程度有关,也与实践的环境有着密不可分的联系。因此,人的能力的发展是不平衡的,其个性也是多样化的。每个人都有自己的长处和短处,有其总体的能级水准,同时也有自己的个性特征、专业特长及兴趣爱好。作为管理者,首先应更新观念,转变管理模式,科学有效地利用有限的人力资源,挖掘其最大潜能,运用科学和系统的管理方法,对医院内一定数量不同层次结构的护理人员,在编制上进行人才组织结构优化和合理配置,使不同年龄、个性、智能、学历、职称和特长的护理人员优化组合,优势互补,既有利于充分发挥个人自身的潜能,又有利于积极培养护理专业的可塑之才。

优化组合也就是优势定位,有两个层面的内容:①是指个人应根据自身优势和岗位要求,选择最有利于发挥自己优势和特长的岗位;②是指管理者也应据此将团队组织成员安置到最有利于发挥其优势和特长的岗位上,在充分考虑护理专业的人工成本消耗和经济效益的基础上,确保人力需求与护理工作量相适应。对护理人力资源进行能级划分,在维护护理人员自身利益的同时,最大限度地保障患者的合法权益,确保护理工作的质量和安全,从而达到以最少投入获得最大效益的管理目标。

四、动态调整原则

动态调整原则是指当人员或岗位要求发生变化时,适时地对人员配备进行相应的调整,统筹兼顾以保证始终使合适的人在合适的岗位上工作。

(1) 护理人员岗位编制要适应发展的需要。工作岗位或岗位内容要求是在变化发展的，人对工作岗位的适应也有一个实践与认识的过程。由于种种原因，造成能级不对应、用非所长等情况也时有发生。因此，如果搞一次定位，直至终身，不仅会影响工作质量和效率，更不利于个人和组织的全面成长。任何管理模式都不会是一成不变的，只有在不断调整的动态发展过程中才能逐步实现。

（2）动态管理是提高现有护理人员人力的重要手段。在我国护理人力资源绝对和相对均不足的情况下，护理管理者变革管理思路，最大限度地充分利用现有护理人力资源，是保证护理质量和安全的重要手段。护理管理者应根据政策和形势的要求，不断细化和规范护理人员的动态调配，重视和落实护士岗位管理。需具备预见能力、创新能力和改革能力，在人事管理上发挥对护理人员的筛选、调配、选用、培养的职责和权利。不断吸引具有新观念、新知识、新技术的护理人员，并同时加强对护理人员的规范化培训和继续教育。

（3）动态调整应由护理管理者直接调配，建立和健全医院护理管理体制，完善医院护理部主任职权配套体系。护理管理工作需要实事求是地结合本国国情和本地院情，从实际出发，从大局出发，从全局出发，配合医院战略规划和总体发展，创建适合自己医院发展的责任制整体护理的工作管理模式，提供护理人员编制和配备的决策性建议，发挥管理职能应有的作用。

五、经济效能原则

经济效能原则涵盖两个方面的举措：①是指正确恰当地运用激励机制和约束机制，保障临床护理人员人力，稳定护理专业队伍，用法律法规、政策制度和经济手段多管齐下调整护理人员人力。医院和护理部应想方设法采取措施来吸纳和留用护理人才，只有扩大护理人员队伍并合理调整结构，才能从根本上解决护理人力资源不足的问题。②逐步进行分配制度改革，显著提升高学历、高职称护理人员的工作积极性。针对护理工作的特点、岗位、风险、能力等情况，使奖金分配向高层次人才和重点岗位倾斜，重新调整绩效考核和薪酬分配方案。通过物质、精神和信息等动力促进因素，兑现应有的福利待遇，实施岗位对应的职位工资、绩效工资、护龄津贴、计划补助和工作超额奖励等，使护理人员的工作热情、动力和积极性得以保障。

任务二　影响护理人员编配的因素

护理人员的编配是在特定组织中和一定环境下进行的。护理管理者在遵循上述编配原则的基础上，还要充分考虑影响编配的因素，才能使护理人员合理编配有基本的保证。护理人员编配以医院规模、医院的功能与任务和医院发展趋势为主要依据。影响编配的因素主要有以下几个方面。

一、患者服务需求

服务需求是影响编配的主要因素，主要体现在床位使用率、周转人数、危重患者比例、患者分类和护理工作量等方面。随着医学和护理学的不断发展，护理服务范围在扩大，内容在增加,而且服务需求决定护理工作量的大小和工作任务的轻重。因此,对护理人员的数量和质量两个方面提出更新的要求,管理者在护理人员编配时,需要充分考虑到患者对护理服务需求的不断变化。

二、护理人员素质

护理人员的素质包括职业素质、知识技能素质、心理素质和身体素质,这些都影响人员的编配。如果护理人员都训练有素、能力强、独当一面,并充分发挥自身优势,可使编制少而精;反之,人员素质和能力与护理岗位工作职责不相适宜,必然影响护理工作效率,人力需求也随之增加。

三、护理管理水平

人员编配的全过程都受到管理因素的制约。宏观上,国家的现行政策及制度影响人员编配;微观上,护理管理者的组织、计划、决策能力及其管理水平的高低也影响实际人员的编配。在国家政策允许范围内,护理管理指挥系统科学地组织、合理地使用人力资源,才能提高工作效率,保证护理质量和安全。人员编制与医院每年的经费预算有直接关系,护理人员编制计划一般每年进行一次。护理部的编制计划是各单元编制计划的综合;护理人员编制的关键环节是对每一个护理单元确定合理的人员定额。

四、社会环境条件

影响人员编配的环境可以分为硬环境和软环境。硬环境是指护理服务所需要的建筑、设施、设备、后勤保障等工作条件,如医院建筑布局的分散与集中、工作条件自动化、人员管理信息化、运营维护现代化等。软环境是指护理服务所面对的社会人文环境,主要是指服务对象的文化教育程度、经济状况、年龄特征、背景;此外,政策规定和医疗制度、经济科技进步、卫生服务部门的竞争、人为的或自然灾害等也是影响人员编制的因素。

任务三 护理人员编配方法

随着现代医学的发展,医院内新业务、新技术的开展,仪器设备不断更新,对各类技术人员都提出新的要求。各级医院的性质、规模、任务、科室设置、技术装备、建筑布局等情况各不相同,所需要的护理人员的数量、类别、技能等要求也不尽相同。因此,作为管理者首先应更新观念,转变管理模式,科学有效地利用有限的人力资源,挖掘其最大潜能,提供更好、更高效的护理服务。

一、按医院床位编配

目前,我国大多数医院护理人员能级划分,主要参照卫计委(原卫生部)1978年颁布的卫医字(1689)号文《关于县及县以上综合性医院组织编制原则(试行)草案》(以下简称《编制原则》),文件从医院的宏观层面对我国综合医院的护理人员供需配比和编制划分作了规定,具体内容如下。

(一) 护理管理人员

300张床位以上的医院可设护理副院长,护理部主任1名,副主任2~3名,充分发挥护理管理系统的指挥职能。300张床位以下的医院:如县和县以上的医院,可设护理部总护士长1名,实行总护士长—护士长二级负责制。但如果医疗、教学、科研任务繁重的专科医院,可设护理部主任1名,副主任1~2名。每个病区设护士长1名,如果病床多、任务重的可设副护士长1名。在100张床位以上的科室或3个护理单元以上的大科,以及手术室、门诊部、急诊科等任务繁重、工作量大的科室可设科护士长1~2名,由护理部主任聘任。

(二) 临床护理人员

按病床与工作人员之比配备临床护理人力。300张以下床位医院床护比为1:(0.4~0.46)。300~500张床位为1:(0.5~0.52)。500张床位以上为1:(0.58~0.61)。二、三级医院护理人员占卫生技术人员总数的50%,病房床位与病房护理人员之比为1:0.4。按医生和护理人员比例为1:2。卫技人员占总编制的70%~72%,其中各级医生占25%、护理人员占50%、其他卫技人员占25%、药剂人员8%、检验人员4.6%、放射人员4.4%、其他医技8%。

1978年我国《编制原则》的标准颁布至今已有30多年,其实行的时代背景反映的是功能制护理模式下护理人员配置的比例。在此期间,护理专业不论是在护理观还是护理内涵、人员岗位职责、工作范围和内容等方面都发生了很大变化,但护理人员人力配置标准一直没有进行修订,已远远不能满足当今的临床护理工作和患者实际需求,有悖于现代系统化责任制整体护理的理念,进而影响到了护理质量的提高和患者安全的保证。对病房中床位数与护理人员总数的比值与医院床位数与全院护理人员总数的比值进行比较,由于前者更能准确合理地反映临床一线护理人员的配置情况,因此,近年来原卫生部对各医院病房床护比的编制标准作出了新的规定。2008年原卫生部颁布的《医院管理评价指南(2008版)》指出:病房中床位与护理人员的比例至少达到1:0.4,重症监护室床位与护理人员的比例达到1:(2.5~3)。原卫生部在2012年5月颁布了《实施医院护士岗位管理的指导意见》,提出病房护理人员的配备应当遵循责任制整体护理工作模式的要求,普通病房实际护床比例≥0.4:1,每名护理人员平均负责的患者<8人,重症监护病房护患比例为(2.5~3):1,新生儿监护病房护患比例为(1.5~1.8):1。门(急)诊、手术室等部门应当根据门(急)诊量、治疗量、手术量等综合因素合理配置护理人员。

二、按医院等级编配

《中国护理事业发展规划纲要(2011~2015年)》指出:在护理人力资源配置上,已明确将"合理调配护士人力,切实以患者为中心,满足临床护理工作需要"列为规划目标和任务。增加医院护理人员配备,进一步落实医院护理人员配备标准,使医院护理人员数量与临床工作量相适应,不依赖患者家属或家属自聘护工护理患者,临床一线护理人员占全院护理人员比例≥95%。至2015年,全国100%的三级、二级医院的护理人员配置应当达到国家规定的护理人员配备标准,可见如下所示。

(1) 三级综合医院、部分三级专科医院(如肿瘤、儿童、妇产、心血管病专科医院),实际开放床位与全院护理人员总数比不低于1:0.8,病区实际开放床位与护理人员总数比不低于1:0.6。

(2) 二级综合医院、部分二级专科医院(如肿瘤、儿童、妇产、心血管病专科医院),实际开放床位与全院护理人员总数比不低于1:0.6,病区实际开放床位与护理人员总数比不低于1:0.4。

(3) 其他类别、等级的医院,应当根据功能任务、服务量和服务效率等要素,科学配置护理人员,保障临床护理质量。

三、按护理岗位编配

为贯彻落实公立医院改革关于充分调动医务人员积极性、完善人事和收入分配制度的任务要求,在改革临床护理模式、落实责任制整体护理的基础上,以实施护士岗位管理为切入点,从护理岗位设置、护理人员配置、绩效考核、职称晋升、岗位培训等方面制定制度框架,建立和完善调动护理人员积极性、激励护理人员服务临床一线、有利于护理职业生涯发展的制度安排,努力为人民群众提供更加安全、优质、满意的护理服务。

(一)从垂直分层上看,应考虑"战略层—管理层—操作层"的分工

卫生部在《全国医院工作制度与人员岗位职责》(2010年版)中明确规定了护理部要有健全的领导体制,实行三级管理。医院护理管理体制的主要类型如下。

1. **院长领导的三级垂直管理体系**　在院长领导下,设护理副院长,护理部主任、科护士长、护士长的三级垂直管理体系。

2. **医疗副院长领导的三级垂直管理体系**　在医疗副院长领导下,设护理部主任、科护士长、护士长的三级垂直管理体系。

3. **院长(副院长)领导的二级垂直管理体制**　在上述总体框架的基础上,规模较小的医院,可以考虑减少层次,如在院长(副院长)领导下实行总护士长与护士长的二级垂直管理体制。

(二)从横向分类看,应当考虑业务流程和工作职责的明晰化

卫生部在2012年5月颁布了《实施医院护士岗位管理的指导意见》,医院护理岗位设置分为护理管理岗位、临床护理岗位和其他护理岗位。护理管理岗位和临床护理岗位的护理人员应当占全院护士总数的95%以上。

1. **护理管理岗位**　护理管理岗位是从事医院护理管理工作的岗位。包括主任护师(护理部主任)、副主任护师(科护士长)、主管护师(护士长)。

2. **临床护理岗位**　临床护理岗位是护理人员为患者提供直接护理服务的岗位。包括主管护师(专科护士)、护师(责任护士)、护士(床位护士)、助理护士(新护士)等。

3. **其他护理岗位**　其他护理岗位是护理人员为患者提供非直接护理服务的岗位。可以是门诊客服人员、病房文员、供应室和配置中心等辅助科室的护理人员。

四、按护理工作量编配

随着护理人力资源的进一步深入研究,以护理工作量为基础进行护理人力资源配置方面的研究日益细化、定量化、成熟化,测量工具趋于计算机化、标准化,这使现有护理人力资源利用的合理性得到增强。合理、有效地测量护理工作量能够准确衡量护理人员工作的劳动强度,真实反映科室工作情况及护理服务的可及性,为科学分配护理人员和有效控制护理质量提供依据;同时也有助于护理管理者更科学地实施绩效考核,分配护理人力,体现劳动与技术价值,充分调动护理人员的积极性与创造性。

按护理工作量编配首先通过直接和间接的工时测定来确定实际工作量,再进一步计算出编制人数和设置比例。工时测定即对完成某项护理工作任务全过程的每一环节必须进行的程序和动作所耗费时间的测定。按工作量编配护理人员的计算公式较多,各有特点,但在实际应用中受到很多因素的影响,现介绍两种常用公式。

(一) 公式一

根据床位数,求得应编护士数。

应编护理人员数=[(病房床位数×床位使用率(%)×平均护理时数)÷每名护士每日工作时间]+机动系数

床位使用率=占用床位数÷开放床位数(一般按医院实际情况计算);平均护理时数=各级患者护理时数的总和÷该病房患者总数,即每日每人平均护理时间。机动系数是指因正常缺勤而在一般编制人数基础上另增加的人数。正常的缺勤,包括公休假、产假、探亲、事假、病假、外出学习等。

(二) 公式二

根据分级护理的各级护理所需时间,求得应编护士数。

应编护理人员人数=(每日护理总时数÷每名护理人员每天工作时间)×休息系数×机动系数(一般按20%计算)

每名护理人员每天工作时间按每班8小时为一个工作日计算。其中,休息系数=365/(365-年休息天数),年休息天数包括52个双休日、公休日和节假日。然而,一般认为最理想的工时单位值为45工时单位/小时,即每小时内最有效的劳动效率时间为45分钟。护理人员每天工作8小时,达到有效劳动6小时(360分钟),是较理想的劳动效率。因此,结合实际情况将护理人员每天工作时间定为6小时,并采用以上公式进行护理人员编制测算。

目前,我国护理人力资源配置、结构仍欠合理,数量不足,结构失衡。另外,现在我国大部分医院对护理人员的管理是简单的"平台式"管理模式,不分职称、不论学历、不讲资历,均承担同样的责任和义务,奖金分配制度不考虑技术含量等现象。这不仅挫伤了高学历、高职称护理人员的工作积极性,影响了护理质量,还严重威胁我国护理高等教育和技术职称的评定,最终也会制约护理学科的发展和护理工作的社会地位。一成不变的床护比配置已不能满足临床对护理人员的需求,需进一步结合床位使用率进行深入探讨和研究。然而,医护比也不能全面反映医院中护理患者方面的护理人员人力实际投入的状况。因此,规划和设置护理人员能级划分方案应结合医院性质和护理工作的特点,在组织内部的层级结构配比中,全面考虑到个人职称、职位、学历、工作经验等方面的内容和条件,逐步依据个人意愿、工作能力聘岗。如何合理制定符合实际需要的护理人员设编和能级划分方案,需要政府、医院、护理行政管理者和社会各界人士积极探讨和深入调研。

项目三　护理人力资源岗位管理

案例导入

根据我国卫计委调查显示,截至"十一五"我国具有大专及以上学历的护理人员占总数的51.3%,护士队伍从以中专为主体,转向中专、大专、本科多层次教育的方向发展。近几年,开设大专和本科护理专业教育的学校迅速增加,招生人数也逐年增加,但招生规模仍然不大,大多数重点大学的护理专业都面临着严重的生源不足问题。近年来,随着人力资源管理意识的强化以及医疗服务竞争压力的增加,卫生医疗机构开始实施不同形式的人员招聘。如今,许多医院和其他卫生机构都将学校招聘作为人员外部招聘的主要方式,招聘应届护理专业毕业生从事护士的工作,以弥补我国护理人力资源严重缺乏的现状。

请问:校园招聘可以为医院带来哪些益处。设想你是某医院的人力资源部总监,请设计一个护理人员的面试方案,并说明面试时的注意事项。

分析提示

随着护理教育的发展,护理人员学历和培养层次的提高,以及数量的增加,能为人才需求市场提供优秀而又充足的护理人力资源。一方面,通过护理人员的招聘,帮助医疗卫生机构找到最适合职位的人员,与组织目标一致、并能与组织共同成长的人才,一直是管理者所期望的;同时,确保护理人员招聘的科学性、准确性和再利用性也是管理者所关注的。另一方面,通过应聘使护理人员自身更充分地了解自己,知道自己的能力水平和兴趣爱好,认清自己的长处和短处,从而明确自己的职业发展方向,并能有针对性地接受教育培训,在护理实践中扬长避短,更好地实现自我和组织的共同发展。

任务一　护理人员的招聘

招聘(recruitment)是组织吸取足够数量的具备应聘条件的个人并与具体工作岗位匹配的过程。人员招聘是在人力资源规划后,根据规划选择合适的护理人员,补充组织内的职位空缺。本节仅介绍外部人员的招聘。护理人员的招聘主要涉及各护理岗位职务分析、招聘策略、招聘渠道、招聘方法等方面内容。

一、招聘原则

(一) 公平、公正的原则

根据单位用人制度,对招聘的有关信息公开发布,在录用条件和任职资格方面不能人为制造不平等的限制和对个别人的优惠政策等。遵守规范的招聘程序,应聘人员必须通过严格的面试、理论和技术操作考核。最后,按录用标准及考核成绩来甄选应聘人员,确保招聘的公平、公正。

（二）择优录用的原则

符合招聘条件及招聘程序，经过报名、考试、考核、面试后，根据用人单位需招聘数额，依据好中挑好的原则进行筛选，择优录取。

（三）按岗设人的原则

根据医院规模、床位、床护比等指标，制定合理的护理人力资源规划，核定护理人员编制数及岗位。按护理人员岗位的多少而设置相应的护理人员数额，做到人尽其才，才尽其用。

二、招聘策略

护理人员与其他卫生技术人员相比需求量较大，在按职务上岗尚未完全实施的情况下，往往需要一次招聘较多同类型的人员。因此，招聘时，需要处理好数量与质量的关系。由于招聘在编护理人员与临时雇用人员之间的成本差异，现今，许多医疗机构和部门也在尝试采取多雇用和少招聘的策略。雇用是指招聘和录用临时护理人员补充护理工作岗位的空缺。雇用临时护理人员可以降低服务成本，但护理工作是一项连续性的针对人类生命的高风险工作，处理好可持续发展、提高护理质量与降低人力成本三者的关系，值得管理者深入探讨。

三、招聘程序

（1）制定护理人力资源的招聘计划。护理人员的招聘是在对空缺的护理工作岗位进行分析的基础上而进行的活动，包括以下步骤。①护理工作分析：各种护理岗位的工作量的统计和核算。②人事分析：明确目前组织中护理人员的状况，根据岗位要求规划招聘需要的人员。③成本分析：预计选聘所需的费用和时间。

（2）确定招聘护理人员的数量和条件。

（3）确定招聘方法：包括选聘的途径、应聘者考核过程。

（4）签订合同：签订招聘合同，建立人事档案。

（5）招聘工作评估。

四、招聘渠道

护理是实践性很强的专业，进入护理服务岗位，必须经过严格的训练并具备一定的实践经历。护理人员招聘渠道主要有以下几种。

（一）学校招聘

由用人单位到培养护理人才的学校招聘应届毕业生，这是主要的招聘渠道。学校应届毕业生生源集中、理论知识全面、临床实践规范，而且新毕业生工作有活力、可塑性强、敬业精神较好，是补充后备护理力量的主要方式。与此同时，新毕业生也需要进行大量的专业培训和文化融合，在较长的实践中积累解决问题的经验和能力，以尽快适应从学生到临床护理岗位的转变。随着供求单位每年计划招聘护理人员数量的逐年增多，计划招聘护士的学历构成以大专为主，但也呈现出专科生逐年减少，本科生及研究生逐年增加的趋势。护理专业本科毕业生因具有较好的护理学专业知识、较强的自主学习和评判性思维的能力，思维活跃、创新能力和科研能力较强、综合素质较高，在就业上具有明显优势，受到用人单位的日渐青睐。但是,其人文社会学知识、护理学技术操作能力、团队协作能力、沟通交流能力及职业素养还需要在工作中进一步加强。男性护理人员的就业前景广阔,相对于女性来讲,男性体力优势明显,胆量大,受自身生理、家庭等外界因素干扰少,更能够专心于护理事业,尤其是精神科、急诊科、监护室、手术室等科室,男性护理人员的需求量比较大。

(二)人才交流会招聘

由主管部门或人才中介机构组织的人才交流会,也是招聘护理人员的渠道之一。这种形式可以降低招聘成本,时间集中,应聘人员来源广泛。但是,招聘过程容易受人为因素影响,不易对应聘人员深入了解,对应聘人员区分度不高。

(三)随机招聘

随机招聘是招聘随机应聘护理人员。在护理人员少、用人急的情况下,采取分散式招聘法,即根据科室的用人计划和申请,随时在应征者中招聘,快捷方便,迅速补充岗位的空缺。随着社会主义市场经济体制的逐步建立,医院深化改革,激活用人机制,招聘各类护理人员进入医院工作,已成为医院护理队伍人力资源的重要补充力量。由于护理工作内涵的不断拓宽,医院对护理人员的需要量不断增加,护理人员资源不足的矛盾日益突出。因此,随着医疗体制改革和医院用人机制的变化,大部分医疗机构也已实行正式编制和编外合同制的双轨人事管理制度,以应对国内医院普遍存在的护理人员严重缺编现象。合同制护士已经成为护理人员中不可缺少的力量,与正式在编护理人员共同承担着繁重的临床护理任务,在提高医院综合效益、增强医院发展后劲等方面发挥着重要作用。管理机构应完善并落实不同用工形式的护理人员同工同酬、享有同等福利待遇和社会保险(医疗、养老、失业保险),保障护理人员的合法权益。

五、招聘方法

通过以上渠道可以招聘到备选人员,然后,从众多的备选人员中识别出与岗位匹配的人员,通过初步筛选、全面考评后,择优录用,具体方法如下。

(一)岗位职务分析

职务分析又称工作分析或工作描述,是指通过观察和研究系统收集数据,对某岗位性质进行全面评价获得确切信息的过程。工作分析的两份文件有:工作描述和工作规范,具体如下。

1. **工作描述** 工作描述又称工作说明,是以书面陈述的方式来说明工作中需要从事的活动,以及工作重点所使用的设备和工作条件信息等。

2. **工作规范** 工作规范是用来说明对承担这项工作的人员所必须具备的工作知识、特定技能、能力、身体条件和个人特征的最低要求。

(二)审阅求职申请表

应聘人员填写《护理人员求职申请表》,其内容包括姓名、性别、年龄、身高、毕业学校、毕业时间、学籍、是否为国家统招生、有无护士执业资格证、主要实习或工作经历、联系方式等项目。应聘人员还应递交学历证、执业资格等资料,经审核合格后,方能参加应聘。人力资源部通过对求职申请表的审查,从应聘者年龄、学历、一般背景资料中,初步选择出适合岗位要求的护理人员的候选人。

(三) 参加笔试

符合招聘条件的人员到人事部门报名和填表后,还需进行护理专业知识测试。理论考核以护理学基础和内、外科护理知识为主进行考试。专业知识的测试实际上是基于工作分析的测试,范围涉及备选人员的智力、情商、护理基础理论知识水平和临床思维能力。测试着重于运用知识解决工作中的实际问题,考查应聘者当前的知识水平和结构,解决胜任护士工作的知识准备问题。通过笔试以淘汰在智力、知识、能力等方面明显不足的应聘者,即劣汰的过程。

(四) 操作技能考核

通过临床常用的基本护理操作技术或书写护理病历、护理查房等形式,考核被选者的护理技能。由护理部主任及部分护士长协助完成,根据操作标准给每位应聘人员评出成绩。

(五) 面试评价

面试是从具备了必要条件的应聘者中,甄别到出类拔萃的佼佼者,即择优的过程。面试是最终判断备选人员是否录用的必经环节,通过精心设计的面试可以测量专业技术能力、个人特点和个人潜力。面试的优点在于考查的范围广泛而灵活,易于考查应聘者的言语表达、人格特征、应变能力和协调能力等。面试可分为结构化面试、半结构化面试和自由式面试,多采用面谈和自我介绍相结合的形式,招聘双方可以直接面对面接触,获得直观认识。由护理部、人力资源部及部分科室的护士长代表组成考评小组,每一位应试者进行不限形式的简短自我介绍,充分展现自身的才智和综合素质。考评小组根据应试者的形象、气质、语言表达能力、行为举止等综合条件评出分数,取平均分即为面试者的面试成绩。组织面试时,应该规范严谨并按照标准化程序进行,克服常见的主观、情感方面的不良影响。

(六) 体格检查

护理工作是有身体条件要求的,入职体检是选聘人员的必要过程,在日后的护理工作中,保证新录用职工进行护理服务的安全性和效率性。

(七) 试用考察

将面试成绩、操作成绩、理论成绩分别排序,体检合格并经综合测评结束后择优录取,符合条件者予以3个月的试用期。

(八) 合格录用

试用期考察合格后,正式签订《聘用护理人员劳动合同书》,进行入职登记,建立个人人事信息档案,按护理人员培训计划完成岗前培训。进行录用决策时,需注意的两个问题:其一,最终作出用人决策的应当是护理部门的管理者,并征求人事部门的意见。其二,注意避免两类录用错误:错误的录用与错误的淘汰。

六、人事档案的建立

一般而言,护理人事档案的建立,应包括以下内容。

(一) 个人资料

姓名、性别、年龄、出生日期、本单位入职日期、员工性质、合同类型、所在部门和科室。

(二) 专业资料

护士执业执照证书号、助产师执业执照证书号、各职称证书登记号(护理师证书号、主管护师证书号）、各学会登记号、专业训练经历、护理工作经历及专长等。

（三）学历
护理人员目前取得的最高学历，包括毕业时间、学校、最高学位。

（四）经历
教育经历和工作经历、单位、职位以及起止时间。

（五）著作、研究、获奖和荣誉
主要指发表的期刊论文，参编的著作和教材，科研项目和成果、专利，国家级、省部委级、市级区级和院级的项目基金和人才培养计划。

（六）绩效管理
各级管理者和员工为了达到组织目标共同参与的绩效计划制定、绩效辅导沟通、绩效考核评价、绩效结果应用、绩效目标提升，实现持续循环的业绩改进（PDCA 循环）过程。

（七）公休、病、事假资料
包括休假管理和加班管理。如病假、事假、婚丧假、产假和探亲假、脱产学习、公派出国、国内外学习、开会和外联、晚婚晚育假、计生假、调休假和年休假等考勤管理。

（八）其他
其他信息涉及：家庭成员信息（父母、配偶和子女）、计算机能力、外语能力、个人特长和兴趣爱好。

任务二　护理工作模式

护理工作模式是临床护理工作的组织管理形式，是医学模式、护理理论、护理模式在临床工作中的具体体现及运行方法。其发生、发展受不同历史时期经济、政治、社会价值、管理思想等的影响，具有鲜明的时代特征。所谓护理模式，是指人们对人、健康、疾病、环境、护理教育、护理科研、护理临床、疾病预防与护理康复等护理问题的思维方式和处理方法总的看法。护理的发展史就是护理工作模式不断演变的历史。

一、护理工作模式的概念

护理工作模式是一种为了满足患者的护理要求，提高护理工作质量和效率，根据护理人员的工作能力和数量，设计出各种结构的工作分配方式。用一组概念和假设来阐述与护理有关的现象，阐明护理的目标和范围即为护理模式。

二、护理工作模式的种类

随着医学模式的不断发展，出现过许多与之相适应的护理工作模式。其中具有代表性的护理工作模式包括个案护理、功能制护理、小组制护理、责任制护理及"以患者为中心"的护理工作模式。在这些模式的基础上，又衍生出一些相关的护理工作模式，如在小组制护理的基础上产生的固定小组护理（modular nursing）、在责任制护理的基础上产生的联合责任制护理（partnership model or co-primary nursing）、小组责任制护理及病例管理模式等。

三、护理工作模式的方法

（一）个案护理

个案护理是最早的护理工作模式，产生于1890～1929年。

1. **个案护理（case nursing）的含义** 个案护理是指一名护理人员负责对一名患者实施其所需要的全部护理。其主要特点为一对一的私人护理，由一位注册护士对一位患者提供24小时完整而全面（包括身体、心理、精神）的护理服务，主要的工作场所是患者家中。

2. **个案护理的作用** 体现了"整体护理"理论，其优点包括：①护理质量高，护患关系密切，患者可以得到连续不间断的护理，需求可以得到快速回应；②护理人员独立设计、组织和实施护理工作，自主权高；③护理工作中责任和义务明确。

个案护理对护理人员整体素质和业务要求较高，且人力成本高（成本效益比低）。在目前护理人员不足，特别是高层次护理人员短缺的情况下，无法维持一对一的护理人员与患者比例，这种工作模式难以广泛实施。1930～1940年期间，美国受经济大萧条的影响，私人护理需求锐减，大量注册护士被迫回到医院。1980年后，个案护理重新受到重视，主要用于特殊人群，如重症监护或麻醉后患者的护理。

（二）功能制护理

功能制护理产生于1940～1960年，本质特征是一种以疾病为中心的护理模式。一切医疗行为都着眼于疾病，并形成了以疾病为中心的医学指导思想。这一思想也成为指导和支配护理实践的基本理念。

1. **功能制护理（functional nursing）的含义** 功能制护理是按照工作内容分配护理人员，每人承担一个特定任务独立完成工作。以护理工作为中心、以护理疾病为主，从属于医疗。护士是医生的助手，主要执行医嘱和护理常规。以医生嘱咐为中心，分为重症监护、巡回观察、打针发药、处理医嘱等环节，很少对患者的社会因素和心理因素进行考虑。在组织分工上，护理工作被机械地分成若干任务分工，即把护理人员分为治疗护士、办公室护士、巡回护士、给药护士等，是一种片面流水作业的工作方法。

2. **功能制护理的作用** 需要注册的护理人员较少，各级护理人员分工明确，技术相对熟练，节省人力、物力和时间，便于组织管理。其具有鲜明的时代特征，是工业化大生产中流水作业管理方式在护理实践中的具体体现，较好地解决了第二次世界大战及战后阶段欧美国家护理工作人员严重短缺的问题。

随着医学模式的转变，功能制护理的弊端也日益显现。①按照护理程序的规范运作未能实现，护理工作以技术操作为主，整个护理过程显得支离破碎；②患者缺乏连续、全面的护理服务，较少考虑甚至忽视患者个人整体状况，缺乏对病情、疗效、心理状态等方面的系统了解，导致护患之间缺乏沟通和理解；③护理人员自身缺乏自主权、缺乏独立和批判性思维，以致最终限制了个人发展。在当今西方发达国家，这种模式仍在急诊或救灾过程中发挥其作用。

（三）小组制护理

小组制护理产生于1950～1960年间。

1. **小组制护理（team nursing）的含义** 小组制护理是由一组不同级别的几个护理人员

(包括注册护士、职业护士和护士助理等)组成的共同体,在护理小组长(注册护士)制订护理计划的基础上,以小组形式共同向多位患者提供护理服务的工作模式。

2. **小组制护理的作用** 患者有专职护理小组,同时护理人员负责患者数目有所减少,这种分工方式多以方便护理工作和护理人员为主,每组护理人员能够较持续地对一组患者进行护理,患者和护理人员之间也能够进行一定的交流,护理过程具有更好的持续性。

小组制护理也存在其不足：①整个小组护理的工作质量受到小组长知识、能力和经验的影响,成员之间的沟通复杂,护理人员对患者护理过程的不连续以及护理人员交替过程的脱节,影响了护理质量。②患者的管理由小组长负责,小组长负责护理计划制订。护理是责任到组,而非责任到人。每个小组中的护理人员没有连续、固定的护理对象,护理项目的实施较被动,缺乏自主权。③护理成本较其他护理工作模式高。

(四) 责任制护理

责任制护理于20世纪50年代(1955年),由美国莉迪亚·霍尔(Lydia Hall)提出,20世纪70年代起首先在美国明尼苏达大学医学院施行,在实践中不断修正、补充和健全,逐渐在美国条件较好的医院中施行,并推广到欧洲。

1. **责任制护理(primary nursing)的含义** 责任制护理模式中,患者从入院至出院全过程由专人(责任护士)负责,提供持续的(24小时负责)、全面的(心理护理和健康教育)、协调的(责任护士8小时工作以外由其他护理人员按照责任护士制订的护理计划完成护理工作)、个体化的护理,是能够向患者提供整体性、连续性、协调性和个体性的护理服务模式。并且,护士不单单只是对患者的机体康复进行护理,还要对患者的家庭生活、社会关系、心理健康负责,以便取得最佳治疗效果。

2. **责任制护理的作用** 患者可以得到持续、全面、深层次的护理,护患关系更密切,护理质量较高。同时,护理人员有更多的自主权,能独立进行临床判断和护理决策。护理人员与医生的关系也发生了变化,护理人员不再是医生的助手,而是合作伙伴,按照护理程序的工作方法对患者实施整体护理。

责任制护理也有其局限性。①这种工作模式对护患比例要求较高,患者较多时这种模式往往难以施行。②在24小时负责制体制下,责任护士压力较大。护采取8小时在班,24小时负责的专人负责制度。这种责任制度过于理想化。它虽然保证了专人负责,但无法保证24小时连续性负责。③责任护士比例高,费用较高,在20世纪80~90年代初开始控制住院费用后,许多医疗机构放弃使用这种工作模式。④责任制护理模式没有强调护理程序的应用,仍把基本操作技能等列为职责和评估标准的主要内容。

(五) 整体护理

1977年,美国医学教授恩格尔提出了"生物-心理-社会"医学模式(bio - psycho - social-medical model),并得到WHO的认同。"生物-心理-社会"医学模式是建立在系统论和整体观之上的医学模式,它要求医学把人看成一个多层次的、完整的连续体,无论是致病、治病、预防,还是康复等方面都应将人视为一个整体,要综合考虑生物的、心理的及社会的各因素综合作用。以患者为中心的护理工作模式由Plane-tree研究所于1978年率先提出,基于以患者为中心的原则,通过重新设计和完善护理流程,达到更有效地利用护理资源、降低护理成本的目的。通过多年的发展,该模式成为目前美国医学会认可并推荐的护理工作模式。

1. **整体护理（holistic nursing care）的含义**　整体护理是以人为中心，以现代护理观为指导，以护理程序为核心，为护理服务对象提供系统的整体化护理。其特点是从患者角度出发，重新组织协调其他各学科的工作，成立多学科协作的护理小组。整体护理小组成员由主管医师、临床护理管理者、责任护士、医技人员、药剂师、营养师、理疗师、感染监控员及社区服务人员等组成。

2. **整体护理的作用**　护理工作从"以疾病为中心"转向"以患者为中心"，在护理实践中开始注重收集和整理患者的心理、生理、社会等方面的资料，并制订相应的护理计划，对患者实施身心整体护理。护理人员严格按照护理程序工作，使护理工作评价标准和护理人员职责管理更加规范化、集体化。整体护理最大限度满足患者的需要，为患者提供连续的（从入院到出院）、动态的（每日更新）、整体的（包括各方面并延伸到家庭）护理服务。通过这一方式，提高护理服务质量，缩短住院时间，降低医疗费用，便于出院后的管理，有利于患者的康复。整体护理注重人的整体性，密切了护患、医护之间的关系。

三、我国护理工作模式的发展

（一）新中国建国初期

1949年，新中国成立后至2010年开展"优质护理服务示范工程"活动前，大部分医院多采用以疾病为中心的功能制护理。护理的根本目的是帮助医生消除患者躯体上的"病灶"，使其恢复正常功能。其特点是将整个护理工作的内容归纳为处理医嘱、打针发药、巡回观察、重症监护等若干功能类，每一功能类由1~2名护理人员负责。功能制护理工作模式在我国持续时间较长，为我国护理事业发展作出了贡献，但忽视了对患者整体的关怀和护理，随着生物医学模式向"生物-心理-社会"医学模式转变，其弊端日趋明显。

（二）20世纪80年代改革开放初期

1980年，美国波士顿大学护理研究院美籍华人李士鸾博士在第一期高级护理进修班讲学时，将护理程序的概念及责任制护理的有关理论引入我国，其后全国多家医院开始实施责任制护理试点。1986年，全国第一届护理工作会议将责任制护理作为大会交流的重要内容。1989年，卫生部在全国推行"责任制护理"，将其纳入到医院分级评审标准中，将护理工作模式改革由医院、学术团体推向全国。责任制护理的实施及推广，体现了护理服务理念从"以疾病为中心"向"以患者为中心"的转变，不仅使护理人员增强了责任感，真正把患者作为"我的患者"；并且让患者增加了安全感，具有护理人员是"我的护士"的归属感，使护患关系更加密切，推动了护理观念革新。虽然其重视对患者的护理，但尚未关心到所有人的健康，覆盖面不够广泛，护理专业的理论尚未形成独立体系。

（三）20世纪90年代改革开放中期

1994年，在卫生部医政司和中华护理学会的协助下，美国乔治梅森大学护理与健康科学学院吴袁剑云博士将整体护理模式介绍到中国，并且根据中国国情提出了"系统化整体护理"理论。系统化整体护理是运用护理程序对患者实施整体护理。在我国北京、山东、上海等10多个省、市举办了研习班培训护理管理者及护理骨干，受过训练的人员回院后纷纷以不同方式推广系统化整体护理，并在国内多家医院建立了试点。1995年，卫生部提出用"整体护理"取代"责任制护理"，护理模式病房的试点工作在全国各大医院相继开展并积极进行整体护理实践,并取得了一定成效。但是,整体护理这种护理模式作为一种舶来品,在植入我国护理工作的实践中,出现了"水土不服"的现象。一些医院由于未将此护理模式与当地的具体实践相结合,使得整体护理流于表面,流于形式,有些地方甚至又返回到了以前的功能制护理模式中。

(四)崭新的 21 世纪

21 世纪,随着社会发展、经济繁荣、疾病谱变化和人口老龄化进程推进,医学模式也转变为"生物-心理-社会"医学模式。人们对健康更加关注,对医疗护理保健的要求越来越高。护理内涵也由原先的疾病护理扩展到生理、心理、社会等多元化综合护理。因此,不断探索和发展符合现代护理理念、符合我国医院实际的护理工作模式成为了新的课题。我国护理工作模式适应社会发展而发展,在经历了功能制护理、责任制护理、整体护理后,旧模式在具体工作中暴露出的许多问题日益显现,护理模式的每一次变革,都为护理事业的发展注入新的活力、带来新的生机。2010 年 1 月底,我国卫生部在南京召开全国护理工作会议,对护理工作提出了"服务改革大局,夯实基础护理,改善护理服务,树立行业新风,促进医患和谐,提高患者满意程度"的总体要求。并且,提出在全国卫生系统开展"优质护理服务示范工程"活动,以促进各级医院切实加强临床护理工作,改革护理工作模式,实施"以患者为中心"的责任制整体护理工作模式。同时,《中国护理事业发展规划纲要(2011~2015 年)》中也指出:在公立医院改革中,各级各类医院以实施"优质护理服务示范工程"活动为契机,推行以改革护理服务模式、落实责任制整体护理为核心的优质护理服务,深化"以患者为中心"的服务理念,提高临床护理服务质量。

1. **责任制整体护理工作模式的概述** 是指实施责任护士对患者的全面护理的一种工作模式,由责任制护理发展而来,并与整体护理相结合。护理人员按护理程序对患者进行全面、系统和连续性的整体护理。责任护士责任明确,能较全面地了解患者情况,但要求对患者 24 小时负责则难以实现,且文字记录书写任务较多,人员需要也较多。

2. **责任制整体护理工作模式的内涵** 责任制整体护理工作模式不是对以前整体护理工作的否定,而是对整体护理工作的拓展和完善,是针对过去实行的小组整体护理工作模式存在的问题而探索出的一种整体护理与责任制相结合的护理工作模式。根据"以患者为中心"的护理理念及整体护理的特点和要求,责任制整体护理工作模式的内涵概括为:①分工明确,责任到人;②以人为本,服务到位;③告知沟通,患者满意;④监督检查,职责落实。

3. **责任制整体护理工作模式的意义**

(1) 符合现代护理理念:责任制整体护理工作模式是一项新的临床护理模式,是护理工作的重大改革,也是医院护理工作适应时代发展的产物。责任制整体护理是优质护理服务的核心,是"以患者为中心"的服务理念在优质护理工作中的实践,体现了护理服务"贴近患者、贴近临床、贴近社会"的工作重点。为患者提供全面、全程、专业、人性化的护理服务,适应社会经济发展和人民群众健康服务需求不断提高的要求。切合人文关怀理念,运用人本原理,对患者的价值、患者的生命与健康、患者的权利和需要、患者的人格和尊严的关心和关注,体现重视人的因素,激发了护理人员的内在和外在动力。

(2) 充分体现护理人员职业价值:实行整体护理责任包干护理工作模式,以责任护士为中心开展护理工作,由临床护理管理者和责任护士从患者的角度出发,重新组织协调各学科与护理相关的工作,达到了让患者满意、政府满意、社会满意的目标。护理人员直接"管床包患者",不仅给予护理人员充分的自主权,独立进行更多的临床判断和决策,在工作中发挥主观能动性;而且护理人员主动工作意识和工作方式也发生了改变,激发责任感、使命感和职业认同感的同时,更能规范护理工作,提高护理质量,让广大群众得到"看得见"的实惠,提升了患者满意度。

(3) 改革人员组织结构和护理分工制度:责任制整体护理工作模式依据人力资源现状,按护理人员能力、患者病情、护理工作量实行"以患者为中心"的人员组织结构和护理分工制度,护理工作责任到人。护理人员班次相对固定,保证护理工作的连续性,最大限度地满足患者需要;同时,明确分工、责任到人,进一步完善和落实护理岗位责任制,增强护理人员责任感,给患者以安全感与归属感。这种护理人员组织结构和分工制度的创新,不仅向患者提供整体的、连续的、个性化的护理服务,保证了整体护理的措施落实到位,而且体现出优质护理服务的优越性。

(4) 完善护理质量管理体系:护理质量管理的目的是使患者通过护理质量活动确保得到高质量的护理,而护理质量的高低取决于护理质量管理方法的有效与否,也依赖于护理群体的质量意识和质量监控的参与。责任制整体护理工作模式的建立,创新了护理管理模式,改变了管理的工作方法,优化结构、统筹兼顾、分层管理。在明确分工的同时,明确了护理人员岗位职责,即每位责任护士对自己分管的患者负责,也明确了护理质量职责。人人成为质量控制点,形成了全员参与质量管理,各司其职,各负其责的局面。把每一个细小的工作质量目标责任落实到每位护理人员,有效整合各部门、各级护理人员、各种质量要素,构建目的明确、职权明确、协调一致的护理质量管理体系,使护理服务过程的各个环节始终处于受控、受调状态,保证了医疗护理的质量和安全。

(5) 构建和谐护患关系:患者满意度可以较客观地表达患者对所接受的护理服务的满意程度,反映护理质量水平,因而成为衡量现代医院质量管理工作的金标准。责任制整体护理工作模式把时间还给护士,把患者交给护士。从患者入院到出院均由责任护士对患者实行8小时在岗,24小时负责制。责任护士全面评估患者情况,详细制订护理计划,完善落实护理措施。变被动护理为主动护理,既增强了护理人员对患者的责任感,又提高了患者对护理人员的满意度。通过人性化、规范化、温馨化的医疗护理服务,构建了和谐的医患关系。有效、顺畅的医患及护患沟通是患者满意的基础。护理人员按《临床护理告知程序》科学、系统地进行健康教育和疾病宣教,满足人民群众对健康知识的迫切需求,提供全过程、全方位、个性化的专业诊疗服务,最终达到患者满意且社会信赖的目标。

4. 责任制整体护理工作模式的种类

(1) 责任包干:责任包干工作模式是指每一位责任护士根据其工作能力分管一定数量的患者,对所管的患者提供包括基础护理、专科护理、心理护理、健康教育等各方面的符合护理等级规范的、连续的整体护理服务。固定护理人员责任包干的工作模式,即将护理人员分为白班组、夜班组,半月轮换一次。组内结对责任包干的工作模式,将高年资和低年资、能力强和能力弱的2名护理人员两两结对,共同负责8~12位患者,排班上保证每日白天有一名熟知患者病情的结对护理人员为患者服务。全程责任包干和当日责任包干相结合的工作模式,即患者入院后由一名固定的全程责任护士负责其所有护理,包干患者数一般为6~8例,该护理人员休息或夜班时,由当日责任护士临时负责全程责任护士分管患者的护理。

(2) 扁平包干:是指将原来的由小组长、责任护士、低年资护士各司其职的"小组三层级"护理模式拉平到包括护士长在内的人人包干患者,即所有护理人员均成为责任护士分管包干患者,也是责任包干护理工作模式的一种特殊形式。同时,护士长根据不同护理人员的能力及年资安排其分管不同病情的患者,体现能级对应。普通病房每位护理人员包干6～7位患者,重症病房每位护理人员包干3位患者,从入院到出院、从术前到术后负责所包干病床患者全部的基础护理、病情观察、用药、治疗、沟通和健康指导等各项护理任务,为患者提供全过程、全方位的优质护理服务。其目的是让患者在住院期间得到全程、持续的护理。实行扁平化包干责任制后,包干护士要求完成包干患者所有护理工作,包括各类注射、药物发放、生活护理、基础护理、心理护理、健康指导等。同时,包干护士对所包干患者病情、治疗、检查、用药、心理、社会支持状态及其他与医疗行为相关的一切情况都要有所了解,真正做到护士8小时在岗,患者24小时受到关注。

(3) 分层包干:是利用现有的人力资源将护理人员按层次配备,采取分组管理。根据现有护理人员按职称、资历、学历、年龄、性格特点等设置责任护理小组,每组配有高级责任护士(责任组长)、责任护士及辅助护士等不同层级护理岗位。即每个病区护理人员按每组分15～20位患者分为2～3组,每组3名护理人员[高级责任护士(责任组长)、责任护士、辅助护士各1名],责任护士和辅助护士在责任组长的指导下共同完成小组患者的各项护理。由主管护师以上的高年资护理人员担任责任组长,根据本组患者的病情安排每日的工作,并负责本组危重疑难患者的护理和抢救;由护师以上、大专学历以上的护理人员担任责任护士实施本组患者的治疗与护理,如完成患者各项护理评估、执行长期及临时医嘱等;辅助护士主要为新职工、低年资护理人员,协助组长及责任护士,做好患者生活护理、基础护理和外送检查等非技术层面护理工作等。每季度或6个月一次更换分管患者和护理组长。在分层包干的层级管理中,专业分布合理,护理人员结构形成梯队,给予不同的工作权限并与所实施的等级护理和专科护理相适应,履行不同的岗位职责和工作任务,满足不同患者、不同疾病及病情的需要,确保护理质量。实施分层包干的护理工作模式,一方面,责任组长完成本组一定数量相对危重、疑难的大手术、新技术开展的具体护理工作,充分发挥护理骨干在专科护理方面的优势和经验,提高护理质控重点对象的服务质量;另一方面,责任组长还承担质量控制责任,在工作中明确了新上岗、低年资及工作责任心不强和技术水平较低的护理人员为重点指导和关心对象。既实现了人力资源合理配置的管理目标,又完善了全面、全程、全员参与的护理质量管理体系,提高质量管理效率,形成人人参与质量管理局面。完善和落实护理岗位责任管理制度,把对每位患者的护理工作责任,具体落实到每一个护理人员、每一个护理班次、每一个护理工作环节,使患者从入院到出院,由一名护理人员给予连续性护理,使护理人员增强责任感,真正把患者作为"我的患者",使患者增加了安全感,把护理人员作为"我的护士",给患者更多的归属感和安全感。

责任制整体护理工作模式结合临床实际,符合我国的国情和现阶段护理事业发展水平。实施以来,在临床取得了很好的效果。多项研究表明,实施责任制护理整体护理后,患者对责任护士及护理工作的满意率均有显著提升。责任制整体护理工作模式在我国实施的时间还只有短短几年时间,需要在实践中不断发现问题,分析原因,总结经验,进行创新性的探索和研究,形成长效运行机制,在深化医疗改革的时代背景下不断发展和完善。

任务三 护理人员排班

临床护理人员能否合理配置利用直接关系到护理质量、患者安全、护理人员身心健康与护理队伍的稳定性。合理的人力资源安排,反映在排班的模式上,排班模式的选择对护理质量有着重要的影响。排班是护理管理者履行管理职能的一项必备任务,也是护理人员和管理者日常共同关注的话题。目的在于提高护理人员在班时间的利用率,保证护理人员的工作质量,提高护理综合质量。现今,护理排班改革形成了以患者为中心、以工作为轴心,满足护患需求的多种排班制并存的排班模式和逐步完善排班的管理方法。护理人员排班必须切合护理工作模式的发展需要,虽然没有一种人员管理及排班方式能运用于所有医院或所有单位,然而,探索一种适合自身科室临床护理工作特点的人员管理和排班模式,具有十分重要的现实意义。

一、护理人员排班的原则

(一) 以患者为中心的根本原则

护理人员排班以患者为中心,遵循24小时不间断的连续性护理。各班次的护理人力在质量和数量上要能够胜任所有当班的护理活动,从责任制整体护理的角度,不断满足患者日益增长的需求。

(二) 公平公正原则

排班应按照劳动法和医院及护理部等法律法规执行,根据护理排班制度落实,做到制度面前人人平等。在维护患者权利的同时,也维护护理人员的利益。掌握护理单位工作规律,分清主、次、缓、急,合理安排各班次的人力衔接,保持各班工作量均衡。按规定轮班,并注意节假日的休息轮换。

(三) 合理搭班原则

遵循能级对应原则,结合护理人员工作能力和岗位需要,合理安排人力,结构合理,按职上岗,发挥个人专长,确保落实及时、正确的治疗和护理,保证患者安全。

(四) 效率优先原则

提高每位护理工作者的工作效率,避免人浮于事,亦不随意更改。遇有意外情况、紧急状态时,能对护理人员做出适当调整。

(五) 人文关怀原则

根据现代护理管理观,护理排班应体现"以人为本"的人性化原则、"随机应变"的弹性方式。在一定时间内保持人员的稳定性,保证护理人员休息及学习时间,适当照顾特殊需求,满足合理要求。

二、护理人员排班的类型

排班依照权利的归属分为集权式排班(centralized scheduling)、分权式排班

(decentralized scheduling)及自我排班(self-scheduling)3种。

(一) 集权式排班

集权式排班的排班者为护理管理的一、二级行政管理者,如护理部主任或科护士长。集权式排班的优点为管理者掌握全部护理人力,可依各部门工作需要,灵活调配合适人员;缺点是对护理人员的个别需要照顾较少,会降低工作满意度。

(二) 分权式排班

分权式排班者为基层护理管理者,如病区护士长,此种类型目前最为常用。分权式排班优点是管理者能根据本部门的人力需求状况进行有效安排,先采纳部门护理人员的意见,再进行排班,并能照顾护理人员的个别需要;缺点是当本科室缺乏护理人力时,无法及时调派其他病区的人力,且排班需要花费较多的时间和精力。

(三) 自我排班

自我排班由护理人员根据个人需要选择病房护理工作具体班次轮转的方法。护理人员自行排班以周期性排班为原则,将24小时的班次固定轮回,一般4~5周为一个轮回,护士长提前一周将科室主要班次列出,非主要班次由护理人员相互协商安排,并以书面的形式公布给大家,护理人员根据自己的具体情况调整形成正式排班表。其优点如下:满足护理人员个人需求,提高护理人员工作的积极性和对工作的满意度;促进团体凝聚力的提高;护士长与护理人员关系融洽;护士长节省排班时间。但是,存在夜班、节假日班次难安排的局面。在采用自我排班前,还应遵循如下原则:①拟订自我排班规则;②根据患者、工作人员、管理的需要讨论制定各时间段的班次人力;③定期组织讨论修改排班方案。

三、影响护理人员排班的因素

影响护理人员排班的因素,主要有:①医院政策;②护理人员的素质;③护理分工方式;④特殊部门的需要;⑤工作时段的特点;⑥排班方法等。

四、护理人员排班的方法

(一) 传统排班法

1. **传统排班法的应用** 传统排班模式每天上班分为5个时间段(上午、中午、下午、上夜、下夜),即上午班8:00~12:00,中班8:00~15:00,下午班15:00~18:00,上夜班18:00~凌晨1:00,下夜班凌晨1:00~8:00。每名护理人员一个班次值一天,循环进行。上、下午主要工作时间段的人员较集中,中午1~2名护理人员,上、下夜班时,1名护理人员管理整个病区,护理人员的配置与患者的需求形成明显的反差。每天交接班有5次,即上午8:00,中午12:00,下午15:00和18:00,凌晨1:00。由此可见,护理人员交接班的时间,也是在患者进餐、执行治疗的高峰时间。

2. **传统排班法的特点** 传统排班是在功能制护理模式背景下产生的排班模式,分为主班(办公室护士)、药疗班(给药护士)、治疗班(治疗护士)、护理班(巡回护士)、总务班等。传统排班法护理人员分工明确,便于组织管理,技术相对熟练,节省人力。但工作方式及流程机械化,趋于流水作业单兵作战,各司其职,各管一段,护理人员较少考虑患者的心理和社会因素,难以全面掌握患者病情。

(二) APN 排班法

1. APN 排班法的概念 APN 排班(又称连续性排班)模式,是将每 24 小时分成 3 个时间段的班次,按照护理人员的层级、工作能力和临床经验,分成若干个小组,以保证每个班次都有两位以上护理人员值班的护理排班模式。每日的护理班种分成 A、P、N 3 个连续的时间段,其中的 A 代表 A 班(上午班),P 代表 P 班(下午班),N 代表 N 班(夜班)。

2. APN 排班法的应用 在不增加护理人员的情况下,保留传统排班的办公班护士,将其余班次根据临床护理岗位的工作职责和技术水平要求,与护理人员的分层次管理有机结合,充分发挥不同层次护理人员的作用。除护士长和办公班护士 2 人为常白班外,其余护理人员均进入 APN 连续性排班系统,早班 3~6 名护理人员,晚班 2~3 名护理人员,夜班 2 名护理人员。

(1) 层级管理:通过合理设置岗位,实施层级管理。将护理人员分为 3 个层级:护理组长—责任护士—助理护士,然后按护理人员的层级来确定其工作内容和对应职责,从而做到定人、定岗、定责,对护理人员实行分层包干护理工作模式(详见本章项目三)。对连续性排班制订各职级的职责,并进行责任制分组。护理组长是经过病区全体护理人员投票而定,人员相对固定,应由具有较扎实的理论知识基础、较强的业务能力、较强的责任心、带教有耐心、有一定管理能力的资深护理人员担任;在 A 班和 P 班均有 1~2 名主管护师以上职称的高年资护理人员担任责任组长,日常工作由护理组长把关,同时,组长也参与病区的护理管理工作,协助护士长做好区域管理。

(2) 时间划分:高级责任护士(护理组长)分 A1、A2 班两组(8:00~15:00);另 A1 单日上两头班,A2 双日上两头班(8:00~12:00,14:30~17:30)。a1、a2 班:a1(7:30~14:30);a2(8:00~15:00)即为责任护士,分别与 2 位护理组长组成两个护理小组,共同负责本组患者的治疗和护理。辅助班,即助理护士:7:30~12:00;14:00~17:30。P 班:5:00~22:00。N 班:22:00~8:00,上班时间为 10 小时。P 班、N 班各班均有两名护理人员(高年资与低年资搭配),其中一名当班组长和一名责任护士,负责当班病区所有患者的治疗和护理工作。A、P 班在 15:00 交班,P、N 班在 22:00 交班,N、A 班在 8:00 交班,每班有 30 分钟的交班时间。

(3) 岗位职责:护士长负责科室护理质量控制、病历书写规范等全面工作;护理组长负责本责任小组的护理质量控制、临床教学、护理业务技术培训、危重患者的抢救、协助护士长做好协调工作;责任护士按照医生医嘱、护理规范完成基础护理、专科治疗、健康教育及护理病历书写等;助理护士在责任护士的指导下,完成基础护理工作、低技术性的护理工作等。

3. APN 连续性排班法的特点 在医院护理管理中,APN 连续性排班的实施并不单纯是排班方式的改变,而是一次护理人力资源管理模式的变革,是护理事业逐步与国际接轨的一大体现。

(1) 提供连续性、无缝性的护理服务:层级管理与 APN 连续排班相结合是保证责任制整体护理的延续、完整、无缝隙的基础,既能满足等级护理、基础护理和专科护理需要,确保临床护理质量,又能保证同一患者得到稳定的、均质的护理服务。推行 3 班制的排班模式(即 APN 排班模式),与传统排班模式(表 4-1)相比,每天班次减少,交接班次数也减少,护理人员能更全面观察和熟练掌握患者的病情。避免因中间环节过多,而出现的交接班内容不清晰及工作的疏漏,保证护理质量和护理安全。

表 4-1 两种排班模式护理人员人数情况

传统排班		APN 排班	
上班时间段	人数(名)	上班时间段	人数(名)
08:00~12:00	8	A班:08:00~15:00	5
12:00~15:00	2		
15:00~18:00	5	P班:15:00~22:00	2
18:00~01:00	1	N班:22:00~08:00	2
	1		

(2) 团队协作,提高抗风险能力:护理人员结构形成梯队既有分工又有合作,共同完成本班职责。护理人员由单独承担责任和风险变为由小组团队共同承担责任和抵御风险,护理质量由终末控制变为过程控制,可以使隐患消灭在萌芽中。排班改革后是双线班,在排班上注意新老搭配,通过优化组合,优势互补,团队合作,充分发挥高年资护士丰富的临床经验和技术骨干作用,对低年资护士给予工作指导和心理支持,不仅为其提供专业成长的空间和时间,起到传、帮、带的作用,更能够为患者提供连续、优质、高效的护理服务,为患者的安全提供最大保障。责任护士有更多的时间主动巡回、热情服务,拉近了护患之间的心理距离,并将病情的随时变化及时报告医生,默契了医护配合,更及时准确地执行医嘱,而且增加了中午、晚夜班等薄弱环节时段的护理人员人数,中午、夜间不再是单独值班,每班都能确保双人核对制度的实行。

(3) 体现人文关怀,促进护理人员的身心健康:APN 排班方法充分体现了以人为本的理念,减轻工作压力,让护理人员感受到人文关怀,实现了管理者满意、护理人员满意的目标。实施 APN 排班后护理人员的工作时间划分为固定的 3 班,护理人员可以提前推算出自己未来一段时间的排班情况,根据排班情况调整自己的学习和生活安排,避免临时换班。此外,P 班和 N 班的交接时间提前到 22:00,也减少了对患者夜间睡眠的影响。

(4) 充分利用现有人力资源,弥补人员缺编:APN 排班实行双人制搭班,以保证大小夜班护理工作量较大或抢救患者时有两位护理人员相互分工与协作,因此,需要足够的护理人员配置。由于人力资源不足,某些科室在 APN 排班过程中,不能保证每班都有老、中、青的搭配,在班次的安排上也偶有单兵作战,或者用加班和拖班弥补人力严重不足的现象。特别是 N 班,有可能一名护理人员连续 10 多个小时单独值班。而且,A 班中午不能午休,P 班饮食不定时,尤其在危重患者多、病情变化突发抢救和新患者入院时,护理人员疲劳感明显增加。

(三) 弹性排班法

1. 弹性排班法的概念 根据患者病种、数量、疾病严重程度和患者自理能力等安排每日当班护理人员的人数、结构和工作岗位。应用弹性工作制从多方面考虑,既要兼顾护理人员的主观感受,也要考虑病区工作的具体情况,在确保安全的前提上达成共识,可以合理地利用人力资源,能够缓解人力资源短缺造成的工作压力。弹性排班对护理人员工作质量采取同级比较,体现护理人员的价值,提高工作积极性,发挥集体智慧,稳定护理队伍。

2. 弹性排班法的应用

(1) 工作量:根据工作量安排护理人力。采用工时测定法确定护理工作量,即测定各班每项工作内容所需时间,根据所需时间之和计算出各类患者每班的护理工作量,最后根据工作量安排每班护理人员。根据病区实际工作量情况,实施弹性排班法,及时调整上班人数,例如,病区忙时增加上班护理人员人数,不忙时提前下班。根据时数给予增减,体现了对护理人员的人性化管理,有利于提高护理人员的工作积极性。

(2) 工作时数:医院手术室不再将工作时间固定为 8 小时,而是以手术占用时间为依据,完成手术后护理人员即可填写时间下班,由考勤统计各班次护理人员 1 周工作时数供护士长排班参考,均衡各周工作时间,控制在 40 小时左右。通过弹性排班,有效利用了人力和手术间,手术量明显增加,适应了"开放手术室使用时间"的规定,缩短了患者等候手术的时间,缓解了人员紧缺的现状。

(3) 患者需要:即以满足患者的需要为原则,根据患者的数量及时调配护理人员,做到合理利用人力资源,满足患者护理需求,避免忙闲不均。

(4) 病种特点:在人员不增加的前提下,根据科室病种特点,调整某些班次时间,安排早帮班、中帮班、夜帮班。根据科室病种特点排班,可以增强午间和夜间护理力量,减少差错事故的发生。

(5) 护理人员个人特质:根据护理人员的年龄、身体素质、业务水平、动作快慢等,安排适宜的护理工作,扬长避短,从而调整各岗位职责。

(6) 护理人员胜任力:根据护理人员学历、职称、工作年限、知识技能和能力,运用新老搭配、双排班、机动排班相结合的方法,加强中午、节假日、夜间工作质量。合理协调,从人力、财力、物力上满足科室整体护理的要求,推动整体护理向深层次发展。

3. 弹性排班法的特点　弹性排班是在原有周期性排班的基础上,根据临床实际,为解决人力资源紧缺,在 8 小时工作时间内按护理需要所采取的具体排班方法。护士长可以根据需要立即调配人力,避免工作不均衡或岗位闲忙悬殊差别大等现象,而使工作饱和又不超负荷,特别是遇突发性事件时更显其优势。弹性排班体现人文关怀,护理人员生活相对有规律,在家休息时间多,一方面有时间学习;另一方面可以养精蓄锐,以期待发。因分组排班,轮到休息的一组护理人员可以集体外出旅游或参加学习活动,这样有利于护理人员建立感情和调整心态,进一步增强护理人员的合作精神,提高工作效率和工作质量。该排班方式具有班次弹性和休息弹性,能较好地体现以人为本的原则,保质、保量完成工作及合理安排护理人员休假等,尤其适用于重症监护室、手术室及急诊室。但是,弹性工作制要求护理人员随叫随到,给护理人员及其家人带来不便。

(四) 夜排班法

由于护理工作是连续性的工作,要求护理人员昼夜轮班 24 小时服务于患者。护理轮班工作既不断改变工作时间,又经常在夜间睡眠时间工作,破坏了正常的生活节律,特别是昼夜节律紊乱,势必会影响护理人员的心身健康。

1. 夜班轮班制　夜班轮班制又称为三班制护理排班,是对传统排班模式的改革,将以往的多班次改为3个班次,实行白班、小夜班和大夜制。白班在班时间为7:30～15:30,主要包括有责任班、治疗班、办公班、辅班、主班等;护理人员轮完本周的白班,接下来是小夜班、大夜班;小夜班在班时间为15:30～23:00,通常两人上班;大夜班在班时间为23:00～7:30,有1～2名护士上班,下夜班休息一天,第二天接着进入新一轮倒班。该排班方式加强中午、夜班力量,确保护理查对和双签名制度的落实,增加患者的直接护理时数,提高了患者的满意度。

2. 夜班周班制 主要适用于患者数量和危重程度变化不大、夜班工作量较少的病区。即每位护理人员值小夜班1周,值大夜班1周,休息1周,每月由3～4名护理人员承担夜班工作,夜班轮换少,节约人力。而且,各个岗位和时段护理人员相对固定,便于护患交流和沟通,取得患者情感上的理解和支持,从而建立良好的护患关系。但在夜间病区有突发紧急情况或新患者入院时,一名护理人员会出现顾及不周的情况。

3. 双夜班制 主要适用于危重患者多,护理工作量大、专科性强(如心血管内科、神经内科、脑外科等)的病区,适宜安排2名护士同时上夜班。在危重患者少时,可灵活安排,值班护理人员在22:00后可以在办公室轮流休息,这样的安排护理人员乐于接受。有急诊和抢救患者时,则随时参加。

4. 长夜班制 为了增长夜班的轮转时间,医院在实行全夜制(20:00～8:00),24小时分3个班次,并增设护理骨干人员的二线值班。适合于护理人员紧张的病区,工作任务繁重和急需抢救患者。要求中午、夜间值班,由30～35岁的护理骨干人员(护师以上职称)担任二线值班员。值二线班的上岗人员必须有严格的上岗标准和要求:①需经过考核才有资格;②能承担较大的工作量,三基水平高,能指导疑难患者的护理,进行高难度的护理操作。值班时间是12:00～15:00,晚上20:00～次晨08:00。二线班可以在医院护办室休息,但不能离开病房区,病房有抢救任务或其他人员需要业务指导时,需及时投入工作,并参加晨交班,与本组医生查房,查房结束后才能下班。根据病房工作需要时,二线班护士在15分钟内可赶到病房,并随叫随到,快速高效,增加了护理人员的责任心和相互之间的合作。二线班护士必须与病房护理人员密切配合,才能共同协调完成护理任务。实施全夜班制后,主班直接与全夜班交接班,减少了交接班环节(由原来3次减少为2次),主、夜班对患者的观察及记录具有连续性和完整性。护士二线班解决了护理人员紧张不能上双夜班、人员不足、护理人员工作量大而繁重的问题,消除了很多因抢救和医疗差错带来的隐患,但不可否认,也有可能存在对每一位患者的病情、治疗和护理措施未能全面掌握的现象。

(五) 12小时排班法

1. 12小时工作制的应用 主要12小时工作制白天上班时间为7:30～19:30,夜班上班时间为19:30～次晨7:30(其中30分钟为用餐时间)。每天晨间7:30～8:00为晨间交接班时间,晚上19:30～20:00为夜班交接班时间。责任护士午餐及晚餐期间,其分管的患者由另一责任护士代为管理。

2. 12小时工作制的特点 12小时工作制改变了传统三班倒的排班模式,减少交班次数,治疗过程中,护理人员对患者的病情观察及护理较全面、系统,促进了整体护理各项措施的具体落实;使夜班护理人员更准确、更直接了解所分管患者白天所发生的病情变化及治疗情况,从而使患者在夜间能得到更系统、更完善的护理。此外,12小时工作制下午交接班时间为 19:00,避开了工作高峰期,改变了以往 8 小时工作制 16:00 交接班时新患者入院多、手术患者回病区多的忙乱现象,使护理人员有更充足的时间安排工作,做到有条不紊、忙而不乱。12 小时工作制的护理人员上完 2 天班即可以休息 2 天,上班与休息时间集中,有足够的休息时间恢复体力,便于路途较远的护理人员上下班;由于班次相对稳定,避免了频繁倒班对护理人员身心健康的影响,使护理人员有更多的休息日(每周 3~4 天班)满足业余学习的需要,业余生活安排更丰富,如便于外出旅游、结伴度假等。由于工作日数的相对减少,也减少了往返路程的时间。12 小时固定夜班制比 8 小时轮班制更能适应和符合人体生物钟的规律。这种排班使护理人员工作分配合理,减少了护理人员之间的矛盾,工作热情提高,节约人力,方便了护理管理。但由于连续工作时间较长,个别护理人员易出现精力不充沛的现象和班次难以持久维持的状况。

项目四　护理人才管理

案例导入

王静,女性,31 岁。2002 年从偏远的山区老家护理中专毕业后,来到经济发达的中心城市打工,应聘到某市三级甲等医院重症监护病房,从事临床护理工作。在工作中,精益求精,虚心好学,刻苦钻研临床护理技术操作;在科室中,团结同事,互帮互助,积极配合护士长工作;利用平时下班休息时间,经过勤奋刻苦的不懈努力,取得了护理本科的学位,从一名助理护士、护士、护师,逐步成为具有中级技术资格职称的主管护师,并且晋升为护士长助理。然而,2009 年春天,家中传来她 80 岁老母亲不幸患脑癌并伴全身转移的噩耗,作为家中唯一的儿女,她毅然而然辞去了安定的工作,回家悉心照顾老人,陪伴母亲安详地走完了最后的日子。2010 年,为了完成儿时成为一名白衣天使的梦想,更是怀着对护理事业难以割舍的深厚情谊,她再次回到原来工作过的重症监护室,仍作为一名编外合同制的护士,一切从头做起,从零开始……经过 10 年的坚持和奋斗,众望所归并顺理成章地竞聘为该重症监护病房的护士长。

请问:王静为什么能成功竞聘为监护室的护士长,你能从所学的职业生涯的角度分析阐述其中的原因吗?

分析提示

护理人员职业生涯规划与管理已成为 21 世纪护理人力资源管理领域中的重要内容。人不仅是生产力中最活跃的因素,还是唯一能够扩大的管理资源。只有做到有效用人,善以待人,才能把人力资源管理扩大到人才资源管理的时代。护理人员规划及完善职业生涯,可以充分发挥护理人员的潜能,使护理人员有更明确的职业发展目标和方向,给护理人员一个明确而具体的职业发展引导,帮助他们在工作中实现个人长期的职业发展目标,从人力资本增值的角度达成医院价值的最大化,达成医院与护理人员价值的统一,同时充分体现自身专业价值、人生价值和社会价值。

任务一　护理人员培训

护理人员培训是通过对护理人员的工作指导、教育和业务技能训练使护理人员在职业态度、知识水平、业务技能和工作能力等方面得到不断提高和发展的过程。

一、护理人员培训的原则

(1) 按需施教,学用一致原则。
(2) 个人发展与医院战略目标相适应原则。
(3) 综合素质与专业素质相适应原则。
(4) 全员培训和重点培养相结合原则。
(5) 在职教育与进修深造相结合原则。
(6) 当前需要与长远发展相结合原则。

二、护理人员培训的意义

(一) 明确组织的宗旨、价值观和发展目标,建立归属感

构筑人力资源竞争力,需要高度重视人力资源的培训和开发。护理人员的成长是一个长期的过程,刚刚从护校毕业步入临床的新护士到能独当一面的高年资临床护理人员,乃至成为理论扎实、技术精湛、学术深厚的专家型护理人才,离不开护理人员自身的努力和付出,更离不开组织团队在职继续教育和培训系统的投入与建设。确立在职教育培训的战略性地位,构建学习型组织,将在职继续教育和培训制度化、规范化。

(二) 加强护理内涵建设和外延扩展

为全面提升护理队伍专业水平及综合能力,确保每一位护理人员均具有必备的相关护理知识和技能,确保护理服务技能的一致性及连贯性,需建立全员教育和终身教育体系以适应新业务、新技术的发展。从服务和文化入手,从细节和专业着手,内练素质,外树形象,更新服务理念,改进服务方式,完善服务措施,提升服务质量,丰富服务内容,拓宽服务领域。加强护理内涵建设和外延扩展,不仅提供使患者满意的优质护理服务,还能促进护理专业学科的发展进步,从而实现自我价值的升华。

(三) 促进护理人员素质和职业技能全面提高

护理队伍人数众多,层次不同,护理人员规范化培训对于护理队伍的建设和护理人才的培养起着举足轻重的作用。有计划、有目标系统地对护理人员进行意识、能力、技能和经验的学习培训及定期评估,能促使护理从业人员不断更新护理理念,优化知识结构,完善护理技能,提高自身综合素质。

三、护理人员培训的方案

(一) 护理部负责的三级培训制度

护理部负责医院各层次护理人员继续教育培训的组织管理工作;建立教学指导委员会及护理教研室、科护士长及片总带教、护士长及科室小带教(职前、职后)的医院护理三级培训网络。每年组织全院各类培训(包括护理安全、规章制度、业务学习、服务及科研等),每月业务学习一次,各科派1~2名护理人员参加,传达到科室每一位护理人员,覆盖率须达到95%(病假、产假、事假除外)。

(二) 护理人员分层次培训

落实医院护理专业继续教育规划及方针政策;根据医院发展战略和护理专业发展的需求,制订本院切实可行的护理人员继续教育和培训开发计划,分层次、分阶段组织实施,并定期进行培训效果评估;对科室的护理教学管理小组工作进行指导监督,保证培训计划的落实。

(三) 确保护理人员培训质量

按计划每年向科室提供各种学习信息,做好学分登记和审核工作,护理技术人员每年参加经认可的继续护理学教育活动不得少于25学分,其中Ⅰ类学分须达到3~5分,Ⅱ类学分达到15~22分,主管护师以上人员每年必须获得Ⅰ类学分5~10分。通过分期轮训、网上教育和参加社会培训等多种渠道,开展大规模的培训活动,逐步建设高素质的护理员工队伍。定期召开继续教育小组会,通报信息,讨论工作,并向上级领导汇报护理人员继续教育工作信息,确保护理人员继续教育工作质量。

四、护理人员培训的步骤

(1) 了解成人的学习特点。
(2) 评估学习需求,确立培训目标。
(3) 制定培训教育计划。
(4) 论证培训内容与现任工作的联系。
(5) 实施培训计划。
(6) 评价培训效果。

五、护理人员培训的途径

(一) 自学成才

结合临床实际病例,阅读相关的护理和医疗书籍及期刊,通过检索查阅有关国内、外文献信息和资料,边工作边学习,边实践边钻研,边思考边决策。逐步增强临床护理知识、技能和技巧,成为某一专科护理的护理专家。

(二) 工作实践

通过轮转各科室,综合、全面地掌握各专科护理的知识和技能。在日常工作中,通过参加医疗查房、疑难病例分析会议、护理教学查房、病案讨论、读书报告会、论文报告会等,提高护理专业知识和技能。

(三) 学术讲座与学术会议

经常参加学术讲座和学术会议是获得护理专业领域最新知识和最新信息的有效途径。

(四) 各类学习班

针对某一专题,参加国内、外各类学习班,是迅速提高某一领域知识和技能的有效途径。如透析护理学习班、糖尿病足部护理学习班。

（五）进修学习

通过选送护理人员到国内、外有关医院或单位进行专科进修学习，也是培养专科护理人员的良好途径。

（六）学历教育

随着护理高等教育的深化改革，多渠道、多层次的继续护理学历教育正在不断地开展，并逐步建立一套既较适合护理人员工作特点，又能提高护理人员学历的继续教育体系。自学考试形式从护理大专到专升本教育已经形成。业余大学、夜大学开设的大专学历、本科学历及研究生教育正在形成。

六、护理人员培训的内容

建立各层护理人员培训长效机制，促进护理人员整体素质提升。各级各类护理人员年龄、学历、职称、入职年限和承担工作职责不同，其岗位培训和在职继续教育的重点也有所不同，主要包括以下几方面的内容。

（一）建立并完善培训制度

根据医院护理人员的实际业务水平、岗位工作需要及职业生涯发展，制订、实施本医院护理人员在职培训计划，加强护理人员的继续教育，注重新知识、新技术的培训和应用。护理人员培训要以岗位需求为导向，以岗位胜任力为核心，突出专业内涵，注重实践能力，提高人文素养，适应临床护理发展的需要。培训及评估内容包括：专业理论和技能、质量意识、医院规章制度、国家和行业法律法规、特殊岗位技能的培训、新技术和新业务的培训、应急措施等。

（二）新护士培训

新入职护理人员面临从护生到护理人员的角色转变，理论知识及操作技能水平均有待提高，因此对新入院（1年内）护理人员实行岗前培训和岗位规范化培训显得尤为重要。新护士培训可短期（7～30天）与长期（6～12个月）相结合，专人带教与集体训练相结合。

1. **岗前培训（pre-post training of nurses）** 护理人员岗前培训是对各层次的新毕业护理学生，以及新招聘的护理人员进行有关的入院培训，有利于适应工作环境，顺利地开展工作。岗前培训以提高护理人员学习的积极性与兴趣为目的，增加新护士对护理工作的认同感和自信心，可以帮助新进人员转换角色，尽快熟悉环境和减轻工作的压力。应当包括职业道德、相关法律法规（如护理差错事故预防处理、护患纠纷的应对、纠纷和差错事故案例分析等）、医院规章人事制度、服务理念和医患沟通、护理风险和安全等内容，并进行护理人文、社科相关知识的培训。完成岗前培训，且考试合格者，方能进入临床护理岗位工作。

2. **岗位规范化培训** 岗位规范化培训又称为新护士轮岗规范化培训，应当包括岗位职责与素质要求、诊疗护理规范和标准、责任制整体护理的要求及临床基础护理理论和操作等。加强急救知识，如创伤急救知识、危重患者的观察和护理、高级生命支持、急救基本流程和配合的锻炼和培养。以临床科室带教式为主，在医院内科、外科等大科系进行轮转培训，夯实基础护理技术操作，开展科室内专科护理操作技术培训，提高新护士为患者提供整体护理服务的意识和能力。经一年的理论、操作及服务礼仪综合职业考核，通过科室和护理人员双向选择后，新护士结束轮转培训，参加专科护理工作。

（三）在职培训

提高护理人员的综合素质及对本专业和相关学科进展的知晓度，进行护理基础知识、基础操作、基础技能的培训，提高护理人员的基础护理理论知识和技能操作水平。对低年资的护理人员进行三基培训，常见的护理基础知识问题、各操作的相关理论知识、所在专科常见多发病的护理常规、规章制度的知晓和服务等综合项目的培训；高年资护师还需加强专科理论及技能、教学及科研能力的培训，培养护理人员创新能力。主管护师进行新技术、新业务及专科培训，培养具有解决专科疑难患者护理问题能力的专业护理人员和具有教学能力及一定科研能力的护理骨干。

（四）专科护理培训

根据临床专科护理发展和专科护理岗位的需要，按照卫生部和省级卫生行政部门要求，结合护理人员自身的特色、特点、专业特长，开展对护理人员的专科护理定岗培训。重点加强重症监护、急诊急救、血液净化、肿瘤等专业领域的骨干培养，提高专业技术和新医疗、新技术水平。

（五）护理管理培训

为护理管理人员提供管理岗位所需要的知识和技能。从事护理管理岗位的人员，应当按照要求参加管理培训，包括现代管理理论在护理工作中的应用、护理人力资源管理和开发、人员绩效考核、护理质量控制与持续改进、护理业务技术管理、个人发展等，建立人才储备，提高护理管理者的理论水平、业务能力以及科研、教学和管理素质，打造具有国际化水准的护理专业管理人才队伍。护理部定期组织护士长进行管理理论及方法的培训，并进行年度考核。有计划地选送护理骨干外出进修、学习。

（六）复苏技术培训

护理人员均应接受不同等级复苏技术的培训，经考核合格认定其能掌握正确的复苏技术后方可上岗为患者提供护理技术服务。从事麻醉、急诊、ICU 等专业的护理人员应具备较高水平的复苏与支持技术。

任务二　护理人员职业生涯规划

一、相关概念

（一）职业

职业是一个人在其整个从业生涯历程中选择从事工作的总的行为过程。

（二）职业生涯

职业生涯是指一个人在其一生中所承担工作的相继历程。主要是指专业发展或终身工作的历程，职业生涯是个体获得职业能力、培养职业兴趣、职业选择、就职，到最后退出职业劳动的完整职业发展过程。职业生涯概念包括个体、职业、时间、发展和动态几方面的含义。

（三）职业规划

职业规划是个人结合组织需求制订所要从事的工作目标，确定实现目标手段的不断发展过程。职业规划的核心是护理人员个人职业发展目标、个人职业发展可得到的机会与组织或部门现实岗位需求三者有机结合的设计过程。

(四) 职业发展

职业发展是组织为确保在需要时可以得到具备合适资格和经历的人员而采取的措施。

二、基本概念

(一) 职业生涯规划

职业生涯规划是组织或个人把个人发展与组织发展相结合,在个人对未来发展的主客观条件进行测定、分析、判断和总结的基础上,将自己的兴趣、爱好、能力和特点进行综合分析和权衡,结合时代特点,根据自己的职业倾向,确定最佳的职业奋斗目标,并制订实现这一目标的工作、教育和培训计划,对每一步骤的时间、顺序和方向作出合理的安排,以实现自我价值的过程。换言之,即根据组织的需要和对员工个人的工作业绩、潜力和偏好的评估,塑造个人在组织内的职业进步。就个人而言,是一个人制定职业目标、确定实现目标的手段的不断发展的过程,它是个人一生中事业发展上的战略设想和计划安排。

(二) 护理人员职业生涯规划

护理人员职业生涯规划是指组织、部门管理者与护理人员通过一系列职业生涯规划活动,共同构建的职业发展道路。通过工作历程,使护理人员与组织的职业岗位需求相匹配、协调和融合,以达到满足各自需求,彼此受益的目标。其关键是个人目标与现实可能性机会的有机结合。职业生涯规划和职业生涯管理实践是组织中人力资源管理的两项重要任务。一方面,能为护理人员提供良好的学习和发展机会,促进护理人员对医院目标与文化的认同、护士职业素质的提高和医院组织目标实现,从人力资本增值的角度达成医院价值最大化,达成医院与护理人员价值的统一;另一方面,为科学制订护理人员培训计划提供了条件,提高了护理人力资源管理水平。此外,更能充分发挥护理人员的潜能,给护理人员一个明确而具体的职业发展引导,帮助其在工作中实现个人长期的职业发展目标。

三、护理人员职业生涯规划的原则

(1) 个人特长和组织社会需要相结合原则。
(2) 长期目标和短期目标相结合原则。
(3) 稳定性和动态性相结合原则。
(4) 动机与方法相结合原则。

四、护理人员职业生涯规划的程序

(一) 自我认知和评估

自我认知包括:①性格分析;②各方评价(来源于父母、老师、同学、同事等);③环境评价(学校环境、家庭环境、社会环境和行业环境);④SWOT 分析即态势分析法,包括优势(strength)、劣势(weakness)、机会(opportunity)和威胁(threat)4 个维度。

(二) 对内外环境的分析

对内外环境的分析有 3 个方面内容:①就业压力;②就业机遇;③职业定位。

（三）未来职业生涯目标

正确适当的目标是职业生涯规划的核心。选择职业发展途径后，确立切实可行的个人职业生涯目标，运营目标分解与组合，以适应不同时期和阶段的形势。

（四）行动计划与措施

可以划分为短期计划、中期计划和长期计划，并按照计划落实相应措施。

（五）评估与调整

最终目标应该固定不变，可以通过多种途径加以实现。每6个月根据自身发展和周边环境进行总结和补充，有意外因素及时灵活修正。

五、护理人员职业生涯规划的内容

护理人员职业生涯管理是医院帮助护理人员制订职业生涯规划和帮助其职业生涯发展的一系列活动，既包括护理人员对自己进行的个体生涯规划，也包括医院对员工进行的职业规划管理。根据护理事业发展的需求和医院的总目标，对护理人员本人职业生涯的主客观条件进行测定、分析、总结研究，对护理人员的兴趣、爱好、能力、特长、经历及不足等各方面进行综合分析与权衡；护理人员根据自身的深层兴趣，结合个体能力、护理岗位要求，确定自己在医院护理职业的发展方向，制订个人职业的近期和远景规划、职业定位、阶段目标、路径设计、评估与行动方案等。

（一）依据护理专业成长需要的职业生涯规划

根据护理专业成长需要借助教育测量学、现代心理学、组织行为学、管理学、职业规划与职业发展理论等相关科学经典理论的指导，以解决如何将护理人员个人的发展与护理事业发展融为一体，通过护理人员个体发展实现医院护理事业整体发展的问题。

1. **辅助护士** 具备中专以上学历，掌握基础护理理论和知识，熟练掌握生活护理和非侵入性操作技术。辅助护士应及时评估患者生活护理需求，负责所管患者的生活护理；完成晨间、晚间护理，正确执行情况护嘱；参与病区管理，保持病床单位整洁，协助上级护理人员做好探视和陪护人员的管理宣教工作；做好患者卫生和生活护理部分的健康教育；具有同理心，乐于帮助他人，也能够虚心向他人学习。

2. **床位护士** 亦可称为执行护士，需具备大专或中专学历，经过新护士培训及工作阶段，对基础护理及操作能熟练掌握，并具备专科护理理论技术。床位护士能够独立当班，根据轻重缓急，合理安排护理工作。执行护士重点负责分管患者的病情观察和部分专科护理，协助辅助护士做好基础护理工作，执行一级护理患者、术后第一天患者的生活护理；执行本组患者的长、短期治疗护理，完成与患者手术前后有关的检查、治疗、基础护理及部分专科护理的健康教育；协助责任护士做好患者及其陪护者的管理及宣教工作，指导辅助护士工作并对其进行质量控制。

3. **责任护士** 必须具备大专以上学历，护师以上职称，有较强的专科护理理论和技术；参加过带教学习班学习；工作责任心强，专业知识巩固，工作能力强，积极参与病区管理，在护理人员中有一定威信。责任护士重点管理本组患者，参加医生查房，了解患者病情的变化和急需解决的问题；根据患者情况，给予生活评估，修改护理问题，制订护理计划，修改或新开护嘱；执行各项专科治疗护理，分配和指导执行护士和辅助护士执行本组患者生活护理及各项治疗护理;检查各项工作落实情况,书写各种护理表格;质控本组执行护士和辅助护士,指导、带教下级护理人员的临床和教学工作;安全管理,保证和监督专科诊疗护理过程和临床护理路径实施;做好本组患者的有关宣教,指导患者进行术后康复锻炼;协助护士长抓好护理科研和教学等工作。有自我学习的求知热情,不断更新知识、技能和理念。

4. 专科护士　专科护士是取得某个专业执业证书的护理人员,一般为接受省级卫生行政部门组织或委托的专科护士培训并且考核合格,具有省级卫生行政部门认可的专科护士资格证书。职责是为该专科患者提供治疗护理,应具备大专以上学历,主管护师以上职称,有丰富的临床护理工作经验,能循证解决本专科复杂疑难护理问题;有指导责任护士有效开展基础护理、专科护理的能力,能够组织专科业务培训和临床小讲课。如 ICU 专科护士、血液肿瘤科专科护士(包括 PICC、PORT 的维护师)、器官移植专科护士、急诊救护专科护士、手术专科护士,其他如造口护士、糖尿病专科护士等。

5. 临床护理专家　临床护理专家由专科护士发展而来,是具有学士学位和硕士学位的专科护理人员,取得高等院校教师资格,带教本科生,指导研究生,创新并引领推动护理学科发展。早在 20 世纪 80 年代,国外就培养了各临床领域的护理专家,如医院设立造口治疗师、新生儿护理专家、压疮的专科护理专家。在美国,现代临床护理专家已从病房走向门诊、社区、家庭,涉及多个专业领域。她们具备较强的管理能力,丰富的临床经验,独立判断病情和各种危险信号的能力,较深的护理知识造诣及疾病预防、康复相关知识,有较强的临床教学和研究能力。负责护理活动及直接参与治疗,在临床护理人员遇到复杂专科患者护理问题时提供指导和咨询;参与医院相关制度的制定,参与临床教学和研究,承担专科顾问和咨询工作。

6. 护理教育人员　护理教育人员应热爱护理专业,热心护理教育,具有良好的职业道德素质、系统的护理理论知识和丰富的临床经验与技能;熟悉教育学基础理论和技能等。

7. 护理管理人员　主要包括各病区和科室的护士长、护理部主任和副主任、护理副院长。护理管理人员应具有高尚的职业道德、政治道德、心理道德素养;良好的人际交往能力,协调和处理跨学科、各部门的团队合作;较强的组织管理能力,熟悉管理科学知识和专业管理知识;系统的护理理论知识和丰富的临床工作经验;维护和促进护理质量持续改进,组织和开展护理改革;具有自我发展能力,了解国内、外护理工作动态,创新和引领护理学科发展;有一定的政策觉悟水平,精力充沛体魄健壮。

(二)依据护理岗位职责的职业生涯规划

根据岗位职责,结合工作性质、工作任务、责任轻重和技术难度等要素,明确护理岗位所需的任职条件,促进护理人员职业生涯的发展。此外,护理人员的经验能力、技术水平、学历、专业技术职称应当与岗位的任职条件相匹配,实现护理人员从身份管理向岗位管理的转变。2010 年我国卫生部医管司颁布了《全国医院工作制度与人员岗位职责》,这是国家针对医院工作制度与人力资源规划制定的统一管理标准,使医院人力资源管理的实践做到有章可循,有标准可依,保证了护理人员各项职责的落实和达标,具体内容如下。

1. 护理部主任职责　①在院长的领导下,负责领导全院的护理工作,组织制订全院各科室护理人员配置方案,批准后组织实施与协调,适时调整;是医院护理质量与安全管理和持续改进第一责任人,应对院长负责。②负责实施医院的质量方针和落实质量目标、实施质量指标,制订护理部分的具体落实措施,履行监控职能。③根据医院的计划负责拟订全院的护理工作计划及目标,批准后组织实施。定期考核,按期总结汇报。④深入科室了解掌握护理人员的思想情况,教育护理人员改进工作作风,加强医德、医风建设,改善服务态度。督促检查护理制度、常规的执行和完成护理任务的情况,检查护理质量,严防差错事故的发生。⑤组织护理人员三基三严培训、业务技术学习,定期进行技术考核,开展护理科研工作和技术革新,不断提高护理技术水平。⑥指导各科护士长搞好病房和门诊的科学管理、消毒隔离和物资保管工作。⑦组织检查护生、进修生的实习工作,指导各级护理人员严格要求学生,做好传、帮、带。⑧确定全院护理人员的工作时间和分配原则,根据具体情况对全院护士做院内或临时调配。⑨审查各科室提出的有关护理用具使用情况的意见,并与有关部门联系协同解决问题。⑩主持和召开全院护士长会议,分析全院护理工作情况,并定期组织全院护士长到科室交叉检查,互相学习,不断提高护理质量。⑪提出对护理人员的奖惩、晋升、晋级、任免以及调动的意见。⑫教育全院各级护理人员热爱护理专业,培养良好的作风,关心他们的思想、工作、学习和生活,充分调动护理人员的积极性。⑬作为医院质量管理组织主要成员,承担相关工作。⑭护理部副主任协助主任负责相应的工作,主任外出期间代理主任主持日常护理工作。

2. 主任(副主任)护师职责 ①在护理部主任领导下,负责指导本科室护理技术、科研和教学工作;②检查指导本科室急、危重、疑难患者护理计划的实施,护理会诊及危重患者的抢救工作;③了解国内、外护理发展动态,根据医院具体条件努力引进先进技术,提高护理质量,发展护理学科;④主持全院或本科室护理大查房,指导下级护理人员的查房,不断提高护理业务水平;⑤对院内护理差错、事故提出技术鉴定意见;⑥组织主管护师、护师及进修护士的业务学习和护士规范化培训,拟定教学计划和内容,编写教材并负责讲课;⑦带教护理系和护理专科学生的临床实习,担任部分课程的讲授并指导主管护师完成此项工作;⑧负责组织全院或本科室护理学术讲座和护理病案讨论;⑨制订本科室护理科研计划,并组织实施,通过临床实践写出有较高水平的科研论文,不断总结护理工作经验;⑩参与审定、评价护理论文和科研成果以及新业务、新技术成果;⑪协助护理部做好主管护师、护师的晋升、考核及评审工作,承担对下级护理人员的培养工作;⑫参与全院业务技术管理和组织管理工作,经常提出建设性意见,协助护理部主任加强对全院护理工作的业务指导;⑬参与全院护理质量督察工作,指导护理质量控制工作。

3. 科护士长职责 ①在护理部、科主任领导下全面负责所属科室的临床护理、教学、科研及在职教育的管理工作;是本部门护理质量与安全管理和持续改进第一责任人,应对护理部、科主任负责。②根据护理部、科工作计划制定本科室的护理工作计划,按期督促检查、组织实施并总结。③负责督促本科各病室认真执行各项规章制度、护理技术操作规程。④负责督促检查本科各病室护理工作质量,发现问题及时解决,把好质量关,并有记录。⑤解决本科护理业务上的疑难问题,指导危重、疑难患者护理计划的制定及实施。⑥有计划地组织科内护理查房,及时总结本科护理工作中的经验和教训。⑦有计划地组织安排全科业务学习,负责全科护士的三基三严培训和在职教育工作。⑧负责组织本科护理科研、护理革新计划的制定和实施,指导本科护士及时总结护理经验及撰写护理论文。⑨对科内发生的护理问题和差错,应及时了解原因,总结经验教训,采取防范措施,并及时上报护理部。⑩科学管理病房,做好文字记录及教学各项统计工作,每月总结、分析提出整改意见。⑪每月听取进修护士意见,检查护生教学计划的实施情况。

4. 病区/病房护士长职责　①在科护士长和科主任的领导下,负责本病室行政管理和护理工作;是本部门护理质量与安全管理和持续改进第一责任人,应对科护士长、科主任负责。②根据护理部及科内工作计划,制订病房护理工作计划,并组织实施。认真做好护理质量检查、记录和统计工作,并定期总结。③负责本病房护理人员的素质培养工作,教育护理人员加强责任心,改善服务态度,遵守劳动纪律,密切医护配合。④合理安排和检查本病房的护理工作,落实质量控制方案,参加并指导危重、大手术患者的护理及抢救工作。⑤督促护理人员严格执行各项规章制度和操作规程,严防差错事故的发生。对本病区发生的护理差错、事故,及时查明原因报告护理部,并组织整改。⑥定期参加科主任和主治医师查房,参加科内会诊及大手术或新手术前、疑难病例、死亡病例的讨论。⑦组织护理查房、护理会诊,积极开展护理科研工作和护理经验总结。⑧组织领导护理人员的业务学习及技术训练,实施三基三严的培训工作。⑨定期督促检查表格用品、护理用具、仪器设备、被服、药品的清理及保管。⑩负责护生、进修护士的实习安排及检查护士的带教工作。⑪督促检查护理员、配膳员、卫生员的工作质量,搞好病房的清洁卫生、消毒隔离工作。⑫定期召开工作人员座谈会,组织安排健康教育宣传工作,听取患者对医疗、护理及饮食等方面的意见,不断改进病室管理工作。

5. 主管护师职责　①在科护士长、护士长领导和指导下进行工作。②对病房护理工作质量负有责任,发现问题,及时解决,把好护理质量关。③解决本科室护理业务上的疑难问题,指导危重、疑难患者护理计划的制定及实施。④负责指导并主持护理查房、病例讨论和护理会诊,对护理业务给予具体指导。⑤组织本科室护师、护士进行业务培训,拟定培训计划,编写教材,负责讲课。⑥组织护理进修生和护生的临床实习,负责讲课考核和评定成绩。⑦制定本科室护理科研和技术革新计划,并组织实施。指导全科护师、护士开展护理科研工作,写出具有一定水平的护理论文及科研文章。⑧协助本科室护士长做好行政管理和护理队伍建设工作。

6. 护师职责　①在病房护士长领导下和上级主管护师指导下进行工作。②参加病房的护理临床实践,指导护士正确执行医嘱及各项护理技术操作规程,发现问题,及时解决。③参与病房危重、疑难患者的护理工作,承担难度较大的护理技术操作,带领护士完成新业务、新技术的临床实践。④协助护士长拟订病房护理工作计划,参与病房管理工作。⑤参加本科室主任护师、主管护师组织的护理查房、会诊和病例讨论,并主持本病房的护理查房。⑥协助护士长负责本病房护士和进修护士业务培训,制订学习计划,担任讲课并对护士进行技术考核。⑦参加护校部分护生临床教学,带教护生临床学习。⑧协助护士长制订本病房的科研、技术革新计划,积极参与科研活动。⑨对病房出现护理差错、事故进行分析,提出防范措施。

7. 护士职责　①在护士长领导及护师指导下进行工作。②认真执行各项规章制度,岗位职责和护理技术操作规程,正确执行医嘱,准确及时地完成各项护理工作,严格执行查对及交接班制度、消毒隔离制度,防止差错事故的发生。③做好基础护理和患者的心理护理工作。④认真做好危重患者的抢救工作及各种抢救物品、药品的准备及保管工作。⑤协助医师进行各种治疗工作,负责采集各种检验标本。⑥经常巡视患者,密切观察记录危重患者的病情变化,如发现异常情况及时处理并报告。⑦参加护理教学和科研工作,工作中应不断总结经验,写出论文,以提高护理水平。⑧指导护生、护理员、配膳员、卫生员工作。⑨负责做好患者的入院介绍、在院健康教育、出院指导,定期组织患者学习,宣传卫生知识和住院规则,经常征求患者意见,做好说服解释工作并采取改进措施,在出院前做好卫生宣教工作。⑩办理入院、出院、转科、转院手续,做好有关文件的登记工作,认真做好病室物资、器材的使用及保管工作,并注意坚持勤俭节约的原则。

8. 护理员职责 ①在护士长领导下和上级护理人员的指导下进行工作。②承担患者生活护理和部分简单的基础护理工作,不得从事临床护理技术操作。③随时巡视病房,应接患者呼唤,协助生活不能自理的患者进食、起床活动及递送便器等。④做好患者入院前的准备工作和出院后床单、铺位的整理以及终末消毒工作,协助护理人员做好被服、家具的管理。⑤及时收集送出临时化验标本和其他外送患者工作。

(三)依据护理人才定位的职业生涯规划

面对临床护理人才断层,护理队伍构成低龄化、低学历化、低工作经历化的状况,根据专业能力进阶理论的要求,结合医院护理队伍的分层级管理现状对护理人才进行定位。

1. 定义和选拔标准 依据护理人才定位的职业生涯规划分为3个层次:专家型护理人才、骨干型护理人才、成长型护理人才。针对3个不同层次护理专业人才的培养目标,结合实际制定相应的选拔标准。

(1)专家型护理人才:即在护理专业某专科或专项技术中具有高水平理论知识及操作技能,在专科科研、教学上取得一定成果,对其他护理人员有一定影响力的人才。要求工作年限≥15年,有担任科室或病区管理工作经历,有某专科护理工作或某专项护理技术工作实践经历,有独立处理临床专业问题及组织管理人员的能力,有担任省级或市级专业委员会委员的身份,有外出讲学经历,有学术研究建树。

(2)骨干型护理人才:在护理专业某专科或专项技术中有一定水平,在科研、教学上有一定成果,由其配合专科专家型人才工作,是未来专科领域的接班人。要求工作年限≥10年,有担任科室或病区管理的工作经历,有某专科护理工作或某专项护理技术工作实践的经历,且有学术研究成果。

(3)成长型护理人才:为骨干型护理人才接班人的培养对象,由于他们刚进入临床不久,求知欲和接受能力强,理论知识扎实,有较大发展空间,是医院实行分级管理的基础。要求工作年限≥3年,具有较高的学历层次,专科护理和"三基"护理考核成绩优异,年度考核成绩优异,通过三级或四级护理人员考评,有一定英语水平和较大发展潜力。

2. 培养措施 对于入选人员,医院根据其所在培养层次,落实各项培养措施及相应配套政策。

(1)专家型人才培养方法:专家型人才是所在护理专科或专项技术的学术技术发展带头人,具有高级技术职称。因此,在培养过程中,医院对该层次护理人员需高要求,管理严格,创造机会,重点培养,使之在学术、技术和管理上取得长足进步。

(2)骨干型人才培养方法:骨干型人才是专科或专项技术学组人才构成的主要组成部分,具有高级或中级职称人员。在专项技术学组中分管某个方向的研究工作,根据督导制订的整体工作计划,制订某项工作的研究方向并制定开展相应计划,对学组成长型成员实施培训及开展科研、教学工作。各学组骨干型人才在学组专家推荐下派往各专科护士培训基地学习,使之达到专科理论知识精通、专项临床护理技术精湛,并要承担该学组继续教育项目或学术会议的授课或主持工作。考虑到临床专业和人员配置问题,在其培养上尚要兼顾可行性和适用性。

（3）成长型人才培养方法：成长型人才培养是在每个学组督导的监督及指导下,依据各组不同的特点进行培养的方法。

项目五　护理人员的绩效考核

案例导入

上海市某医院护理部自 2003 年以来,推行护理人员绩效考核管理,在实施过程中不断总结经验、不断完善规范,形成了一整套护理人员绩效评价体系。

一、护理单元绩效评估体系

1. 构成：护理单元绩效＝工作质量＋工作效率＋工作效益。

2. 内容：护理质量评估指标 11 项,包括特级和一级护理质量、整体护理质量、护理病历质量、消毒隔离质量、病区管理质量、抢救物品完好率、业务考核质量、护理教学质量、出院患者满意度、护理投诉、护理缺陷;工作效率评估指标 6 项,包括总床日数、出科人数、出院患者病历分型、手术例数、等级护理量、治疗工作量;工作效益评估指标 2 项,即收益和成本率指标。

二、护士绩效评估体系

1. 构成：一级指标 4 个,二级指标 12 个,三级指标 56 个。

2. 内容：一级指标包括工作质量、工作量、工作能力、工作态度;二级指标包括护理质量、护理安全、教学质量、岗位、班次、工作时间、业务能力、工作经验、教学能力、科研能力、服务态度、个人表现;三级指标包括重患者护理、消毒隔离、病区管理、抢救物品、护理文书、发生跌倒、事故、导管意外、白班、晚班、夜班、理论考核、操作考核、院内院外讲课、教学查房、主编或参编著作、期刊发表文章、患者表扬到科室、患者投诉到科室、院外批评、市级奖励、院级奖励、参加质控活动、劳动纪律等。

三、护理绩效分配制度的原则

1. 目标与手段匹配的原则。

2. 激励的强度原则。

3. 激励的平衡性原则。

四、实施结果

（1）护理绩效分配制度的改革,促进了医院服务质量与效率的提高。充分体现 1/3 分配原则,即"多劳多得,按劳分配";充分发挥了奖金的经济杠杆作用,在实施过程中,真正发挥"奖勤罚懒,奖优罚劣"的功能。

（2）护理绩效评估系统的研究与应用,实现了护理管理理念和方法的创新。该研究成果成功应用于该院 1 890 张床位，32 个专业科室共 56 个护理单元，并在 8 年的临床实践中不断完善，取得显著的管理效应。实行了护理工作量软件系统的应用和奖金分配管理网上监控后，护理人员对绩效奖金分配的满意度由 70% 上升至 96.5%，护理人员的流失率从 15% 下降至 6%，解决了护理学科中的难点问题，为医院创造更多的社会效益和经济效益。

请从护理人员绩效管理的角度谈一下自己的看法。

分析提示

随着医院护理工作的发展和服务对象医疗服务需求的变化，对临床护理工作提出了更高的要求。特别是，在目前各级医院临床护理人员普遍短缺、护理任务繁重、患者需求水平提高的大背景下，科学合理地评价护理工作绩效大小、充分调动广大护理人员的积极性，具有十分重要的现实意义。

任务一　绩效考核的概述

护理管理是医院管理的重要组成部分，科学地评价护理工作绩效是护理管理者一直关注和研究的课题。为有效提高护理工作效率，保证护理质量和安全，使护理工作价值在护理绩效考核中得以体现，应将绩效考核与护理管理相结合，构成全面有效的医院护理管理体系，同时也能整体提高护理管理效能。

一、相关概念

（一）绩效的英文含义

绩效（performance）的英文含义是表演和演出的意思。通俗地讲，就是通过个人的表现测量结果。

（二）绩效的中文含义

绩效从中文字面分析意思，是绩与效的组合。绩就是业绩、成果；效就是效率、行为、过程。在实际应用中，对于绩效概念的理解：是劳动物化的成果或者是能感受到的成果。绩效就是结果与行为的统一。绩效有两个不同的视角：一是结果，二是过程；结果为主、过程为辅。

二、基本概念

（一）绩效考核

绩效考核（performance appraisal）又称绩效评估、人事评估、员工考核等，是指运用系统的原理、方法，根据人力资源管理的需要，收集、评定和测量员工在职务上的工作行为和工作效果，是对员工工作表现的一种系统的描述和评价。绩效考核是人力资源绩效管理中的一个关键内容。构建一个客观公正、科学合理的绩效考核评价体系，对充分调动并发挥护理人员的主观能动性,促进管理目标的实现具有十分重要而又积极的作用。

(二) 护理人员工作绩效

护理人员工作绩效是护理人员在护理活动中所做出的成绩和贡献,是其对所掌握的知识和技能实际应用的体现,是个体能力在工作环境中表现的程度和效果,是指与护理工作有关的行为表现及其结果。护理人员工作绩效的正确评价,不仅可以评估护理人员在护理活动中所做出的成绩和表现,还能帮助护理人员明确自我工作的目标,更能通过细化护理绩效考核办法,进一步体现护理人员的专业技能、劳动强度、工作风险、岗位能级、工作质量与数量等差异,体现劳动价值,调动广大护理人员的积极性。

三、影响绩效考核的因素

(一) 考核方法与考核工具运用不当

考核量表及内容有偏差,就不能全面地反映被考核者的综合能力和业绩与各方面的素质。考核工具使用不当产生不公平,考核表过长、费时,使考核者没时间或产生厌倦而不认真对待,而影响考核结果。

(二) 考核目的不明确

未将考核工作列入工作计划中,或考核内容与计划内容不一致,都会影响考核结果。

(三) 人为因素产生偏差

考核受到考核者个人的价值观和个性影响,如光环效应使考核者对被考核者评价过高;触角效应使考核者对被考核者的评价过低;情绪化作用使考核者对被考核的评价受到考核者的情绪影响;中央趋势使考核结果的分数值无差异。另外,考核者对考核标准掌握不当,凭个人理解进行评价,也是影响绩效考核结果的因素。

(四) 考核过程形式化

考核者对考核结果缺乏充分的认识,使业绩评价结果缺乏可比性,难以从护理人员之间进行区分。考核结果常常与奖惩、晋级、薪酬等激励机制不挂钩,使考核未能达到预期效果和目标。

(五) 考核结果无反馈

考核结果未与被考核者沟通,使被考核者不知存在的缺点和需要努力的方向,也是考核未能达到预期目的的一种因素。

任务二　绩效考核的功能与内容

一、绩效考核的功能

(一) 建立临床护理绩效管理系统,促进护理人员的合理使用和开发

实现绩效评价的目的在于使护理工作强度在护理质量评价中得以体现。从管理者角度看,实行科学的临床护理绩效管理能真实了解护理队伍的工作态度、个性、能力状况、工作绩效等基本状况,以对护理人员进行甄别与区分,使优秀护理人才脱颖而出,为医院的人员选

拔、岗位调动、薪酬决策、培训及职业规划等人事调整和决策,提供科学性、合理性和具有可比性的信息依据。从护理人员角度看,建立科学的护理绩效考核指标体系能为绩效分配提供依据,科学、合理、公平的绩效考核指标能够充分调动护士的积极性。而且,考核标准本身为护理人员提供指南,对自身工作绩效有一系统的考核制度,使其不断地明确职务期望标准与个人工作表现之间的距离,从而促进个人自我成长。

(二)确定培训需要,提供奖惩依据,实现绩效考核的客观性、公平性、实用性

根据等级医院评审需要,使护理工作形成良好的管理导向,使经济效益向风险高、工作量大、技术含量高的岗位倾斜,体现能级管理,多劳多得、按劳分配、兼顾公平的分配原则,打破了吃大锅饭的状况,也是员工进步的动力。绩效考核是管理者用以控制达到组织目标的一种方法。对护理人员而言,绩效考核是对优秀人员的一种"成绩肯定",对懒散人员的一种"提醒信号"。而且,经济收益对护理人员的工作绩效具有一定的激励作用,同时能力的提升也会为护理人员带来更多的经济收益,两者相互促进,使更多患者在医院得到更优质的照护。此外,加强各部门和各科室的工作计划和目标的明确性,从粗放管理向可监控考核的方向转变,有利于促进医院整体绩效的提高,有利于推动医院总体目标的实现。

(三)改进工作绩效,形成有效的激励机制,促进护理学科管理水平的提高

合理制定护理绩效考核标准,能充分发挥考核的导向与激励功能。护理人员绩效考核是人力资源管理中的重要组成部分,正确有效的绩效考核有利于激励护理人员士气、促进护理人员积极投入工作,并增加对工作的满意和认同,为护理人力管理中处理奖惩、晋升、调动及解聘提供一个客观的评判标准。随着改革的不断推进,尤其是护理能级的发展,应将护理岗位工作职责、技术要求与护士的分层级管理有机结合,并与绩效考核相挂钩。绩效考核能了解团队中每个人的品行和绩效水平并提供建设性的反馈,帮助管理者强化下属人员已有的正确行为,加强护理人员的自我管理,提高工作绩效,发掘员工潜能,让护理人员清楚自己的位置和努力的方向,以及医院对自己的期望和要求。同时,也能实现护理人员与上级管理者的有效持续沟通,创建一个具有发展潜力和创造力的优秀团队,有利于护理品质和安全的保证,从而推动医院总体战略目标的实现,适应深化医疗改革的新形势、新任务。

二、绩效考核的内容

对护理人员全面的综合性考核原则,应包括德、能、勤、绩4个方面。

(一)德

政治立场坚定,拥护并认真贯彻执行党的路线、方针、政策;爱党、爱国、爱院,爱岗敬业,有一定的政治理论素养和政策水平;组织观念强,清正廉洁,不争名利,严守纪律,政治上积极要求进步,关心国内、外大事,积极参加政治学习,坚持原则,敢于同各种违法乱纪现象作斗争;大局观念强,心胸大度,服从命令,听从指挥,团结同志;爱岗敬业,为人师表;模范遵守党纪、国法和各项规章制度,认真履行职责;全心全意为伤病员服务,工作踏实,服务热情,有较强的事业心、务实的工作作风和良好的职业道德。

(二)能

经过正规系统的医学护理院校培训,有大专及以上学历。①专业水平。能较好地了解

国内、外护理学科发展动态,有较强的解决问题和组织管理的能力,医学理论功底扎实,基本操作技能和专科技术熟练,考核成绩优秀,无护理差错事故。②专业技能。熟练掌握本专业的常用操作技能,以及输液泵、深静脉置管等急救及监护方面的护理新技术。会解决业务工作中的护理问题,能熟练制订重症患者护理计划,按护理程序对患者实施责任制整体护理。危重患者护理、护理文书书写合格率达95%以上。③临床科研。能独立承担科研攻关任务,参与一项以上科研项目,在公开出版的学术刊物上发表有价值的学术论文;积极开展新业务、新技术一项以上,有自己的专业发展方向和特色。④护理教学。积极开展教学活动,能指导培养下级护理人员或护生,承担科室及全院性学术讲座。

(三) 勤
工作态度、出勤情况和遵守劳动纪律等方面,既能坚持正常工作,也能完成突发任务。

(四) 绩
工作效率与效益,以科技成果、奖励和贡献等方面成绩体现。

三、绩效考核的程序

(一) 建立健全绩效考核组织
根据医院实际工作情况,建立有领导、专家、群众和同行共同参加的绩效考核委员会,定期对各级护理人员进行考核。绩效考核程序一般自上而下,层层逐级考核,也可单项进行。

(二) 制定并完善绩效考核标准
由绩效考核委员会制定的考核标准应以工作岗位的基本要求为依据。评价工作指标应具有客观性,与工作密切相关,尽量使用可衡量的描述,提高评价标准的可操作性,并于事前公布绩效考核标准。在德才兼备原则的指导下,应根据学历、资历、工作表现、任职时间,实际的技术能力及学术水平,综合全国或全军及本单位实际情况,制定切实可行的考核标准。绩效考核方案制定应充分征求护理人员意见,建立基于护理工作量、护理质量、患者满意度并结合护理难度、技术要求等要素的绩效考核制度,并将考核结果与护理人员的评优、晋升、薪酬分配相结合,实现优劳优得,多劳多得,调动护理人员积极性。

(三) 建立真实详尽的技术档案
技术档案内容包括:个人简历、学历、资历、学术论文、书刊编译、著书立说、发明创造等情况,应分别记载学术水平授奖级别;考核考试成绩,包括院内业务训练、进修考试成绩,技术职称等。

(四) 绩效考核结果反馈
绩效考核结果反馈,通过有效评价面谈,谈论下属的工作业绩,给双方提供了一个交流思想的机会,传递表扬和建设性批评两方面信息;面谈对下属的发展极为重要,信息反馈不当或提法不妥,都将会给下属带来消极影响。绩效考核方案和结果能够通过多种途径方便护理人员查询,绩效考核结果与评优、晋升、薪酬挂钩,帮助员工确定改进工作的目标以及是否启动绩效考核的改进计划,并能提出实现目标的措施。

任务三　绩效考核的原则与方法

一、绩效考核的原则

护理人员绩效考核秉承"公平、公正、公开、科学"的原则，主要从以下几个方面开展。

（一）定期考核与随机考核相结合

人才考核应建立定期考核制度（每周、旬、月度、季度、半年、年度），以此为基础积累考核资料。如任期考核，就是在某一专业技术职务任期满后进行的考核。定期的任职考核是动态考核，可打破"终身制"和"大锅饭"，激励人才不断进取。也可根据医院实际情况，进行随机抽查考核。两者相结合，才能做到对人才有比较全面的了解。采用定期考核与随机考核相结合，平时考核与年底考核相结合，重点考核与全面考核相结合，直接考核与间接考核相结合，终未考核与过程考核相结合，使绩效考核评价成为一种制度的创新。

（二）综合考核与单项考核相结合

对各级护理人员的绩效考核内容不但与其聘任的岗位职务要求相匹配，而且考核内容须包括：政治思想、遵纪守法、道德品质、工作态度、敬业爱岗、专业知识水平、专业技术水平等全面综合的评定。一般对人才德、才、勤、绩4个方面的考核，多为定期或较长时间才进行的一种综合的全面性考核。按照护理部的要求，在重大节日、规定的推优时间节点，结合年度工作安排和临时完成某项工作任务，可进行基础理论、专科技能等考核，或按照相应的标准及指标，如中夜班数量、患者满意度等，结合领导专家组的综合面试，参加评优评奖，以促进护理人才的专业培养。

（三）领导考核与群众评议相结合

考虑到公平和标准原则，高层、中层和低层员工均应进行绩效考核。当然，不同级别护理人员的考核要求和重点不尽相同。考核必须听取方方面面的意见，让群众及有关专家根据考核标准评议，然后由科室及医院领导综合评价。只有避免主观性和片面性，避免掺入个人好恶，才能为护理人才的发现、选拔、使用提供可靠可信的依据。例如，护理人员的职称考核，应在规定的临床护理工作年限年资要求下，按照实绩考核的成绩和标准，向人力资源部申请职称评定的资格，并接受相应职称委员会的考核。

（四）学历与能力相结合

有的护理人员学历高，但实践经验少，操作技能及解决问题的实际技能差；有的护理人员学历低，而操作技能及实际工作能力强。绩效考核方案有可操作性，考核内容能够体现被考核者的实际业绩，具体的工作量与质的体现，实际的工作效果的体现。只有既看学历，又看能力，两者相结合，才能客观、实事求是地评价护理人员的绩效。

（五）定量考核与定性考核相结合

对各级护理人员的绩效考核内容必须与其聘任职务相符合，各类考核内容应符合客观情况，并用科学的方法制定考核标准，采用定性考核和定量考核相结合，努力减少考核者主观因素对考核结果的影响，努力做到实事求是、公平合理地对待每位考核者。定量化是人才考核工作的一大进展。量化考核只有从印象、评语中解脱出来,用数据说话,用事实说话,才能做到客观、准确地评价人才。换而言之,不但要定性,而且要定量。有了"数"的概念,就可以客观地反映人才的实际情况,使之做到序列性、区分性和可比性。

(六) 应用和反馈相结合

考核有一定的透明度,不能暗箱操作。提倡考核结果用不同方式与被评者见面,使之心服口服、诚心接受,并允许其申诉和解释。通过对护理人员的考核,为护理管理提供人力资源管理的信息,不断地调整对护理人员的考核标准,修改各级护理人员培训计划,与时俱进,从而达到不断提高护理管理质量的目的。

二、护理人员绩效考核的方法

(一) 护理人员绩效考核的测量方法

1. **绩效考核表法** 绩效考核表又称绩效评价表,是一种根据限定因素对员工表现进行考核的工作效率衡量方法。具体操作是根据评定表上所列出的指标(评价要素),对照被评价人的具体工作进行判断并记录,通过对考核内容的量化进行考核。绩效考核表有统一的量化指标,容易比较,可以使用多项选择、评语、图表、标度或评分标准等,但量表评定法与考试法一样,对量表的信度和效度要求较高。

2. **考试法** 护理人员通过笔试或口试,提供业务技术操作、理论知识、各种竞赛等方面所获得的成绩。常用于护理技术操作、理论知识、外语水平等考核。具有标准统一的优点,但对考核标准和考核者要求较高,常常出现考核水平与实际能力有差异。

3. **排序法** 排序法是评价者把同一部门或小组中的所有护理人员,按照总业绩多少的顺序排列起来进行比较的评价方法。特点是简单、省时、省力、便于操作。

4. **比例分布法** 比例分布法是将工作单元或小组中的所有人员分配到一种近似于正态分布的有限数量的类型中去的一种评价方法。

5. **描述法** 描述法是评价者用简明扼要的文字对护理人员的能力、工作态度、业绩状况、优势和不足、培训需求等进行陈述,侧重于描述组织成员在工作中的突出行为,而不是日常业绩。此外,描述法没有同一标准,难以进行护理人员之间的比较,应视评价目的和用途,结合其他方法共同进行。

6. **关键事件法(critical incident method, CIM)** 关键事件法是分析人员向被考核者询问某些问题以了解其对于解决关键事件所需的能力和素质,并让被考核者进行重要性评价的一种收集职务信息的方法。也可以将护理人员的有效行为和无效或错误行为记录下来,作为评价依据,在业绩评价后期,评价者应综合这些记录和其他相关信息和资料,对护理人员业绩进行全面、客观的评价。

7. **目标管理法(management by objectives, MBO)** 目标管理法即管理者与护理人员共同制订工作与行为目标,定时按目标考核。这种方法重视成员对组织或部门的个人贡献,是一种有效评价员工业绩的方法。目标管理将评价关注的重点从护理人员的工作态度转移到工作业绩方面;评价人的作用从传统评价法的公断人转换成工作顾问和促进者;护理人员在评价中的作用从消极的旁观者转变成积极的参与者。

8. **强迫选择比较法** 按规定的等级比例对人员绩效进行评定,如上级规定考核比例标准为：优秀占10%、良好占20%、合格占40%、不合格占30%。

（二）护理人员绩效考核的评价方法

1. 直接领导评价 直接领导评价是直接上级对其部下进行全面考核和评价。由各个护理单元的护士长及科主任共同完成，每月一次，记录于护理人员考核表内，作为年终评价（优秀、合格、基本合格、不合格）的依据之一；突出事件将按照各个护理单元的奖惩条例进行奖励或者处罚。直接领导负责下属评价优势在于：直接领导对其特定的护理单位负有管理的责任；直接领导处于最有利的地位观察下属。直接领导评价也有其局限性，由于日常人际间接触频繁，中间可能会掺杂个人感情色彩。

2. 同行评价 同行评价也称同事评价，通过书面或口头征求同级或同岗位的护理人员之间相互综合分析和评价，是一种定性考核资料收集的方法。在保证同事关系融洽的基础上，能够准确做出评价。另外，来自同行适当的压力，也是一个积极的促进因素，能够促进工作效率的提高，相对来说较为客观。然而，其在实施评价需要的时间安排方面和区别个人与小组的贡献方面有一定的难度，会出现有些小组成员在评价自己的同事时可能处于两难的情况。

3. 自我评价 又称自我鉴定，是被考核者通过书面或口头形式对某一阶段绩效进行评价，并提供获得的荣誉奖状、考核情况及成绩。护理人员对自身进行评价，让护理人员随时对自己的工作进行反思，对护理人员的职业发展能起到积极的作用。自我评价不够客观，容易出现自夸的现象。

4. 下属评价 是指护理人员对护理管理者如护士长、总护士长和护理部主任的评价。直接下属处于有利的位置观察领导的管理效果。其不足之处在于，管理者会人为地采取一些行为以获得好的评价结果。而且，下属不免产生担心，实事求是的评价会遭到报复的顾虑。

5. 外部评价 由护理对象（患者）、外协单位，或者传媒对护理人员进行评价。

6. 专家评价 外聘绩效专家或顾问进行考核评价一般较为公允，可以避开人际矛盾，使结论较为客观；但成本相对较高，而且外聘绩效专家或顾问不一定精通某一领域，或者不是某些专业的内行。

7. 360度绩效评价法 又称全方位绩效考核法或多源绩效考核法，是由被评价者的上级、同事、下级和(或)客户及被评价者本人，从全方位、多角度对被评价者工作业绩进行的全方位衡量并反馈的组合评价方法。因其能够保证反馈体系的客观性和全面性，并提高绩效评价结果的可靠性和有效性，作为绩效管理的一种新工具，被管理者越来越广泛地使用。将360度绩效评价法模式引进到临床护理人员绩效管理工作中，从护理部、护士长、同事、自己、患者5个方面，对护理人员进行综合考评，从不同层面进行考核，客观、全面地评价护理人员的能力和水平，有效地提高了护理质量，减少了护理缺陷的发生。在360度绩效评价法实施过程中，也存在不足之处，需花费较多的时间和经费，考评者的评价会受认知角度、接触频率等因素的影响，带有一定的主观性；自我评价过高；考评标准未能全部量化，沟通能力强、人际关系好的护理人员往往得分较高。

任务四　护理人员自我绩效管理

一、自我绩效管理的方法与技巧

（一）目标设定的方法

明确绩效目标设定的重要性，好的绩效目标是体现组织目标，并符合 SMART 原则，即设置精确目标、有行动计划及与上级沟通一致。SMART 原则中的 5 个英文字母分别代表如下含义。① Specific：明确的；② Measurable & Motivating：能衡量、能激励自己；③ Attainable：能达到的、可实现的；④ Realistic & Relevant：实际的且与个人的主要工作成就相关；⑤ Time specific & Track-able：有时间规定，并且能够追踪。

（二）目标执行与反馈

重点是对目标完成情况与目标的偏差分析，包括时间的偏差、工作内容的偏差以及目标和目的的偏差，还需要强调反馈的重要性。

（三）绩效分析总结

对于每个人来说，每年认真对自己的工作做一次分析总结是很有必要的，主要应该分析3 个方面：做了什么、做得怎么样、怎样做到更好。护理人员在进行绩效考核上，一方面需要直面问题；另一方面应注意双向沟通、坦诚相待。只有这样，才能真正解决问题，同时避免误会的产生。

（四）绩效改进与发展

对于绩效的改进，首先需要进行绩效问题的自我审视，从能力、工作习惯、态度、意愿以及与领导的沟通等方面，分析绩效存在的问题；在改进方面，应根据个人职业规划发展方向，制定能力改进方案。

二、绩效考核的申诉

护理人员如果对绩效管理和绩效考核工作有重大疑问，可以在拿到绩效反馈信息表的 7 天内，向护理部或人力资源部提出申诉。护理部或人力资源部接到申诉后，双方合作共同对申诉事件进行处理，申诉的处理程序如下。

（一）调查事实

与申诉涉及的各方面人员核实护理人员申诉事项，听取本人、同事、直接上级和相关人员的意见和建议，了解事情的经过和原因，对申诉的事实进行准确认定。

（二）协调沟通

在了解情况、掌握事实的基础上，促进申诉双方当事人的沟通和理解，与申诉双方当事人探讨协商解决的途径。

（三）提出处理意见

在综合各方面意见的情况下，对申诉所涉及事实进行认定，确认在绩效管理中是否存在违反医院管理规定的行为，对申诉提出处理建议。

(四)落实处理意见

将事实认定结果和申诉处理意见于 10 日内反馈给申诉双方,即被考核的护理人员和所在科室负责人,并监督落实。

学习效果评价·思考题

1. 护理人力资源管理的含义是什么?
2. 护理人力资源管理的基本内容是什么?
3. 简述护理人力资源编配的原则。
4. 简述护理人员招聘的程序。
5. 描述医院护理工作模式并举例说明。
6. 简述护理人员绩效考核的功能及基本原则。

(江　会,顾　艳,周丽君)

第五章 护理质量管理

> **学习目标**
> 1. 识记质量管理、护理质量管理的概念,以及护理质量管理的方法。
> 2. 理解护理质量管理的原则和任务,护理安全管理机构及机制,护理安全事件报告和分析系统。
> 3. 学会运用护理质量评价的方法。

项目一 质量管理概述

一、概念

(一) 质量

在生产发展的不同历史时期,人们对质量的理解有所不同,而当人们站在不同的角度去看质量,又可以给质量下不同的定义。

(1) 根据国际标准化组织(International Organization for Standardization,ISO)在 ISO 9001—2000《质量管理体系基础和术语》中的定义:质量是指一组固有特性满足要求的程度。该定义突出反映了质量概念的广泛包容性,这是迄今为止影响最为广泛、也最为人们所接受的一个质量定义。质量所定义的"满足要求的程度"也就是产品或服务满足顾客需求的能力。

(2) 日本著名质量管理学家田口玄一从社会损失的角度给质量下了如下定义:"所谓质量就是产品上市后给予社会造成的损失。但是由于产品功能本身产生的损失除外"。田口博士将"质量"进行了量化,这对质量工程是一个巨大的贡献,同时也给企业质量管理和质量控制提供了新的思路和依据。

(3) 美国质量管理专家朱兰(J. M. Juran)给质量下的定义:质量就是适用性(Fitness for use)。这一定义强调了产品或服务必须以满足用户的需求为目的。可以看出朱兰是站在用户的角度给质量下的定义。从这个意义上讲,我们又可将质量定义为:质量是用户对一个产品(包括相关服务)满意程度的度量。也就是说产品的质量水平应由用户(包括社会)给出,只要用户满意的产品,不管其特性值如何,就是高质量的产品。而没有市场的"高质量"是毫无意义的。

这些定义从不同的角度，精辟地阐述了"什么是质量"。从以上 3 个定义综合看来，"质量"不仅指最终的产品质量，也包括产品质量形成和实现的全过程；质量不仅要满足顾客的需要，还要满足社会和企业内部的需要；质量不仅是指静态质量，而且还指由时间决定的动态质量。

(二) 质量管理

质量管理就是管理和控制有关质量的各种活动，基本可以分为 3 个阶段：质量检验阶段、统计质量管理阶段和全面质量管理（total quality management，TQM）阶段。2000 版 ISO 9000 对质量管理（quality management）的定义是：指导和控制某组织与质量有关的活动。它包括的主要活动是建立质量方针和目标作为其开展的宗旨和方向，通常包括质量方针和质量目标的建立、质量策划、质量控制、质量保证和质量改进。为实现质量方针目标，应进行质量策划、质量控制、质量保证和质量改进。上述活动构成了质量的"闭环"。

质量管理是企业管理的重要组成部分，是企业管理中的重要职能。对于企业来说，质量保证和质量控制是重点。质量保证是企业对用户实行质量承诺，即为了维护用户的利益，使用户满意，并取得用户信誉的一系列有组织、有计划的活动及保证质量的组织体系。质量保证是现代企业质量管理的核心。质量控制则是对企业内部来说的，是指为保证某一产品过程或服务的质量所采取的作业技术或有关活动。更具体地说，质量控制是测量实际的质量结果与标准对比，并对其差异采取措施的调节管理过程，它是质量保证的基础。

直观地讲，企业为满足用户对质量提出的越来越高的要求，必须开展一系列的技术活动和管理活动，包括直接和间接影响产品质量要素的控制活动，并对这些控制活动进行精心的计划、组织、协调、审核、检查，以实现质量计划目标，所有这些活动统称为质量管理。

(三) 全面质量管理

1961 年菲根堡姆（A. V. Pegenbaum）出版了《全面质量管理》一书，他指出：全面质量管理是为了能够在最经济的水平上并考虑到充分满足用户要求的条件下，进行市场研究、设计、生产和服务，把企业的研制质量、维持质量和提高质量的活动构成为整个的有效体系。他强调，执行质量职能是全体员工的责任，强调解决质量问题不仅限于产品的制造过程，应当在整个产品产生、形成及实现的全过程中进行质量管理。

全面质量管理的特点是：①从事后检验，转变为以预防、改进为主；②从管结果，改变为管因素，即提出影响质量的各种因素；③从分工为主，转变为协调为主；④做到"三全一多"，即全面的质量管理，全过程的质量管理，全员参加的质量管理以及质量管理所采用的方法是科学的、多种多样的。全面质量管理的全面性，体现在其要素的全面、结构的完整和体系的建立。

全面质量管理阶段突出的特征就是通过质量管理体系去保证产品质量。所谓质量体系是为实施质量管理所需的组织结构、程序、过程和资源。全面质量管理体系就是由管理思想、管理方法和管理控制工具组成的完善系统。TQM 是以质量为中心的管理途径，其核心是建立质量体系来保证产品质量的实现。

二、质量管理的发展历程

人类历史自有商品生产以来，就开始了以商品的成品检验为主的质量管理方法。根据历史文献记载,我国早在2 400多年前,就已有了青铜制刀枪武器的质量检验制度。纵观人类发展历史,质量管理经历了初级质量管理阶段、来源于传统手工业的质量检验阶段、引入数理统计方法的统计质量管理阶段、与系统工程相结合的全面质量管理阶段以及现代的ISO 9000族标准阶段。

(一) 初级质量管理阶段

这个阶段从开始出现质量管理至19世纪末资本主义的工厂逐步取代分散经营的家庭手工业作坊为止。这段时期受小生产经营方式或手工业作坊式生产经营方式的影响,产品质量主要依靠工人的实际操作经验,靠手摸、眼看等感官估计和简单的度量衡器测量而定。工人既是操作者又是质量检验、质量管理者,且经验就是"标准",质量标准的实施是靠"师傅带徒弟"的方式即口授、手教。这种标准只是经验的积累,缺乏统一性,因而不能适应社会化大生产的要求。

(二) 质量检验阶段

从19世纪末至20世纪30年代属于质量检验阶段,由于当时的产品质量大多依靠技术工人的技艺和责任心,故此阶段的检验特点为事后把关,质量管理人员的主要工作就是对各个工序间和出厂前的产品做严格的检验,以保证产品的质量符合要求。此阶段确定了质量检验作为一项专业的工作从生产过程中分离出来,形成一项专职的工作,对之后质量管理的发展有着非常积极和重要的意义。质量管理人员利用各种工具和方法检测产品的质量,对阻止不合格产品进入下一道工序或出厂起到了很重要的作用,但产品的质量并不能通过质量检验得到提高,并且其要求的对全部产品的检验在大规模的制造环境下难以实现。

(三) 统计质量管理阶段

20世纪40～50年代末,为了防止生产过程中废次品的过多出现,统计学家休哈特将数理统计的原理运用到质量管理中来,并发明了控制图。他认为质量管理不仅要搞事后检验,而且在发现有废品生产的先兆时就应进行分析改进,从而预防废品的产生。控制图就是运用数理统计原理进行这种预防的工具。因此,控制图的出现,是质量管理从单纯事后检验进入检验加预防阶段的标志,也是形成一门独立学科的开始。在这一阶段,人们利用数理统计方法来提示产品质量波动规律,进而采取措施,消除产生质量波动的异常原因,使生产过程不受控状态,从而达到经济地生产出消费者满意的产品的目的。这一阶段,管理数字化促进了管理科学化,过程控制也趋于标准化,使产品质量得到了一定的控制和提高,但忽视了组织管理和人的积极作用。

(四) 全面的质量管理阶段

20世纪60年代,社会生产力迅速发展,科学技术日新月异,质量管理上也出现了很多新情况。人们对产品质量的要求更高更多了。过去,对产品的要求一般注重于产品的使用性能,现在又增加了耐用性、美观性、可靠性、安全性、可信性、经济性等要求;生产技术和质量管理活动中广泛应用系统分析的概念,它要求用系统的观点分析研究质量问题,把质量管理看成是处于较大系统(例如企业管理,甚至整个社会系统)中的一个子系统;管理科学理论也有了新发展,其中突出的一点就是重视人的因素,职工参与管理,强调要依靠广大职工搞好质量管理;"保护消费者权益"运动的兴起。朱兰认为,保护消费者权益运动是质量管理学在理论和实践方面的重大发展动力。这时,仅仅依赖质量检验和运用统计方法是很难保证与提高产品质量的。同时,把质量职能完全交给专门的质量控制工程师和技术人员,显然也是不妥的。因此,许多企业开始了全面质量管理的实践。

最早提出全面质量管理概念的是美国通用电气公司质量经理菲根堡姆。1961年,他的著作《全面质量管理》出版。该书强调执行质量职能是公司全体人员的责任,应该使企业全体人员都具有质量意识和承担质量的责任。

20世纪60年代后,菲根堡姆的全面质量管理概念逐步被世界各国所接受,并在运用时各有所长。在日本被称为全公司的质量控制(CWQC)或一贯质量管理(新日本制铁公司),在加拿大总结制定为四级质量大纲标准(即CSAZ299),在英国总结制定为三级质量保证体系标准(即BS5750)等。

(五) ISO 9000 族标准阶段

随着各国经济的相互合作和交流越来越频繁,越来越重要,对供方质量体系审核已逐渐成为国际贸易和国际合作的前提。虽然世界各国先后发布了许多关于质量体系及审核的标准。由于各国标准的不一致,给国际贸易带来了障碍,质量管理和质量保证的国际化成为当时世界各国的迫切需要。

ISO于1979年成立了质量保证技术委员会(TC 176),1987年更名为质量管理和质量保证技术委员会,负责制定质量管理和质量保证标准。1986年发布了ISO 8402《质量术语》标准,1987年发布了ISO 9000《质量管理和质量保证标准选择和使用指南》、ISO 9001《质量体系设计开发、生产、安装和服务的质量保证模式》、ISO 9002《质量体系生产和安装的质量保证模式》、ISO 9003《质量体系最终检验和试验的质量保证模式》、ISO 9004《质量管理和质量体系要素——指南》等6项标准,通称为ISO 9000系列标准。

ISO 9000系列标准的颁布,使各国的质量管理和质量保证活动统一在ISO9000系列标准的基础上。标准总结了工业发达国家先进企业质量管理的实践经验,统一了质量管理和质量保证的术语和概念,并对推动组织的质量管理、实现组织的质量目标、消除贸易壁垒、提高产品质量和顾客的满意程度等产生了积极的影响,受到了世界各国的普遍关注和采用。

为了使1987年版的ISO 9000系列标准更加协调和完善,ISO/TC 176质量管理和质量保证技术委员会于1990年决定对标准进行修订,提出了《90年代国际质量标准的实施策略》(国际上统称为《2000年展望》)。2000年12月15日,ISO/TC 176正式颁布了2000年版的ISO 9000族标准。2008年10月正式颁布2008版标准。该版标准只是对一些细节进行了改动,大体框架没有变动,更适合于体系实施的需要,更适合现代化商业活动的需要,更适合现代信息化活动的需要。

(六) 数字化质量管理阶段

20世纪80年代以来,计算机集成制造(CIM)等先进制造模式及相关技术的发展,为计算机辅助质量系统的产生提供了可能。数字化质量管理系统通过及时采集、分析、反馈质量信息,协调了影响产品质量的各个因素,提高了企业的快速反应能力,增强了企业的核心竞争力。

数字化质量系统的集成向着3个方面发展:①纵向集成,即将产品的质量信息从执行层及时地传递给管理层、决策层;②功能集成,即与 CAD、ERP 等先进的系统集成,将质量信息快速地传递给设计、采购、生产等部门;③过程集成,即将产品全生命周期的质量信息集成,包括市场调研、产品设计、产品制造和产品使用等阶段。数字化的质量管理阶段将产品的质量管理又提升到了一个更加崭新的阶段,实现了许多过去无法实现的质量管理功能。

三、质量管理理论

(一)质量管理理论的发展

20 世纪初,泰勒、吉尔布雷斯夫妇等建立和完善了科学管理理论,促使产品的质量检验从生产加工中分离出来。然而,早期的质量管理仅限于质量检验,它只对产品的质量事后把关。但质量并不是检验出来的,所以质量检验并不能提高产品质量,只能剔除不合格品。1924 年休哈特的理论提出,使得质量控制从检验阶段发展到统计过程控制阶段。休哈特认为,产品质量是制造出来的,质量控制的重点应放在制造阶段,从而将质量控制提前到制造阶段。1961 年菲根堡姆最先提出全面质量管理理论,将质量控制扩展到产品整个生命周期,强调全体员工都参与质量控制。全面质量管理的发展过程也是理论创新的过程,在此过程中,质量管理理论得到不断的充实。20 世纪 70 年代,田口玄一博士提出田口质量理论。他认为,产品质量首先是设计出来的,其次才是制造出来的。因此,质量控制的重点应放在设计阶段,从而将质量控制从制造阶段进一步提前到设计阶段。20 世纪 90 年代以来,朱兰和菲根堡姆提出了"大质量"的观点。朱兰指出:大质量标志着扩大了质量管理的范围,采用大质量的概念已不可逆转。目前质量概念不仅用于研究物质或精神的产品及其提供的过程,而且被广泛用来评价社会经济发展的水平,质量的概念已被赋予更丰富的内涵。无论是田口质量理论还是大质量理论,它们都只是全面质量管理在不同范围和不同层次的拓展。质量管理理论发展历程如图 5-1 所示。

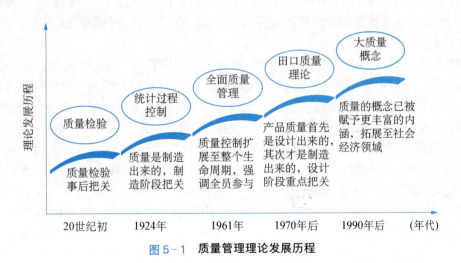

图 5-1 质量管理理论发展历程

(二)质量管理理论

1. **质量螺旋** 20 世纪 60 年代,美国管理学家菲根堡姆首先引入了全面质量管理的思想方法,力图从质量全生命周期的各个阶段和企业经营的各个环节上,对影响质量的所有因素进行全面的管理和控制。为了描述产品质量形成的规律,美国质量管理专家朱兰曾经提出一个质量螺旋(quality spiral)的模型。此模型是描述质量形成过程中相互作用活动的抽象模型,它将全过程中各个阶段的质量职能按照逻辑顺序联系起来,每一循环意味着产品质量的一次提升。它从质量管理的角度剖析了影响质量的所有环节以及相关因素,提出了质量管理的相关对策。通过这个模型,我们可以了解、分析质量形成的整个过程及其规律性,我们通常称之为朱兰质量螺旋,如图5-2所示。

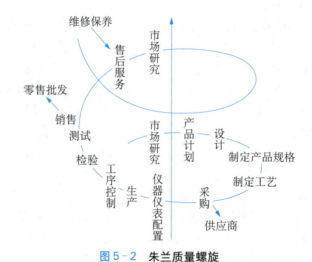

图 5-2　朱兰质量螺旋

2. **质量三元论**　质量三元论又称朱兰三部曲,即质量计划、质量控制和质量改进。这一理论为质量管理提供了一个正确的指导思想,其中各个环节的目的和方法如下。

(1) 质量计划:目的是建立有能力满足质量标准化的工作程序。方法包括明确顾客对象及其需求,开发具备满足顾客需求特征的产品,建立产品目标、开发流程,实现产品目标,提供流程能力信任。

(2) 质量控制:目的是主要通过企业内部的生产现场管理,监视质量形成全过程,消除各质量环节上所有引起不合格的因素,以满足质量要求,获取经济效益。质量控制是指为达到和保持质量水平而进行控制的质量作业技术和管理活动。质量控制有助于管理者把握采取必要措施解决质量问题的时机,是三部曲中的重要环节。所要做的工作包括控制点选择,测量系统选择,测量设置,性能指标建立,性能目标设定,实际性能测量,观察目标值和测量值的差异,分析目标性能与实际性能的差异原因,采取纠正措施,检查措施效果,改良控制流程文件化与标准化。

(3) 质量改进:目的是使当前质量保证能力实现突破,达到前所未有的水平。质量改进的对象是全面质量管理中的"广义质量"概念,它包括产品质量及其相关的工作质量。质量改进的最终目的在于"突破",它遵循PDCA循环的规律。质量改进与质量控制不一样,但两者紧密相关,质量控制是质量改进的基础,质量改进是质量控制的发展方向。在质量管理过程中,既要消除质量缺陷来维持现有控制水平,又要追求产品质量的不断提高。质量缺陷是质量管理的主要对象,它是指不满足预期的使用要求,即一个或多个质量特征值偏离了预期的标准值。质量缺陷分为偶发性质量缺陷和长期性质量缺陷两种类型,前者是指产品质量偶然劣化所造成的缺陷;后者是指产品质量长期处于不符合状态所造成的缺陷。

3. PDCA 循环 美国质量管理专家戴明博士提出 PDCA 循环(又称戴明环)的管理方法,使全面质量管理有科学程序可以遵循,它简要而系统地指出全面质量管理的基本工作方法包括 4 个阶段,分别是策划(plan)、实施(do)、检查(check)和行动(或处理)(action)。其循环过程如图 5-3 所示。

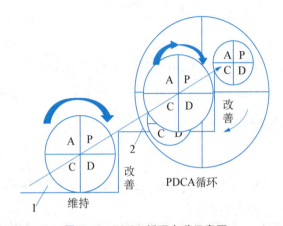

图 5-3 PDCA 循环上升示意图

1. 原有水平 2. 新的水平

PDCA 的质量管理原则适用于所有过程,此过程都可以分为计划、执行、检查和行动(或处理)4 个阶段,其主要内容如下。

(1) 计划(P)阶段:它是最关键的阶段,其工作内容包括从人、机、料、法、环这几方面调查和分析现状,确定对过程系统的主要影响因素,制定对策,拟定实施计划和预计效果。重点使用 5W1H 方法[即目的(what)、原因(why)、时间(when)、地点(where)、谁(who)、方法(how)]。

(2) 执行(D)阶段:按照预定的计划和措施及其分工执行,贯彻执行过程中可分为 3 个步骤:落实任务的组织、实施前的教育和实施中的控制。

(3) 检查(C)阶段:检查计划执行情况和效果,并把实际工作结果与预期目标进行对比,找出差距。

(4) 行动(A)阶段:此阶段分两个步骤:①标准化总结归纳成功的经验和失败的教训,形成一定的标准、制度和规定,并以文件形式保存并发布,防止再发生;②找出这次循环尚未解决的问题,查找原因,作为遗留问题转入下一次循环去解决,并为下一阶段制订计划提供资料和依据。PDCA 管理循环是大环套小环,相互衔接,相互促进,有不断上升的循环过程,每循环一次就上升一个台阶,不断突破质量水平。包括 8 个步骤:①分析现状,找出问题;②分析各种影响因素;③找出主要因素;④采取措施,制订计划;⑤执行制订的措施计划;⑥对照预期目标,检查结果;⑦总结经验,制订或修订标准;⑧遗留下来的问题转入下一个 PDCA 循环(表 5-1)。

表 5-1　PDCA 循环的步骤和方法

4 个阶段	8 个步骤	主要方法或内容
计划阶段(P)	分析现状,找出问题	帕累托图、直方图、控制图
	分析影响因素或原因	因果图
	找出主要影响因素	帕累托图、分布图
	制定改进措施	回答"5W1H"
执行阶段(D)	执行计划	执行预定的计划
检查阶段(C)	对照预期目标,检查计划落实情况	帕累托图、直方图、控制图
处理阶段(A)	总结经验,制订或修订标准	分层法、统计分析表
	问题转入下一个循环	

由此可见,戴明循环是在组织所指订的计划指导下进行的,而且 PDCA 管理是不断循环、逐步提高的。同时,PDCA 循环的 4 个阶段并非是截然分开的,而是紧密衔接连成一体,各阶段之间会存在一定的交叉现象。

4. **六西格玛管理理论**　六西格玛最初的含义是建立在统计学中最常见的正态分布基础上的,它考虑了 1.5 倍的漂移,这样落在六西格玛外的概率只有 $3.4/10^6$(3.4 ppm),即 100 万次出差错的机会中,只有 3.4 次发生的可能,其实质就是不要做错,建立做任何事一开始就要成功的理念。虽然六西格玛是新诞生的一种理论,但其中的很多方法原先就有,只是给予了新的内涵并加以实践。六西格玛注意发现潜在的、隐藏的问题。它不是事后发现问题再采取措施,而是去寻找潜在的、可能的问题,预先处理,不给它发生的机会。早在 20 世纪 80 年代摩托罗拉公司就开始把六西格玛当作流程绩效的统计方法使用,随后,在 20 世纪 90 年代美国联信公司和通用电气公司分别在自己的公司内进一步推广了六西格玛管理方法,它们所获得的巨大成功使其他公司纷纷效仿。如今六西格玛已经发展成为一整套用以改进组织绩效的战略和方法论(图 5-4)。

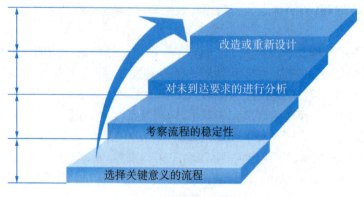

图 5-4　六西格玛管理流程

六西格玛管理的实施是一个动态的持续改进的过程,一般可以通过以下 6 个步骤的循环来实现。

(1) 明确你所提供的产品和服务是什么。这里的"你"代表组织的过程链条上任一环节,可以是一个部门、一道工序或一个团队等。这里的"产品和服务"是该特定环节的输出,要确认你提供的产品和服务究竟是什么,并确定其测量的单位。

(2) 明确你的顾客是谁,他们的需要是什么。这里的顾客是指过程链上的"你"的下一个环节,是你的产品和服务的对象及其需求。因为你的产品和服务质量优劣是由顾客来判定的。要确认你的顾客,确认顾客关键需要,并同顾客达成共识。

(3) 为了向顾客提供满意的产品和服务,你需要什么。谁来满足你的需要,从过程链角度要确认你的上一个环节应当为你提供什么条件。

(4) 明确你的过程是什么,要确认你是怎么进行的,通常要借助流程图将过程的现状描绘出来。

(5) 找出过程中的错误、冗余或不足,加以纠正和杜绝无用功。在上一步对过程现状充分分析的基础上,确认过程中的错误、冗余或不足,设计、制定纠正后的理想流程图并将其制度化和文件化。

(6) 对过程进行定义、测量、分析、改进和控制流程。确保改进的持续进行,进行评估、反馈,制定并实施用新过程取代旧过程的改进计划,并将取得的成果与他人分享,使改进制度化。

通过周而复始地实施这 6 个步骤,企业实现持续改进,逐步实现六西格玛的管理,提升其运营水平。

5. **品管圈**(quality control circle,QCC)　品管圈起始于 1950 年美国 Denting 教授的统计方法课程和 1954 年 Juran 教授的质量管理课程。品管圈是指工作性质相近或相关的人共同组成 1 个圈,本着自动、自发的精神,运用各种改善手法,启发个人潜能,透过团队力量,结合群体智慧,持续从事各种问题的改善,使每位成员有参与感、满足感和成就感,从而认识到工作的意义和目的。

QCC 活动的基本步骤,一般而言是遵守戴明循环的程序,即计划、执行、检查与行动(plan-do-check-action)4 个阶段来进行。

(1) 策划阶段可以详细分为主题的选定、拟订活动计划书、现状把握、目标设定、解析、对策拟定等步骤。

1) 主题的选定:可以根据目前实际状况的需求或是通过文献检索获得目前公共卫生、护理管理的重要议题选择主题。主题选好后需要对具体的"衡量指标"进行具体的定义与说明,同时需详细介绍衡量指标的计算方法和选择该主题的理由。

2) 拟订活动计划书主要包括以下几个步骤:拟订活动期限、按照时间顺序拟订活动内容、拟定各步骤所需时间,一般用虚线表示计划线、用实线表示实施线;决定实施日程及工作分配;拟订活动计划书;进行活动进度的监控。较常见的拟订活动计划书的方法是制作甘特图。

3) 现状把握:拟订好活动计划书后可以根据小组讨论,对工作进行归纳总结,绘制流程图,以便查找原因和对策。根据"三现原则(到现场、针对现状、做现实观察)"制定查件表或通过 5W1H 的方式收集客观资料,然后将收集到的资料加以整理,缩小范围。此时,最常用的方法是柏拉图。

4) 目标设定:任何主题选定后必须设定改善目标,目标设定的内容表达式为:完成期限＋目标项目＋目标值。目标设定一般以 3 个月为期限,依据问题的大小而定,考虑目标达成的可能性,善于应用图表进行表达。

5) 解析:是 QCC 重要的一环,通过对问题产生原因的分析,找出关键所在,鼓励小组成员集思广益,开阔思路,从能够设想的所有角度想象可能产生问题的所有原因,做成特性要因图(鱼骨图)。列出问题,即需要分析的原因,决定大要因。根据流程中包含的项目选取相应的大要因,决定中小要因。

6) 对策拟订:改善对策思考的原则,即应用"愚巧法"选定有效对策。可采用头脑风暴法进行讨论,依据可行性、经济性、圈能力等指标进行评分,按"80/20"原则进行对策选定。需要注意的是对策应该是永久有效的对策,而不是应急的临时对策。

(2) 对策实施与检查。对策实施前应召集相关人员进行说明和培训,圈员对活动的了解及正确实施是 QCC 活动成败的关键。实施过程中应密切观察实施状况,收集相关数据,以监测活动效果,若效果不佳,可重新调整后再次实施。

(3) 效果确认。效果确认可以分为单独效果确认和整体效果确认,在这一阶段的效果确认是对全部对策实施完毕后所得到的效果,包括有形和无形成果。有形成果是可以通过柱状图、推移图、柏拉图来表示。无形成果的效果可以通过文字条列的形式表示。

(4) 标准化、检讨与改进。效果确认后,若对策有效,应持续维持改善后效果,将改善的操作方法加以标准化,制定相应的管理制度和标准操作流程。QCC 活动结束后仍需对每一步骤进行讨论,找出过程中的优、缺点。

四、质量管理工具

质量管理方法是全面质量管理的重要组成部分,在保证和提高产品质量方面发挥着重要作用。以下介绍常用的 7 种质量管理工具。

(一) 控制图

控制图是用图形显示某项重要产品或过程参数的测量数据。依照统计抽样步骤,在不同时间测量。控制图显示随时间而变化的测量结果,该图按正态分布,即经典的钟形曲线设计。用控制图很容易看出实际测量值是否落在这种分布的统计界线之内。上限叫控制上限,下限叫控制下限。如果图上的测量值高于控制上限或低于控制下限,说明过程失控。这样就需仔细调查研究以查明问题所在,找出并非随机方式变动的因素。

(二) 帕雷托图

帕雷托图是一种简单的图表工具,用于统计和显示一定时间内各种类型缺陷或问题的数目。其结果在图上用不同长度的条形表示。所根据的原理是 19 世纪意大利经济学家维尔弗雷德·帕雷托(Vilfred Pareto)的研究,即各种可能原因中的 20% 造成 80% 的问题;80% 的原因只造成 20% 的问题和缺陷。为了使改进措施最有效,必须首先抓住造成大部分质量问题的少数关键原因。帕雷托图有助于确定造成大多数问题的少数关键原因。它是将各个对结果产生影响的因素从最主要到最次要的顺序进行排序的一种工具。可用其区分影响流程质量的主要、次要、一般问题，帮助我们将精力放在主要问题的解决上。

（三）因果分析图

因果分析图又称为鱼骨图。它看上去有些像鱼骨，问题或缺陷（即后果）标在"鱼头"外。在鱼骨上长出鱼刺，上面按出现机会多寡列出产生生产问题的可能原因。鱼骨图有助于说明各个原因之间如何相互影响，它也能表现出各个可能的原因是如何随时间而依次出现的，这有助于着手解决问题。它关注于流程的输出（流程最终要达到的目的），并将其和流程图所识别出的输入联系起来，通过打分的方式确定哪些输入会对输出产生关键的影响。鱼骨图是更加简化地确定对结果产生决定性影响的根本原因的图示化工具，也可为进一步的分析和采取相关纠正措施确定先后次序。

（四）走向图

走向图又称趋势图。它用来显示一定时间间隔（如一天、一周或一个月）内所得到的测量结果。以测得的数量为纵轴，以时间为横轴绘成图形。它的主要用处是确定各种类型问题是否存在重要的时间模式，这样就可以调查其中的原因。例如，按小时或按天画出次品出现的分布图，就可能发现只要使用某个供货商提供的材料就一定会出问题，这表示该供货商的材料可能是原因所在。或者发现某台机器开动时一定会出现某种问题，这就说明问题可能出在这台机器上。

（五）直方图

直方图又称线条图。在直方图上，第一控制类别（对应于一系列相互独立的测量值中的一个值）中的产品数量用条线长度表示。第一类别均加有标记，条线按水平或垂直依次排列。直方图可以表明哪些类别代表测量中的大多数。同时也表示出第一类别的相对大小。直方图给出的是测量结果的实际分布图。

（六）分布图

分布图提供了表示一个变量与另一个变量如何相互关联的标准方法。例如，要想知道金属线的拉伸强度与线的直径关系，一般是将线拉伸到断裂，记下使线断裂时所用的力的准确数值。以直径为横轴，以力为纵轴将结果绘成图形，这样就可以看到拉伸强度和线径之间的关系。这类信息对产品设计有用。

（七）流程图

流程图有时又称输入-输出图，是将过程图形化的工具，可以反映各种不同类型的过程，包括制造流程、服务流程、管理流程。该图直观地描述一个工作过程的具体步骤。流程图对准确了解事情是如何进行的，以及决定应如何改进过程极有帮助。这一方法可以用于整个组织，以便直观地跟踪和图解组织的运作方式。流程图能够清楚地描述工作过程的顺序，使用一些标准符号代表特定内容，如菱形框表示决策，方框表示具体活动。

项目二　护理质量管理

案例导入

某康复医院护理部在护理管理中发现脊髓损伤康复科患者压疮发生率较高。针对该情况，护理部立即召集该科护士长及护理质量控制小组成员开会，就脊髓损伤患者发生压疮的可能原因进行分析。经过分析大家得出可能导致脊髓损伤患者发生压疮的原因。针对可能的发生原因，护理部与质控小组制订了改进质量的计划措施。实施措施后，护理质量小组对计划措施落实情况采用了不定期的抽样检查。3个月后护士长对检查结果进行分析、总结，其分析结果显示，脊髓损伤患者压疮发生率显著下降。至此该轮质量管理完成并总结经验，又针对新的质量问题进入下一轮的质量管理。

请问：以上案例是采用哪种质量管理方法？该方法分为几个阶段、几个步骤，具体内容是什么？

分析提示

认真分析案例中脊髓损伤康复科护理质量管理问题，应用本章护理质量管理知识和方法分析解决问题。案例分析要点：①护士长采用哪种方法解决脊髓损伤患者压疮问题；②综合教材所学知识，寻求护士长解决护理质量管理问题的正确方法。

任务一　护理质量管理概述

一、概念

（一）护理质量

所谓护理质量，是护理工作为患者提供护理技术和生活服务效果的程度，即护理效果的好坏反应护理质量的优劣。护理质量是护理工作"本性"的集中体现。护理质量反映在护理服务的作用和效果方面。它是通过护理服务的计划和实施过程中的作用、效果的取得经信息反馈形成的，是衡量护理人员素质、护理领导管理水平、护理业务技术水平和工作效果的重要标志。有关专家认为，医院护理质量包括以下几个方面：①是否确立了护理观念，即从患者整体需要去认识患者的健康问题，独立地组织护理活动，满足患者需要；②患者是否达到了接受检诊、治疗、手术和自我康复的最佳状态；③护理诊断是否全面、准确，是否随时监护病情变化及心理状态的波动和变化；④能否及时、全面、正确地完成护理程序，基础护理和专科护理，且形成了完整的护理文件；⑤护理工作能否在诊断、治疗、手术、生活、服务、环境管理及卫生管理方面发挥协同作用。

(二）护理质量管理

护理质量管理是指按照护理质量形成的过程和规律，对构成护理质量的各要素进行计划、组织、协调和控制，以保证护理工作，达到规定的标准和满足患者需要的活动过程。护理质量是医院质量的重要组成部分，是衡量医疗服务质量的重要标志之一，是反映整个医院质量水平的缩影。护理质量高低不仅取决于护理人员素质和技术质量，更直接依赖于护理管理水平，尤其是护理质量管理的方法。科学有效、严谨完善的管理方法是保证护理质量的基础，是提高护理质量的重要措施。因此，护理质量管理就是根据护理工作的特点，应用质量管理的方法和工具，一切从患者出发，对护理工作过程和服务实施控制和改进。

要求医院护理系统中各级护理人员层层负责，用现代科学管理方法，建立完整的质量管理体系，满足以护理质量为中心的护理要求，保证质量的服务过程和工作过程。通过质量控制，阻断和改变某些不良环节，使护理人员始终处于对工作和对患者有利的、良好的、符合质量标准要求的状态，用最佳参数、最短时间、最高技术、最低成本，达到最优化的合理效果，使患者得到康复。

二、护理质量管理进展

兴院在于管理，管理的核心是质量。护理人员占据医院工作人员的大部分，护理质量管理对医院质量管理起到了至关重要的作用。我国的护理质量经历了由定性管理到定量管理，由经验管理到科学管理的发展过程。

（一）护理质量管理体制日益完善

1986年国家卫生部颁布了《关于加强护理工作领导，理顺管理体制的意见》护理工作得到重视，全国各大医院相继实行了院长领导下的护理部主任责任制，护理工作实现了垂直领导，逐步形成了护理部主任、科护士长、病区护士长、各级护理人员按层次逐级负责的三级护理质量控制体系，使护理质量得到及时反馈、及时改进。三级护理质量管理体系已成为医院管理体系的重要组成部分，在推行责任制护理、开展以提高护理质量为核心的标准化、规范化管理的过程中发挥了巨大作用。护理质量管理体系作为医院管理的重要组成成分将随着医院工作的深入而完善，建立健全护理质量监控体系，使护质控组织管理规范化，是护理质量保证的基础。1997年卫生部在《关于进一步加强护理管理工作的通知》中，再次强调配备护理副院长，以加强对护理质量的控制。

（二）护理质量管理方法不断改进

随着护理学科的发展，护理理念在研究上也取得了一定的进展，系统化、行为科学理论与方法广泛地应用于护理质量管理。而国际上普遍采用的统计指标管理使护理质量管理向科学管理迈出了重要的一步。20世纪80年代，目标管理法应用于护理管理中，使护理质量管理由事后控制转为事前控制、事中控制和事后评价的系统管理过程。1989年卫生部颁发了《综合医院分级管理标准》（试行草案）其中包括护理标准，便是护理标准化管理法在护理工作中的具体应用。20世纪90年代至今许多医院相继实行了"全员性、全面性、全过程性"的全面质量管理，取得了很好的效果，与此同时越来越多的管理者在探索新的护理质量管理方法来适应医学模式的转变。运用护理程序设计出相对固定的内容，经反复检查来保证护理质量，并运用护理程序来解决护理质量。深圳市人民医院将ISO9000:2000族标准引入到医院护理管理中来，将护理质量管理从控制转向保证，建立和完善了质量保证体系，成为我国护理系统首家通过国际质量认证公司的认证。全面质量管理、持续质量改进将是21世纪护理质量管理主要的方法。

（三）护理质量评价内容日趋全面

护理质量经验管理对质量只进行简单的事后检查和评价，缺乏有效的监督和反馈机制，没有科学标准和量化指标。护理质量指标管理采用护理工作指标进行统计分析来评价护理质量的优劣，尽管存有不足，但这已是向护理质量科学管理迈出了重要的一步。1989年卫生部颁发了《综合医院分级管理标准》，给护理质量管理带来了质的飞跃，它将工作效率、指标纳入了护理质量评价体系，从护理质量、管理质量和工作效率3个方面考评护理质量指标，使护理质量评价更具有科学性。应用双重比较计分法，做到了质量评价定性与定量相结合，使之即从宏观上全面反映医院护理质量达标情况，又能从微观上具体反映临床科室护理质量达标程度及名次排列。随着护理观念的转变，护理质量评价内容及方法也更具有现实性和针对性，不仅对护理内容进行质量考评，还应从工作任务、检查内容、评分标准上贯穿以患者为中心的思想，重视患者对护理工作的效果评价，在全员质量管理的基础上持续质量改进以确保患者需要和期望得到满足。可见体现以患者为中心，达到患者满意的护理效果才是护理质量评价的归宿。

（四）护理质量管理内涵进一步拓展

随着社会经济的发展和人民文化水平的提高，医疗护理的功能已不仅仅是提高患者的治疗效果，而是发展到了提高患者适应生活、适应社会、适应环境、适应工作的能力，提高患者的生活质量和生命质量。我国的护理是以患者为中心，以满足患者的需要、提高护理质量为宗旨，对患者提供全面的系统的整体护理服务和管理。如今反映整体护理效果的质量标准、方法正逐步扩展着护理质量管理的内涵。在整体护理的内容上，注重护理质量和护理的连续性。在整体护理过程中，护理质量是通过患者满意度、健康教育合格率、临床护理质量达标率等主要技术管理指标的控制来保证行为指标落实的。在整体护理的形势上丰富多彩的护理服务也应运而生，星级服务、以人为本、以患者的需要为基础推行护理服务承诺，不断总结和改进工作，促进护理内在质量的提高。以患者为中心，以护理程序为核心，在全面质量管理的基础上持续质量改进的护理质量管理的内涵将进一步得到拓展。

（五）护理质量管理进入快捷、准确的信息化管理时代

从1987年空军石家庄医院研制第一个护理信息系统——"空军一号"，到目前我国护理信息管理系统已成功开发临床护理、护理管理、护理知识等多个信息系统，囊括了医嘱信息管理、护理病历采集、病房综合管理、ICU管理以及科技档案管理，岗位人员安排、护理工作量统计、护理质量评分等。实现护理资源共享，增强了时效性，缩短了反馈周期，且传播范围广，利于信息的反复使用和保存，减轻了护理人员的劳动强度，提高了护理人员的工作效率，不但达到了护理日常办公自动化，护理质量管理也形成了一整套行之有效的信息质控系统。与此同时，随着现代信息网络的建立，将大量的声、像、文字、数据进行传输，实现了远程护理教育，全国各地乃至世界各地的护士可以面对面地进行学术讨论和会诊，患者也可以在网络上得到健康咨询和帮助。医院作为信息密集单位，各种信息交流也渗透到护理管理的方方面面，如何利用计算机，特别是网络技术，及时获得国内外先进的护理管理方法、经验，加强

护理信息资源的开发和利用,从而最大限度地提高护理工作效率和护理管理效率,是现代医院护理管理必然的发展趋势和要求。

任务二　护理质量管理原则

2000版ISO 9000族标准是在1994版的基础上做了调整的发展,增加了国际质量管理专家总结出的质量管理八项原则,在总结质量管理实践经验的基础上用高度概括的语言所表述的最基本、最通用的一般规律,可以指导一个组织在长期内通过关注顾客及其他相关方的需求和期望而达到改进其总体业绩的目的。护理质量管理同样也遵循这八项原则,以下介绍这八项原则在护理质量管理中的应用。

一、以患者为中心

医院依存于患者,医院应把满足患者当前和未来的要求并超越患者的期望的工作落到实处。疗效高、服务好、费用低是患者对医院的永恒要求。一切以患者为中心,全心全意为患者服务是护理工作的根本宗旨;满足患者需求,减少患者痛苦,是护理工作的最高目标。护理服务给予患者的已不仅是生活上的照顾和生理上的需求,而是心理和个性的满足,应做到一切从"顾客"的利益出发,以患者为中心,最大限度地满足不同层次患者的要求。根据患者的需要和期望制订质量评价标准和质量控制措施,并在护理过程达到这些护理质量要求并持续改进质量,把患者的满意度作为衡量护理质量管理工作是否做好的标准。

二、发挥领导作用

领导作为决策者在质量管理中起着举足轻重的作用,作为一个领导者,应该提出目标,落实职能,提供资源,促进参与,检查绩效,组织实施改进。领导并不需要事必躬亲,但这几个方面必须亲自负责。关键是通过其领导作用及所采取的各项措施,创造一个能使全体员工充分参与的良好的内部环境,因为只有在这种环境下,才能确保质量管理体系得以有效运行。护理管理者(护理部主任、护士长等)应以现代质量管理思路为指南,规范护理服务,规范质量行为,落实整体护理,并将健康教育落到实处,对出院患者进行跟踪随访,开展新业务、新技术、护理科研,对护理中存在的难题寻求解决办法等,这些都需要领导做出决策,决策之后还要领导去组织落实,发挥每一位护理人员的积极性和创造性。

三、全员参与

员工是组织的根本,产品是员工劳动的结果,质量管理体系需要员工充分参与。任何组织中最重要的资源是该组织中的每一个成员,首先要使员工了解他们在组织中的作用及他们工作的重要性,明白为了完成目标自己要做些什么,然后给予机会提高他们的知识、能力和经验,使他们对组织的成功负有使命感,渴望参与持续改进并努力作出贡献。领导的作用是提高护理质量的关键,但护理人员是护理管理的基础。每一位护理人员作为医院的代表与患者接触,其行为和业绩都直接影响医院的医疗服务质量。因此,要对他们进行培训和开发,让护理人员知道护理部的质量方针和质量目标、护理的宗旨和方向,知道为完成质量方针自己需要做些什么,知道本职工作的目标,也知道应该如何去完成,从而激励每位护理人员的积极性,使其能全身心地投入生产。

四、过程方法

过程方法即系统识别和管理组织内部所采用的过程,特别是这些过程之间的相互作用。管理者应识别过程、管理过程、控制过程、改进过程,按照医疗护理业务流程编制质量体系的文件。要识别患者从来院就诊、住院到康复出院的全部服务过程,这些过程对服务质量都是有影响的。通常一个过程的输出将是下一个过程的输入,为使每个过程有序地运行,应合理安排过程的顺序,明确过程的衔接关系,如手术前、手术中和手术后的护理衔接,护理部主任、总护士长、护士长、护士和护理员之间的衔接关系,应明确资源、人员、时间、方法等方面的关系。护理管理者应对护理服务质量形成过程的全部影响因素进行管理及控制,以确保患者需求和期望得到满足。医院多年来以方便工作为主,重视抓中间过程,起点与终点处于朦胧之中。医院质量管理要领悟过程模式,把起点与终点都放在患者身上。

五、管理的系统方法

所谓系统方法,实际上是包括系统分析、系统工程和系统管理三大环节。整个医院是个系统,由不同的部门和诸多的过程组成,它们是相互关联、相互影响的,"标准"强调系统作用,强调从医院整体上去考虑问题。在护理质量管理中采用系统方法,就是要把护理质量管理体系作为一个大系统,对组成护理质量管理体系的各个过程加以识别、理解和管理,如护理人员应明白从对患者接诊、入院介绍、治疗处置、专科疾病护理到出院指导等过程的护理不同功能和相互协调关系,充分发挥和调控各个部门、每个过程和各种文件之间的体系效应,消除障碍和防止重复劳动,才能达到实现质量方针和质量目标。

六、持续改进

持续改进从概念上不是指预防发生错误,而是在现有水平上不断提高产品质量、过程及体系有效性和效率。质量改进是一种不间断的活动过程,没有终点,只有不断进取、不断创新,才能不断满足患者的需求。管理者通过识别质量特性-准备-调查原因-调查因果关系-采取预防或纠正措施-改进的确认-保持成果-持续质量改进,以不断达到患者的满足。因此,依据"标准",当发现护理问题时,不是仅仅处理这个问题,关键应调查分析原因,然后采取纠正措施,并检验措施效果,实施持续质量改进。整体护理是通过护理程序,即对患者评估、诊断、计划、实施、评价和改进来进行的,既是整体护理模式,也是持续质量改进的模式。所以说改进就是追求卓越,任何事情,第一次做就要做好,经过改进,一次比一次做得更好。

七、基于事实的决策方法

所谓决策就是针对预定目标,在一定约束条件下,从诸方案中选出最佳的一个付诸实施。基于事实的决策方法就是指组织的各级领导在做出决策时要有事实依据。这是减少决策不当和避免决策失误的重要原则。组织要确定所需的信息及其来源、它的传递途径和用途,要确保数据是真实的,对数据要进行分析而获得信息。护理管理者要对护理过程及服务进行测量和监控,如检查结果记录特别是不合格情况记录:护理差错事故报告表,患者压疮情况报告表,输液、输血反应报告表,患者和家属反馈表,从中分析而得到患者满意和(或)不满意情况,患者要求的符合性,护理过程、护理服务的特性及变化趋势,供方产品过程体系相关信息等。通过利用这些数据分析,结合过去的经验和直觉判断,对护理质量管理体系进行评价,做出决策并采取行动。

八、与供方互利的关系

供方向组织提供的产品将对组织向顾客提供的产品产生重要的影响,因此处理好与供方的关系,影响到组织能否持续稳定地提供顾客满意的产品。对供方更要建立互利关系,这对组织和供方双方都是有利的。这种"双赢"的思想,可以增强供需双方创造价值的能力,使成本和资源进一步优化,能够更灵活和快速一致地对变化的市场做出反应。护理服务过程所使用产品包括有形产品及无形产品,有形产品如药品、器材、物品、设施、设备;无形产品如分包服务(清洁、后勤等)。应根据采购的产品对护理服务结果影响的程度评价和选择对方,规定选择、评价和重新评价的标准。根据对供方的产品(服务)的结果进行重新评价,以作为对其质量监控手段,当重新评价结果确认为不符合要求时由供方提出改进要求,确定联合改进活动。共同创造一个通畅和公开的沟通渠道,及时解决问题,避免因延误或争议造成费用的损失。对供方和合作者做出的努力和成就进行评价并给予承认和奖励。

任务三　护理质量管理任务

护理质量管理的基本任务是最大限度地满足患者各方面的护理需求,树立质量第一,一切为患者的思想。护理质量管理的主要任务如下。

一、建立质量管理体系,明确质量职责

建立完善的护理质量体系,制定标准化、统一化的质量管理标准,才能使护理管理达到科学化、规范化,形成一个从根本上防范和减少护患矛盾的长效机制,最大限度地提高护理管理水平。完善的护理质量体系不仅能够充分调动护理人员主动参与护理管理的积极性,克服工作中随意性和盲目性,为护理管理提供科学的理论依据,同时也使护理管理达到科学化、标准化和规范化,为规范护理行为、保证护理质量,并最终从源头上预防护理风险的发生提供了保障。

二、进行质量管理教育,树立质量意识

大力加强护士素质教育,促进精神文明建设。从医院全面质量管理五大要素来分析,抓好人的因素极为重要,首先要从思想教育入手,以正面教育为主,对所有护理人员进行质量管理教育,使护理人员树立质量意识,在工作中护理人员能自觉按照质量标准落实每项治疗和护理,注重护理过程质量,能主动寻找问题,才能在工作中贯彻质量观。

三、制定护理质量标准,规范护理行为

护理质量管理是一项制定护理质量标准,依据标准对护理工作服务的全过程进行有目的地评价、判断患者是否得到应有的护理效果,并不断总结经验、找出差距,通过信息反馈,从而有效地控制管理的活动。建立系统的、科学的、先进的护理质量标准,是护理质量管理活动的基础;制定护理质量标准才能规范护理行为,有利于护理质量和护理管理水平的提高及护理科学的发展。

四、进行全面质量控制

护理质量管理活动中要进行全面的质量控制,从宏观上做好全院的护理质量控制,从微观上做好每个科室及每个护理人员的护理质量控制。通过全面护理质量控制的实施,能够加强护理过程中的监督、检查、指导和信息反馈,逐步建立良性的工作机制。

五、持续改进护理质量

持续改进质量是指组织应利用质量方针、质量目标、审核结果、数据分析、纠正和预防措施及管理评审,持续改进质量管理体系有效性。持续改进原则也是护理质量管理原则中重要的一项,医院的护理质量改进是一个永恒的主题,没有最好的护理质量,只有不断改进的护理质量。由于医院的内部和外部顾客的需求和期望在不断变化和发展,只有持续改进才能满足这一变化和发展,真正做到以患者为关注焦点。

任务四　护理质量管理方法

护理质量管理要实现人、物、管理的最优化、最有效,必须建立科学的质量监控机制,应用科学的质控管理工具,集中有限的人力和物力解决真正影响护理质量的关键问题。

一、护理指标法

此方法是选用一些常用的护理工作指标,预先规定其标准,将实际完成情况与标准对照,利用统计指标来评价护理质量的优劣。常用指标有:基础护理合格率,特护、一级护理合格率,护理技术操作合格率,护理表格书写合格率,护理差错、事故发生率等。本方法的优点是指标具体、内容固定;数据易得,评价易行。缺点是事后评价,忽视了护理过程中的质量控制;所选指标有限,不能真实反映护理质量的全面情况;缺少资源消耗的费用指标,难以评价护理技术经济效果。这种方法尽管存在缺陷,但因其简单易行、定量评价的特点,仍然被视为质量管理的重要方法之一,是向护理质量科学管理迈出的重要一步,同时也是护理质量管理由经验管理通向现代化管理的桥梁。

二、系统化管理法

这一方法于20世纪60年代首先在美国实行,80年代传入我国,是伴随责任制护理的发

展,为适应整体护理的需要而形成的一种具有科学性、先进性的护理模式和管理方法。它是以整体护理模式为指导,以患者为中心,以护理程序为核心,以满足患者需要、提高护理质量为宗旨,对患者提供全面的、系统的整体护理服务和管理。基本做法是配置责任护士,由责任护士按照护理程序对所分管患者进行连续的、系统的身心整体护理;护士长则对实施护理行为的全过程包括护理计划的制定、实施与评价等进行科学的监督和管理;医院对支持保证护理行为的各方面包括人力、资金、设备、教育等环节进行系统的运作和组织。

这种方法的优点是:强调以患者为中心,加强身心整体护理,能提高护理质量;改变了护理人员的工作作风,护士责任心增强,主动解决患者问题,护、患关系融洽;护士有独立自主的护理功能,有利于发挥其聪明才智和提高业务技术水平;转变了护士长的管理职能,使护士长从处理日常事务中解脱出来,从"管家婆"变为"管理者",其工作重心转移到加强组织协调、护理查房、科研教育和质量控制与评价上来,从而使护理质量有了可靠保证和发展后劲。系统化管理是护理质量管理的新发展,是护理工作发展的必然要求。其缺点主要是:对护士及护士长素质要求高,否则会影响护理质量;经费耗量大,人力需要多。

三、标准化管理法

此方法源于20世纪20年代美国外科协会发起的标准化运动,60年代在西方国家得以广泛应用,并不断发展和完善。我国从80年代应用于医院管理中,在吸收借鉴外国经验的基础上,形成了具有中国特色的医院标准化管理体系和管理模式,制定了全国统一的医院分级管理标准。1989年卫生部颁发的《综合医院分级管理标准》(试行草案),其中包括护理标准,便是标准化管理法在护理工作中的具体应用。其特点是:以标准为准绳,标准具体、明确,具有一定的先进性、统一性;可重复,便于跨区进行检查、评比。缺点是条目繁琐、统计费时,管理人员耗资大。

四、全面质量管理/持续质量改进(TQM/CQI)

20世纪初,美国马萨诸塞州的外科医生Codman博士通过临床医疗专家对结果及诱导结果的过程评价,表述了他对医疗质量评价体系的观点。医疗护理工作的持续质量改进(continuous quality improvement,CQI)是对过程与结果进行螺旋上升式的不断循环评价,医疗护理干预的设计与实施的目的是改进护理过程,并重新评价以判断对护理质量的影响。TQM/CQI已经成为一种管理理念。TQM/CQI不是强调临床工作者的个人表现,而是强调通过坚持不懈的努力以改进整个医疗组织,包括护理过程的有效组织、最佳的团队工作、员工责任感,以及医院(医疗组织)内质量观的教化。TQM/CQI的基本点即"理解过程、设计过程,简化患者所见的过程"。通过对临床工作及其反馈、具体的质量改进计划以及循环的、系统的监测,达到过程更加简化、"患者界面"更加友好的目标。

TQM/CQI理念认为,为改革而建立必要的机构将显著改变临床工作表现,所谓"真正的改进来源于改变体系,而不是来源于体系内的改变"。持续质量改进是质量持续发展、提高,增强满足要求能力的循环活动,是质量管理从"质量控制、质量保证"向"质量改进及质量持续改进"的过渡。质量管理圈(quality control circle,QCC)是全面质量管理中的具体操作方法之一,通常按8个步骤进行,即组圈、选定主题、现况分析、制订活动目标、检查对策、实施对策、确认成效及标准化。如今已广泛应用于病房管理、专科护理、健康教育等护理质量管理的各层各面,实现了护理质量管理以物为中心的传统管理模式向以人为中心的现代管理模式的转化,体现并强调了全员、全过程、全部门质量控制的全面质量管理理念,对促进护理人才队伍发展亦有重要实践意义。

PDCA循环是持续质量改进的基本模式,在应用PDCA循环进行持续护理质量改进的循环管理中,PDCA是一个循环而不是一个终结,它是一个不断发现问题、不断改进质量、不断提高质量的过程。改善护理质量及护理管理质量,工作的切入点应该是将新的管理理念融入医疗体系的重建之中,强化护理管理者在工作中应注意的工作方法、思想方法、领导作风和处理内外各种关系的正确态度和科学性,以推行医疗护理服务技术管理和质量控制规范化、制度化,实现全方位的质量控制和护理安全管理。

五、国际质量规范化管理

近年来,国内医疗护理服务行业正在逐步实行ISO 9000质量体系和医疗卫生机构认证联合委员会(Joint Commission International,JCI)评审标准,一部分医院已通过ISO 9000质量体系认证或JCI认证计划,标志着国内医院护理质量管理已进入国际标准化管理阶段。

(一)ISO 9000质量体系

ISO 9000质量管理体系是运用当代质量管理的科学理论和先进方法,按照ISO 9000族标准来建立和健全质量管理体系。其显著特征是关注服务对象、强调前馈控制、不断持续改进;基本原则是充分发挥医院的组织作用和管理职能,使影响护理质量的各个因素和质量形成过程的各个环节都处于受控状态,减少和消除质量缺陷,预防质量问题的发生。有学者报道,护理领域中,ISO 9000族标准已成功应用于急救管理、感染控制、技术管理、临床教学等质量管理的各个范畴,促进了临床护理和护理教学质量的不断改进。ISO 9000族标准提出了质量管理的八大原则,其中"以顾客为关注焦点"的原则,即顾客满意原则位于八大原则之首。顾客满意是护理服务的最终目标,是衡量护理质量的根本标准。护理必须坚持"以顾客为中心"的原则,树立"质量第一"的观念,把满足所有顾客的需要作为护理质量管理的重点。护理服务的各个方面、各个环节,各种措施,均应以顾客需要为指针。顾客满意度评价成为护理质量评价的重要内容,以全面质量管理为基础的护理质量国际标准化、规范化管理成为护理质量管理的重要方法。

(二)JCI评审标准

JCI标准是目前世界上唯一的在医疗服务领域建立的国际统一标准。JCI的基本理念是质量管理和持续质量改进,强调"以患者为中心",保障患者的权利和安全,为新形势下广大医务人员自我保护和规避医疗风险提供了最大可能;基本宗旨是通过医疗机构评审,促进医疗质量的持续改进和医疗机构绩效的提高,以促进全球卫生保健质量与患者安全的改善。据统计,全美约84%的医疗机构接受JCI国际医院评审。在国内,浙江邵逸夫医院、广东祈福医院、和睦家医院和泰达国际心血管医院也相继引进了JCI标准。浙江邵逸夫医院在国内最先引进JCI标准,成立JCI工作领导小组,建立院长直接领导下的质量改进委员会,在JCI标准的指导下完善和定期修改制度和工作流程,强调各部门和全体员工的共同参与及合作,注重定期评价质量体系,极大地推进了医疗及护理质量管理工作。

六、循证护理

循证医学的目的是帮助医疗护理执业人员、患者以及决策者根据最佳医学证据作出决策。循证十分必要,一方面科学观点日新月异,临床工作者可以依据或参考国际性的荟萃分析团体(如 Cochrane 协作网)对数据的系统评价作出临床判断;另一方面,通过对临床工作的评判性分析,循证医学过程也是继续学习、改善医疗护理服务的过程。

循证护理(evidence-based nursing,EBN)是 20 世纪末随着循证医学的发展而产生的护理理念,是指遵循科学依据的护理,而这种科学依据应当是当前最佳的证据。EBN 是解决护理实践中问题的方法和手段,实施循证护理时包括 4 个连续的过程:循证问题、循证支持、循证观察、循证应用,这 4 个过程是循环不断的,从而达到持续改进护理质量的目的。开展循证护理可提供可靠的科学信息,促进护理决策科学化,提高临床护理质量;另一方面,"循证"思想的应用也将促进循证管理的产生,加快管理的科学化进程,在护理质量管理中,引入循证护理的原则与方法,在调查、借鉴、总结、充分获取证据的基础上,作出科学的、可操作的、效果显著的方案。循证护理实践策略包括 3 个层次:①学会如何实践循证护理;②检索和应用他人从事循证护理的研究结论:查阅或参考已经由专家评价过的文献资料,如 Cochrane 协作网发表的荟萃分析、Pubmed 核心期刊的随机对照试验的结论,以获取科学、可靠的信息;③采用他人制定的循证护理方法。

七、临床路径

临床路径(clinical pathway,CP)的定义:是由各相关部门的医务人员共同制订的医疗护理服务程序,该程序针对疾病或手术制订出有顺序的、有时间性的和最适当的临床服务计划,以加快患者的康复,减少资源浪费,使服务对象获得最佳的持续改进的照顾品质。20 世纪 90 年代,CP 迅速在美国等发达国家推行,随后,中国台湾、香港等地也相继应用。CP 在护理质量管理中的意义:①它是一种全新的医疗护理服务模式,能优化患者住院流程,实现医疗护理活动的程序化和标准化,使患者得到最佳的医疗护理照顾。②护理质量的提高是通过制订评价标准,进行正确评价、发现问题、进行品质改良等几个步骤来实现的。因此,可将 CP 引入护理质量管理,对护理服务过程的内容、效果、满意度进行登记、分析、评价,不断提升护理质量。研究指出,CP 以其高品质、高效率、低费用的服务宗旨,以及以患者为中心的成效管理模式,正在引起各国医院管理层的高度关注。

项目三 护理安全管理

案例导入

某患儿,2 岁半,因咳嗽、发热住院,诊断为肺炎,青霉素皮试结果为阴性。该患儿注射青霉素后第 2 天下午出现皮疹,医嘱停用青霉素静脉滴注,炉甘石洗剂 20 ml 外涂患处。某新入职护士将炉甘石洗剂发给了患儿的母亲，其母将洗剂误给患儿口服，晚班护士发现后立即报告医生给予50%硫酸镁口服导泻，患儿经治疗后好转。

请问：新入职护士是否存在过失行为？导致该事件的主要原因是什么？结合本案例，应该吸取哪些教训？从管理者的角度，你对该病区护理安全有何意见和建议？

分析提示

充分认识确保患者安全的重要性，应用本节护理安全管理知识和方法，认真分析本案例中护理管理中可能存在的隐患、吸取的教训及改进的措施。案例分析要点：①分析本案例的主要原因——药物管理制度落实不够，新入职护士的培训和管理存在欠缺，帮助该病区护士长发现护理安全隐患；②充分认识护理安全管理的重要性，从中吸取教训；③采用系统化的方法，从病区环境、人员配置及培训、工作流程、新入职护士的管理等方面提出安全管理的改进意见及建议。

任务一　护理安全管理概述

一、护理安全管理概念

（一）护理安全

护理安全是指在实施护理过程中，患者不发生法律和法定的规章制度允许范围以外的心理、机体结构或功能上的损害、障碍、缺陷或死亡。从广义上讲，护理安全也包括护士的执业安全，即在执业过程中不发生允许范围与限度以外的不良因素的影响和损害。美国护理质量和安全教育机构(The Quality and Safety Education for Nurses，QSEN)也将护理安全定义为，通过医院的有效运作及个人的能力尽可能地减少在护理实践活动过程中造成的对患者和护理工作者的伤害。

近年来，随着现代护理管理的发展，人们医疗健康知识水平的提高，法律意识的增强，法律制度的健全，医疗护理风险无处不在，已成为医疗护理界的共识。护理安全还包括执业安全，即在执业过程中不发生允许范围与限度以外的不良因素的影响和损害。护理安全是患者的基本需要和保障，同时也是衡量医院管理水平的重要标志。

（二）患者安全

患者安全是指在医疗服务过程中采取措施，避免、预防及改善健康照护过程中发生不良结果或伤害，其中包括预防错误、偏差，意外等。

（三）安全管理

安全管理是指为保证患者的身心健康，对各种不安全因素进行科学、及时、有效的控制。安全管理是保障患者安全的必备条件，是减少质量缺陷、提高护理水平的关键环节，是控制或消灭不安全因素、避免发生医疗纠纷和事故的客观需要。

(四) 护理安全管理

护理安全管理是指为保证患者的身心健康对各种不安全因素进行有效的控制。通过护理安全管理可以提高护理人员安全保护意识,最大限度地降低护理差错、事故、纠纷的发生率,是护理质量管理中的重要组成部分。

(五) 不良事件

当前国际上对医疗不良事件并没有达成统一定义。Pronovost 等认为差错是指在医疗护理过程中导致或有可能导致患者伤害的错误,包括故意地或利用了错误的方法使达到某种目的的计划行动失效。医疗差错是指医疗过程中的任何错误,无论是否造成伤害。美国医学联盟将不良事件定义为:由医疗导致的伤害,与疾病的自然转归相反,延长了患者的住院时间,导致残疾的一切事件,包括可预防和不可预防的不良事件。不可预防的不良事件指正确的医疗行为造成的不可预防的损伤;可预防的不良事件指医疗中由于未能防范的差错或设备故障造成的损伤。

二、护理安全管理机构

(一) 国外护理安全管理机构

多数发达国家设有护理安全专职机构,全面负责安全管理。如英国建立了患者安全质量管理系统,成立了名为"全国患者安全代理处"的组织,英国政府高级医疗顾问委员会的专家在《质量世界》杂志撰文,专题阐述了这一机构成立的理论意义。澳大利亚成立了医疗安全与质量委员会,其任务是监督医院和医护人员,旨在将事关患者生命安全的意外事件发生率降到最低点。美国患者安全管理机构包括了医疗管理立法联合委员会(JCAHO)、国家质量论坛(NQF)、美国健康照护风险管理协会(ASHRM)等,其机构较完善且各自分工职责明确。例如国家质量论坛自 2002 年起每年都会就医疗照护领域中应避免的严重事件进行公布,以引起各州医疗机构的重视。另外美国退役军人卫生管理局(VA)专门成立了国家患者安全中心(NCPS),主要负责美国退役军人医院的安全管理事务。此外,WHO 于 2004 年 10 月成立了世界患者安全联盟,该联盟从督促医护人员洗手工作入手,致力于改进患者的安全状况,取得良好的效果。另外,国外医院设立全院的质量管理委员会,如内科外科急诊委员会、药事感染控制质量控制委员会等,由各委员会接受、处理、讨论、提出建议上报院务会审议通过,形成了比较完善的护理安全管理体系工作运行机制。

(二) 国内护理安全管理机构

目前,我国护理安全工作多数由医院护理部和各科护士长监督管理,缺乏专职机构。有学者提出建立以护理部、科护士长、科室安全员组成三级护理安全管理监控网络体系。还有学者建议各医院建立护理安全委员会,在护理安全管理工作中广泛推广委员会制,委员会制能充分体现护理管理的民主性、科学性,让护理管理更具客观性、公正性、主动性、实践性,充分调动广大护士的工作积极性;各医院建立护理安全委员会,领导机构由护理部人员组成,实施机构由各科护士长组成,执行机构由各科室部分护士直接参与。由此可见,护理安全管理委员会制在我国医院护理安全管理中势在必行。

任务二　护理安全管理方法

一、根因分析法

根因分析法(root cause analysis，RCA)是一种回溯性失误分析工具,分析已发生的不良事件。从错误中找出系统中的弱点并加以矫正,以避免类似事件再发生。根因分析法主要精神在于发掘事件发生过程,探讨事情发生原因,以找出系统或流程中存在的问题并加以改进。它通过广泛收集主客观资料并进行系统分析,充分发掘系统中的缺陷,所得的结果较全面。

RCA 共有 4 个阶段:①RCA 前的准备。组织 RCA 团队,情境简述,事件相关资料收集(包括人员、记录、设备、地点,尽快收集包括目击者说明、观察资料、物证及书面文件证明)。②找出近端原因。以更具体的方式叙述事情的发生始末(包括人、时间、地点、如何发生),并确认事件发生的先后顺序,用时间线和流程图描述;列出可能造成该事件的护理程序,执行过程是否与设计相一致;评估设计的操作程序;列出事件的近端原因(人为因子、技术因子、设备因子、可控制及不可控制的外在环境因子、其他因子);再收集资料以佐证近端原因,针对近端原因做即时的介入措施。③确认根本原因。列出与事件相关的组织及系统分类(人力资源系统、资讯管理系统、环境设备管理系统、组织领导及沟通系统);从系统因子中筛选出根本原因;确认根本原因间的关系。④制定和执行改进计划。

二、失效模式和效应分析

失效模式和效应分析(failure mode and effect analysis，FMEA)是基于团队、系统用于识别某个程序或设计出现故障的方式和原因的前瞻性分析方法。FMEA 包括确定主题、组成团队、画出流程、分析危害、拟订行动计划与结果评价 6 个步骤。可对护理不良事件进行原因分析并制定预防措施,针对工作流程中的每一个步骤列出失效模式和可能性原因,并进行优先系数(RPN)评分。国内学者在预防老年住院患者跌倒、手术中出现的错误、用药错误等护理不良事件中使用 FMEA 进行原因分析。荷兰的一项研究采用 FMEA 对较高风险的医院不良事件进行前瞻性分析,建立了患者潜在风险分析系统。

三、重大事件稽查

重大事件稽查(significant event audit，SEA)是指医疗团队中的人员定期对不良或优良的医疗或护理事件进行系统和详细的分析,以寻求改进和提高的过程。SEA 可以看成是一个用来识别不良事件的"小型事故报告系统",全面系统地了解不良事件的前因后果和发生、发展过程,然后在此基础上采取各种行动措施,以预防类似不安全事件的发生。SEA 的结构化过程主要包括以下几点:①考虑和确定将要稽查的重大医疗或护理事件;②搜集重大医疗或护理事件的信息;③举行重大医疗或护理事件讨论会:澄清事件的意义,案例的讨论以及作出关于事件的决定;④记录。

四、健全管理机制

健全管理机制是护理安全管理的保障。①护理安全涉及医院中所有部门,最高管理层必须重视,并得到各个相关部门的支持和重视;②护理安全管理需要护士加强对安全意识、敬业精神、制度规范等的学习和培训,针对患者开展不同形式的安全教育,营造安全文化;③健全质量控制体系,成立护理安全管理监控网络,采取科学的质量控制方法。最后,要更新安全管理的理念,从批评犯错误的个体到视犯错误后能吸取教训,避免再次发生同类差错。

任务三 护理不良事件报告与分析系统

为了能准确地查找护理差错发生的原因,尽早发现不安全因素,更好地防止类似事件的发生,多数发达国家或地区根据本地实情均建立了较完善的临床事件分析系统。

一、Vincent临床事件分析系统

该系统对事件的分析包括6个方面:①组织或管理因素,包括制度、工作流程、组织结构等;②团队因素,如合作交流;③工作任务因素,包括工作负荷、人员数量、人员组合等;④环境因素,包括设备、布局设置等;⑤个人因素,包括知识、经历等;⑥患者因素,包括患者情感状态、理解能力等。将护理差错从系统的角度进行原因统计学分析,得出造成护理差错的量化数据,为质量评价标准提供理论基础。

二、日本医疗事故调查委员会提出的事故分析法

日本医疗事故调查委员会提出了SHEL事故分析法。S(software):软件部分。包括护理人员的业务素质和能力,具体包括医德素质、专业素质、技术素质、身体素质等以及技术才能,是分析事故的核心。H(hardware):硬件部分。指护士工作的场所,如治疗室等。E(environment):临床环境,狭义上通常是指护士执行临床护理最多的地方,是以患者为中心,半径为10英尺以内的范围;广义上是指医院环境、治疗环境、物理环境等。L(litigant):对相关人员及当事人的分析,即从管理者及他人的素质(患者的违医行为等)分析,找出管理者存在的问题。笔者认为:该方法将医护素质及能力问题作为分析事故的核心,易导致分析的片面,忽略了从系统的角度全面分析差错发生的原因,从而真正达到使全体护理人员受益、避免发生类似差错的目的。

三、优先处理系统——安全评估规定(SAC)矩阵系统

美国退役军人医院采用SAC矩阵系统,通过分析上报事件现存的或潜在的危险因素,以及事故发生的可能性等,决定需要优先分析和改进的行为。SAC矩阵分两类表格:一为严重性分类,二为可能性分类。严重性分类表分别从受伤程度、住院日延长时间、恢复所需的护理等级及医疗成本方面进行分析,并据此将上报事件的严重程度分成4级。可能性分

类表将上报事件或潜在因素发生的可能性分成 4 级:经常(1 年内可能发生)、较少(1～2 年发生)、偶尔(2～5 年发生)和极少(5～30 年可能发生)。可能性分类对分析者的要求较高,分析者必须熟悉该类事件,掌握医院安全信息资料,并具备科学思维能力。分析以上项目后,再将两分类表组合成矩阵进行综合评价,以评定上报事件或潜在因素的危害程度。建立优先处理系统是进行科学管理的必要步骤之一,管理部门可以通过优先处理系统快速、准确地辨别事故处理的轻重缓急,从而采取及时恰当的处理措施。但应注意的是只有站在全局的高度,同时有代表公众的明确的审查标准,优先处理系统才能有效发挥其辅助决策的作用。

四、系统化观点检测或评估系统

中国台湾财团法人医院评鉴暨医疗品质促进会(TJCHA)提出,对临床事件采取系统化观点检测或评估,从 5 个方面进行分析:①医疗人员互动方面,包括医疗团队人员之间沟通不良;病历记载不完整、不确切;医疗团队领导及整合不佳;医疗团队成员组成不合理等。②医疗人员与患者、家属互动方面,包括医患沟通不足、医疗人员态度不佳或技巧不良、家属个性与社会状况、突发疾病产生的压力。③医疗人员与环境互动方面,包括医护人员休息空间不足;患者就医安全性不佳;视线、行动路线设计不良;工作容易中断、环境嘈杂而分心;排班心态,如夜班、长时间班、连续班。④医疗人员与软件系统方面,包括工作缺乏指引与流程手册;工作设计太复杂;计算机资讯系统功能不足、自动化程度低;计算机资讯系统缺乏决策支援系统,如药物交互作用报告;检验服务品质不佳,速度慢、项目少或可靠度低;放射科报告服务不佳。⑤医疗人员与硬件设备互动方面,包括仪器设备不足;仪器设备摆设混乱,不符合人机工程原则;医疗耗材、药品的供应不足;仪器功能不佳、维修服务不完善。该系统从保健制度、医院安全文化与系统、社会文化与民众意识、专业文化等多个维度进行分析,充分体现了经由事件分析进而改善系统,达到预防事件发生的目的,同时也保证了不良事件的自愿上报率。

五、安全事故自愿上报系统

目前,我国大多数医院都设有医疗护理差错的强制性报告系统,严重的医疗护理事故要求必须上报,以分析事故原因。但是针对一些并未或轻微引起患者损害的差错或危险因素,医护人员会因为担心受到惩罚而采取隐瞒的态度,同时因各项管理检查指标(如等级医院评审等),均把护理安全事故率列为评价指标,很多护理管理者均存在为难情绪,这样不仅无法避免差错的再次发生,而且还可能会为更严重的安全事故的发生埋下隐患。2005 年 7 月,美国议会通过了"患者安全和医疗质量行动"提议,目的在于鼓励美国各级卫生系统人员积极主动上报医疗护理安全事故,营造合法化、自愿化的安全事故上报氛围,构建高效的网络化的上报途径,并在第一时间内给予信息反馈。同时,自愿报告系统具有非惩罚性、保密性、独立性、时效性、专家分析、针对系统等特点,充分体现了护理安全管理中科学、人性化的特点。

项目四　护理质量评价

> **案例导入**
>
> 某医院内科病区在每个月护理部组织的护理质量评价中,得到的质量分值都比较高,而在医院组织的患者满意度调查中满意度偏低,护士长很纳闷,自己花了大量时间和精力去抓护理质量,患者怎么还不满意?
>
> 请问:结合本节知识,你认为患者不满意的原因有哪些?应该如何提高患者满意度?
>
> **分析提示**
>
> 认真理解案例中护理质量评价的问题,应用知识和方法分析解决问题。案例分析要点:①护理部护理质量评价指标是否健全?是否执行到位?②结合本节知识,寻求护士长解决提高患者满意度的方法。

任务一　护理质量评价概述

一、护理质量评价概念

(一) 护理质量

Ferran 提出:患者、护理服务提供者、管理者、管理机构,甚至一些学生对护理质量的看法都是不同的。患者通常根据护理服务的便利性和对服务的期望来定义护理质量;护理服务提供者则根据护理过程和结果来定义质量;而管理者是把没有投诉及成本效益作为质量。护理质量是指护理人员为患者提供护理技术服务和基础护理服务的效果及满足患者对护理服务一切合理需要的综合。

(二) 护理质量评价

护理质量评价,是指依据相关的护理管理标准,通过对护理活动有组织地调查分析,对护理质量做出客观的评判。护理质量评价是指通过确定和描述护理服务结构特征、检查护理行为和程序来测量服务的效果,是护理品质保证的重要措施。

(三) 指标体系

由指标名称和指标数值组合而成。指标名称是对事物某些特征的概括与界定,这些特征可以测量并能反映事物的内在性质和发展规律。指标数值是根据指标名称界定的范围,收集有关数据并运用选定的运算方法进行计算而取得的数值。

(四) 护理质量评价指标

护理质量评价指标是对护理质量的数量化测定,是评价临床护理质量及其护理活动的工具。

二、护理质量评价模式

评价护理质量是最困难,也是最复杂的,因为影响患者及护理人员的因素很多。至今仍然没有一项研究能有系统地将所有的变量列入研究。常见护理评价模式如下。

(一) Phaneuf 评价模式

此模式是一种回溯性的评价方法,评价内容包括7项:执行医师处方、观察患者症状和反应、观察患者、指导除医师以外参与护理的人、报告和记录、执行护理程序和技术、对患者的指导和教育。

(二) WRMPNC 护理质量评价模式

WRMPNC 是指威斯康星当地医学组护理委员会(The Wisconsin Regional Medical Program Nursing Committee)于1973年提出的评价护理质量方法,包括观察内容、过程、使用资源、效率与结果等方面。该模式在美国具有较大的影响力。

(三) Rush Medicus 模式

这是一种以患者为中心的评价方法,建立在以患者需要为经、护理过程为纬的基础上。其中护理过程是指护理人员在执行护理活动时给予患者的护理,包括评估患者的问题及需要、制定护理计划、执行计划及评价护理结果。它包含6个目标:拟订护理计划、确保患者生理需要、确保患者心理及社会需要、执行护理目标的评价、遵守病房常规以保护患者、行政管理部门对护理业务的支援。

(四) ANA 护理质量保证模式

这是目前美国护理学会(American Academy of Nursing, ANA)的护理质量保证模式。这个模式的价值观是建立在医院的宗旨、社会的期望、护理人员的哲学观和患者的看法基础上。标准及准则的建立以结构、过程和结果来衡量。

(五) QUACERS 模式

主要是针对患者的护理效果、成本效益、患者及工作人员的安全、工作人员需求的满足这4个方面进行评价。

任务二　护理质量评价指标

1989年国家卫生部颁发的《综合医院分级管理标准(试行草案)》中的护理标准是我国第一套全国统一性的护理质量标准。但是随着医学模式的改变及护理服务内涵的延伸,该标准已难以满足新形势下护理质量评价的需求。为适应形势的发展,卫生部于2005年颁布了《医院管理评价指南(试行)》,其中包含了"护理质量管理与持续改进"的内容,更多地体现了质量、安全,以及"以患者为中心"的理念,对科学、合理地评价现阶段医院的护理质量具有非常重要的意义。北京市卫生局在医院评审工作启动后,委托中华医学会医院管理分会制定了《北京地区医院评审标准》,其中包含了护理质量评价指标及评价方法,该标准对各地区制定质量评价指标起到了重要的指导作用。

一、要素质量评价

要素质量是指构成护理工作质量的基本要素,这些要素通过管理结合成为基础质量结构,主要着眼于评价执行护理的基本条件方面。可评价机构和护理人员配置、知识技术及人员培训情况、管理制度、物资和设备的质量等。具体指标如护理人员占全院卫生技术人员构成比、医护比、床护比、护理人员年培训率、护理物资设备占全院医疗设备总值的构成比等。

二、环节质量评价

环节质量管理注重在护理工作的过程中实施控制,将偏差控制在萌芽状态,属前馈控制。目前国内医院进行护理环节质量评价最常用的指标主要包括以下两类:①患者护理质量指标;②护理环境和人员管理指标。部分医院还增加了一些反映护理观察和诊疗处置及时程度的指标,如特级和一级护理合格率、消毒隔离合格率、护理病历书写合格率、抢救物品的合格率等。

三、终末质量评价

终末质量评价是对患者最终的护理效果的评价,属于传统的事后评价或后馈控制。这些指标的主要特点是从患者角度进行评价。常用指标包括:年度压疮发生数、年度护理事故发生次数、年度严重护理差错发生率、年度护理差错发生率、抢救成功率、出院患者对护理工作满意度、患者投诉数、护患纠纷发生次数等。有研究者认为,护理效果的评价应从对患者产生的结果和对医院的影响两方面进行分析,前者包括临床护理效果、患者满意率和健康教育效果;后者包括对医院质量、医院形象和医院经济效益等方面的影响。为了全面反映护理服务的质量要求,一般采用要素质量、环节质量和终末质量相结合的评价,三者的关系应是:着眼于要素质量,以统筹质量控制的全局;具体抓环节质量以有效实施护理措施;以终末质量评价进行反馈控制。

任务三　护理质量评价方法

护理质量评价是一项系统工程。评价主体由患者、工作人员、科室、护理部、医院及院外评审机构构成系统;评价客体由护理项目、护理病例、护士、科室和医院构成系统;评价过程按搜集资料、资料与标准比较、做出判断的系统过程实施。

一、建立护理质量管理网络,提高评价活动的科学性

质量管理和评价要有组织保证,落实到人。在我国医院一般是在护理部下设立质量督导科(组)或质量管理委员会。质量督导科(组)是常设机构,配备1～3名高年资护理人员;实行护理部-总护士长-护士长三级质控组织和护理问题专家小组,实行护理会诊制度与护理病例讨论制度;分项或分片(如大内科、大外科、专科、门急诊等)检查评价,并采用定期自查、互查互评或上级检查方式进行。院外评价经常由上级卫生行政部门组成,并联合各医院

评价组织对医院工作进行评价,如 JCI 评审、等级医院评审等,其中护理评审组负责评审护理工作质量。

二、加强信息管理,合理选择评价工具

医院管理水平的提高和医疗质量的持续改进必须应用多元质量管理工具进行追踪与分析,主要包括追踪方法学、品管圈、根本原因分析、失效模式分析和标杆管理等,并注意收集各种资料信息进行整理、比较、筛选、分析,从各个环节找出影响质量的不同因素。以戴明的"PDCA 循环"及"全面质量管理"为基石,在评价前期、评价期和评价后期分期突显各自的侧重点且 3 期之间环环紧扣又连续不断地移行上升,以引导和实现医院科学管理规范法和医疗质量的持续改进。

三、选择数理统计分析方法构建指标体系

由于评价结果易受检查人员主观因素的影响,通过合理设计和正确的统计处理可提高确定性。评价指标的筛选可选用:①专家咨询法;②基本统计量法;③聚类分类法,即将评价指标分类,选择出具有代表性的指标,以减少评价信息的交叉重复;④主成分分析法,即将多个相关评价指标合成转化为数个相互独立的主成分,并保留大部分信息;⑤变异系数法,筛除迟钝和过于敏感指标。近年来,护理研究者对评价指标的筛选、指标权重确定的方法做了进一步探讨和研究。于秀荣和孙琳运用对比排序法确定了专科护理质量评价指标的权重,杨翔宇运用专家咨询法对医院感染评价指标进行筛选并确定指标权重,王建荣等运用层次分析法设立了医院护理过程质量综合评价指标的权重值,侯小妮采用界值法完成了综合医院护理质量评价体系指标的筛选。目前主要的质量评价方法还包括秩和比法、指数法、TOPSIS 法、模糊综合评判法、密切值法和相对差距和法等。

四、评价的时间和常用的评价方式

评价的时间可以定期,也可以不定期。定期检查可按月、季度、6～12 个月进行,由护理部统一组织全面检查评价;不定期检查评价主要是各级护理人员、质量管理人员深入实际,随时按质量管理的标准进行检查评价。常用的评价方式有同级评价、上级评价、下级评价、服务对象评价(满意度)和随机抽样评价等。

任务四 护理质量持续改进

一、护理质量持续改进概念

(一)持续质量改进

持续质量改进的观点是美国著名学者爱德华·戴明(W. Edward Deming)倡导的全面质量管理演变而来的,最初应用于工业。持续质量改进是通过过程管理不断改进工作,使产品不断满足消费者的需要。它是在全面质量管理基础上发展起来的,是更注重过程管理和

环节质量控制的一种新的质量管理理论。持续质量改进具有先进的系统管理思想,应用于医疗建立有效的质量管理体系,目的是使患者及其家属满意。质量改进的必然效果是降低成本,减少浪费。质量改进是一种持续性研究,不断探索更有效的管理方法,使质量达到更优、更高的标准。

(二) 护理质量持续改进

2007年美国Hastings中心将护理质量改进定义为临床护理和护理管理者进行改革的机遇和责任,是护理专业职能的重要组成部分。随着学者们对护理质量改进研究的逐步深入,近年来护理学专家们更关注的是护理质量持续改进这一研究领域。

尽管有很多文献在护理质量改进中会经常用到这一术语,但是目前尚没有明确的、统一的界定,狭义的护理质量持续改进是指1999年由美国医疗机构评审联合委员会(The Joint Commission on Accreditation of Health Care Organization,JCAHO)定义的"实现一个新水准运作的程序,而且质量是超前水平的";广义的护理质量持续改进概念的本质是指满足或超过患者的期望值所提供的一个与高品质护理服务相关的质量改进过程。

二、护理质量持续改进原则

(一) 以患者为中心点,全面了解患者的需求和期望

将护理工作及所需资源作为过程进行管理,分析某一项护理工作所需过程,控制护理工作的关键内容,采取措施对护理工作的关键内容进行有效控制,对关键内容实施的结果进行分析,才能充分体现患者的需求和期望。

(二) 建立规章制度,提高对护理风险识别能力

规范护理操作流程,明确操作标准和步骤,考核标准配套,抓核心制度、加强考核,纠正不足,加强重要操作的准入管理,只有关注患者安全及满意度,实施护理质量持续改进才是提高护理质量的有效方法。

(三) 全员参与,发挥才干,共同打造高质量的护理品质

建立规章制度,完善工作流程,制定防范措施并不断修改完善,狠抓落实。加强交接与沟通,培养护士自尊、自爱、自强、自立的精神,建立护理安全管理组织,进行差错的管理与控制,做到事事有人干,问题有人管,实现护理质量的持续提高。

三、护理质量持续改进方法

从应用范围来看,护理质量持续改进多用于对临床护理实践的指导,发现问题,分析原因,进而采取相应的措施,以期达到护理质量持续改进的目的。

(一) 加强培训,强化质量意识

强化护理人员的质量意识是提高护理质量的关键。调动护理人员质量管理的积极性,发挥质量管理的主动性,自觉将质量意识贯穿到护理工作中,是护理质量管理的最佳手段。因此必须改革单纯依靠奖惩的管理模式,重视对护理人员的质量教育,加大教育的深度和广度,提高认识,使其掌握质量管理的全面知识。尤其对新入职的护理人员要专门进行质量管理教育,了解各项规章制度,打好质量管理基础,实现质量管理由被动管理向主动管理转变。

（二）健全规章制度，严格管理

严格遵守各项规章制度，是不断提高护理质量、确保护理安全的根本保障。护理部结合医院实际情况及护理人员现状，制定各项护理规章制度，并严格遵照落实。①狠抓护理质量和护理安全核心制度是关键；②制定并实施护理质量管理实施办法、护理人员岗位职责考评实施办法等一系列管理规定；③坚持依法行医，明确规定各科室必须具有执业资格的护士从事护理一线工作，以确保护理质量和护理安全。

（三）加强培训考核，强化素质

1. 护士长培训 通过开展护士长管理学习班、经验交流会等，不断提高管理意识和管理水平，使他们具有良好的管理素质并不断完善。

2. 护理骨干培训 护理骨干是科室主力军，抓好护理骨干培训尤为重要。应该有计划地选派护理骨干到上级医院进修学习，定期组织护理技术和护理教学比赛活动，不断提高护理骨干的基础理论、技术操作和护理教学水平。同时，从护理骨干中选拔临床带教老师，注重以教促学，教学相长，从而培养一支代表不同学科特点、临床护理经验、技术操作娴熟、理论与现场教学能力较强的专业化护理骨干队伍，在实际工作中发挥其重要作用。

3. 护士三基三严培训 护理部制定三基三严培训和考核方案，做到周有计划，月有重点，季有考核。通过系统的护理基础理论和操作技能培训与考核，护理人员的质量意识、业务能力和技能水平能够显著提高。

4. 抓好医风医德教育及礼仪培训 为进一步提高护理人员礼仪规范，护理部邀请礼仪专家讲座与现场指导、观看教学录像、进行护理礼仪展示及评比等方式，培育护理人员全新的护理理念、仪容仪态、电话礼仪和语言的规范，能够缩短护患之间的距离，融洽护患关系。

（四）抓好环节质量控制

护理工作具有较强的连续性、动态性和可见性，质量问题大多数是在护理过程中出现。因此，抓好环节质量的管理尤为重要。护理部狠抓护理过程质量控制，不定期深入到科室督导、抽查，注意以下因素：①关键时间，即对集中治疗的上午、节假日、夜班时重点控制时间；②重点部门，急诊科、ICU、手术室、供应室等，科室增加考试频率；③强调4种查房：护理部行政查房、护理质量查房、护理教学查房、夜查房。

（五）分析总结，奖优罚劣

护理部定期组织召开护士长例会，对上期的护理质量进行终末评估，通报全院主要护理质量指标完成情况，对全院护理质量进行整体评估，分析住院患者与出院患者对护理人员满意度调查结果，指出近期护理工作中存在的典型质量缺陷，并依据奖优罚劣的原则，每次对护理质量优胜的给予奖励，末名的给予处罚。同时，按照PDCA（戴明环）循环原则，制定相应的改进措施，进入新一轮的护理持续改进过程。

（六）效果评价

通过实施持续改进方法，能够增强全员参与质量管理的意识，发挥护士的主动性，使护理质量得到提高。同时，转变护理人员的服务理念，强化"以患者为中心"的服务思想，变被动服务为主动服务，各项护理质量能够较好地落实，护士能经常主动深入病房与患者沟通，及时发现问题、解决问题，和谐护患关系，提高患者满意度。

> **学习效果评价·思考题**
>
> 1. 何谓质量管理和护理质量管理?
> 2. 护理质量管理的方法有哪些?
> 3. 护理安全管理的机构有哪些?护理不良事件报告与分析系统有哪些?
> 4. 护理质量评价指标有哪些?
> 5. 试举例说明如何进行护理质量持续改进。

(樊 帆,毛燕君)

第六章　临床护理教育管理

学习目标

1. 识记临床护理教育管理的概念和内容。
2. 理解我国护理教育管理的现状及我国临床护理教育的发展趋势。
3. 理解国外护理教育管理的现状。

案例导入

第二军医大学附属长海医院作为一所教学医院,每年都承担着大专、本科护理学生、本校护理研究生、进修生的实习工作。其中,仅大专、本科护理实习生总计 500 多名,对于如此庞大的实习总人数,护理部在教学管理方面投入了很大的精力,制订了一套完整的临床护理实习管理办法和实习计划。实习生来院后首先进行为期 3~4 天的岗前培训,主要内容包括实习计划、相关规章制度、职业防护等。实习的前 4 周,均为基础护理实习周,在此期间,所有实习生在大内科或大外科进行基础护理理论知识的巩固,以及基础护理操作技能的训练。经科室考核合格之后,才能进入下一阶段的专科护理实习阶段。各科室根据护理部下发的年度实习总计划,制订本科室护理实习计划,并按照计划进行理论教学、操作演练、护理查房、业务学习等教学内容,护理部定期对科室进行教学工作的检查。整个实习阶段共计 48 周,实习结束后实习生参加医院组织的毕业考试,成绩合格者予以实习结束证明。

请分析第二军医大学附属长海医院在进行临床护理实习管理的过程中,体现出临床护理教育的哪些原则?

分析提示

第二军医大学附属长海医院的护理实习生在实习前 4 周进行基础护理的实习,体现了循序渐进的原则,由简单到复杂。基础护理作为各科室的必备知识与技能,对实习生今后的实习乃至将来的工作都十分重要。同时科室教学不仅有理论知识,还有操作演练、护理查房、业务学习等教学内容,体现了理论联系实际的原则。

项目一 临床护理教育管理概述

任务一 临床护理教育管理的概念

教育管理学作为一门科学开始于19世纪后期,它来自于人们教育管理实践经验的不断积累。经历了近百年的发展,直到1951年,教育管理学才被公认为是一门独立的学科。20世纪50年代后的教育管理学涉及许多行为科学,如政治学、经济学、法律学、社会学、心理学等,使之更丰富、更具科学性。教育管理学是一门研究教育管理过程及其规律的科学,它以教育管理过程及其规律作为自己的研究对象,主要包括领导行为、管理职能、教育评价、人员培训、组织制度和教育督导等。通常的教育管理学涉及创造和维护有效的学习环境,按不同需求进行课程设置和课程内容描述,监测和评价学校、教师和学生的行为这3个方面。

临床护理教育管理就是要确立临床护理教育各层次教育的目标和任务,针对其特点加强管理,使医院整体临床护理教育有序地融合于日常护理工作之中,使护理工作达到规范化、程序化和标准化。临床护理教育管理的最终目标是提高临床护理的教育质量。

任务二 临床护理教育管理的内容

一、临床护理教育管理的内容

临床护理教育是培养不同层次护理人才的重要途径,医院内完整的临床护理教育体系应该包括:护理中专生、大专生、本科生、研究生教育,护士规范化培训、继续护理学教育、护理进修人员培训等内容。临床护理教育管理就是要对这些内容进行分类管理,它不同于护理学院所承担的教学内容,它以临床课教学及临床实践教学为主,既有一定的理论性,更有实践性,并注重理论与实践的结合。

二、临床护理教育管理的意义

临床护理教育管理就是结合临床护理实践开展教学工作,有利于护理质量的提高,有利于护理工作的规范化、程序化和标准化,有利于临床护理科研工作的开展和护理人才的培养。因此,临床护理教育管理对保证临床教育的质量,促进临床护理水平不断向更高层次发展具有重要的现实意义。

三、临床护理教育管理的标准

(1) 明确责任,实行护理部教育学术组和科室教学组二级管理责任条例。
(2) 建立健全临床护理教育管理制度,有长期和短期教育规划。
(3) 临床护理教育管理包括:新护士的岗前培训、护士规范化培训、继续护理学教育、护生临床教学、进修生的临床培训。

(4) 根据不同培训要求,有相应的培训计划、内容、方法并实施。

(5) 实行学分制累积管理,教育对象每年参加认可的护理教育活动不得少于25分。

(6) 有完善的考核和评价标准,达到计算机管理。

(7) 不同层次的护理人员,能达到《卫生技术职务试行条例》规定的相应护理水平。

项目二 临床护理教育管理发展现状

任务一 我国临床护理教育管理现状

一、国内护理教育的现状及改革

我国护理教育实行的是包括学校基础教育、毕业后教育、继续教育在内的连续统一的教育体系,并已形成了由中专、大专、本科到研究生的多层次护理教育体系。改革开放以来,我国的护理教育有了长足的进步。在办学规模、教育层次上经历了历史性的飞跃。2001年全国护理专业招生数量超过了10万人,而专科和本科招生人数分别达到了1996年的13.1倍和13.6倍,硕士研究生的招生量也达到1996年的6倍。目前,我国的护理教育正由以中专为主体、单一层次的护理教育逐步发展到以大专为主体、多层次的高等护理教育。

(一) 我国护理教育现状

1. 护理教育体系

(1) 护理教育层次结构:新中国成立初期我国的护理教育建立在中等医学教育体系中,并以"投资省、见效快、实用性强"的特点为医疗卫生机构培养了大批的护理人才,解决了当时人才短缺的问题。改革开放后,随着社会经济、文化和科学技术的发展,单一的中专层次的护理教育无法满足人民群众对护理服务的需求,无法适应护理学发展的要求,一些高等医学院校纷纷开设护理专科和本科学历教育。1983年天津医科大学率先招收护理本科生,1985年全国11所医学院校设立了护理本科专业,1990年12月北京医科大学经国务院学位委员会批准为护理专业硕士学位授予单位,并于1992年招收护理专业硕士研究生。2003年9月第二军医大学经国务院学位委员会批准为护理专业博士学位授予单位。2004年首批招收护理博士研究生2名,结束了我国大陆护理学博士教育为零的历史。我国护理教育已逐步发展成为包括中专、大专、本科和研究生护理教育在内的层次比较健全的护理教育体系。至2010年,我国各层次护理教育招生数量比例达到中专占50%、大专占30%、本科及以上学历占20%的结构目标。

(2) 学制和学位:中专护理教育招收初中毕业生,学制为3~4年;本、专科护理教育招收高中毕业生,专科学制为3年,本科学制为4~5年;护理硕士研究生教育学制为3年。由于本科护理教育是20世纪80年代刚创立的,还没有形成一定的规模,且护理作为一门科学还没有得到广泛认同,因此目前的护理本科毕业生只能取得理学士或医学士学位,护理学位还没有建立起来。2011年2月国务院学位委员会新修订的学科目录,护理学升为一级学科,更多的国内院校将会获得护理博士学位的授权。

(3) 培养目标:各层次护理教育的培养目标,构架了我国护理教育的基本结构:研究生教育是根据研究方向为医疗、科研、教学机构培养该领域内的学科带头人或护理专家;本科生教育以基础理论、基础知识、基本技能为主,强调具有扎实的、宽厚的临床、教学、管理、科研基础,培养成为各级护理教育及医院的护理骨干;大专生的培养目标是提高护理总体水平,培养高级"应用型"人才,掌握专科护理技术,发挥专科护士作用;中专护理教育是培养以掌握护理技能为主的中级"实用型"人才。

(4) 岗位教育及继续教育:自 1979 年以来,各医疗单位陆续对护士进行了岗位教育。教育手段主要采用邀请国内、外护理专家讲课,选派护理骨干到国内外先进的护理院校或医院进修学习,组织编写有关材料供广大护理人员学习。自 1987 年以来,国家教育委员会、国家经济委员会、国家劳动人事部、财政部及中国科学技术协会联合发布了《关于开展大学后继续教育的暂行规定》。1996 年卫生部继续医学教育委员会正式成立。1997 年卫生部继续教育委员会护理学组成立,标志着我国的护理学继续教育正式纳入国家规范化的管理。1997 年 5 月,中华护理学会在无锡召开了继续护理学教育座谈会,制定了护理继续教育的规章制度及学分授予办法,使护理继续教育更加制度化、规范化及标准化。

2. 护理教育规模

(1) 护理教育从单一层次的中等护理教育逐步转向中专、大专、本科、硕士研究生等,中等、高等多层次护理教育体系。自 1983 年我国恢复高等护理教育以来,举办护理专业高等教育的院校逐年增加,办学规模不断扩大。中山大学护理学院尤黎明在"中国护理教育规模结构与护理人力需求的研究与思考"中指出:2007 年全国的基本情况是:护理专业起始教育规模巨大。2006 年中专、大专和本科共招生 37.9 万人,在校生 97.2 万人,毕业生 19.1 万人;2007 年 3 个层次共招生 39.1 万人,在校生 113.3 万人,毕业生 24.1 万人。

(2) 高等护理专业招生规模呈现快速增长势头。截至 2005 年,开办护理专科教育的院校达到 250 所,开办护理本科教育的院校达到 179 所,开办护理研究生教育的院校达到 45 所。招生规模也迅速增加。2003 年高等护理专业招生总量 59 174 人,毕业生总量达到 52 120 人。如果以 2006 年的毕业生 19.1 万人,估计 2003 年的招生数大约为 19 万人,则 2006 年的招生数几乎是 2003 年的 2 倍。中专招生规模大,影响了教育层次结构的改善。2007 年本科和大专共招生 11.3 万人,提示已具有较大规模,但中专招生 27.8 万人,所占比例高达 71%。可以看出高等护理专业在最近几年发展十分迅速。

3. 护理教育质量

(1) 制订颁发护理教学计划和大纲。卫生部在 2006 年第二届卫生职业教育教学指导委员会的领导下,历时 10 个月,编制完成新一轮护理专业教学计划和教学大纲,2007 年 5 月正式发布使用。在课程结构上采用模块式课程结构,护理专业课程体系包括基础课程、专业课程、专业方向课程、选修课程和毕业实习 5 个模块。并实行实践教学,有利于强化学生临床岗位能力和执业护士资格考试能力的训练,有利于学生的就业。

(2) 护理教育办学条件逐步改善,建设了一批护理教育重点专业和学校。中等卫生(护士)学校适应护理实践岗位对护理人才培养的要求,在深入教改的基础上,努力改善办学条件,加强教学管理,提高培养能力。截至 2012 年全国有 1 970 所中等卫生职业学校被评为国家级重点专业学校,60多所学校被评为省部级重点学校。高校护理学院也积极开发教育资源,通过联合、合并等方式扩大高等护理教育规模,使护理人才培养的能力进一步增强。

(3) 制定护理专业标准,规范专业设置。1999年初卫生部、教育部共同颁发了《中等医学教育主要专业设置标准》,其中对中等护理学历教育机构的办学条件,包括实验、实习条件,师资队伍状况和教学管理等做了明确和具体规定,通过指标的量化,增强可操作性。目前各地区教育、卫生行政部门正在组织中等专业学校进行有关专业的认定。专业设置标准的制定在以市场经济为主导的今天具有特别重要的意义。随着职业教育的开放、搞活,由全社会广泛参与的多形式多渠道的办学格局逐渐形成,运用市场规律,引入竞争,实行优胜劣汰是推动教育发展的有效途径。因此,建立专业设置标准不仅能够引导专业建设,而且在市场竞争中也成为规范办学行为的法律依据。目前,有关部门正在组织制定高等医学院校护理专业的设置标准。

(4) 护理专业师资队伍质量有了明显提高。高等护理教育虽然起步比较晚,但是在它开创本科护理教育、完成高等护理人才培养任务的同时,也积极地承担起为护理教育培养师资的重任。近几年,几所高校在护理师资培养方面做出了很大努力,但由于高等护理教育资源有限,因此难以满足广大中等卫生学校和专科学校护理教师学习提高的要求。因此,科教司与华夏基金会共同建立了同济医科大学华夏师资培训中心,并以此为核心与中等护理教育的骨干学校建立远程网络系统,开展师资培训。护理专业本科生和研究生也逐步充实到教学队伍中。现在各个高职院校积极探索建立科学合理的"双师型"护理师资队伍管理模式,实施"双师型"护理教师队伍的管理制度,完善"双师型"护理教师队伍的组织管理机构。

(5) 教材建设:2008年卫生部组织全国中等卫生学校护理骨干教师在深入教学改革的基础上编写中专护理教材,改变过去重医轻护的现象,运用护理程序组织内容,突出护理学的特点,编写了全国中等职业教育"十一五"规划教材,对护理教育改革和发展起到了很大的推动作用。为适应21世纪高等专科护理教育发展的需要,卫生部教材办公室又组织大专护理教材的编写,并组织成立了护理学教材评审委员会。2012年卫生部组织编写了护理专业本科教材和研究生教材,旨在对各层次护理教材的内容进行整体把握,使之相互区别又彼此衔接,形成协调发展的格局。

4. 对外交流与合作 改革开放以来,护理教育与国际的交流及合作非常频繁,很多学校不仅积极探索与国外大学护理学院建立双向友好交流,还积极举办英语护士班,通过有关部门向国外选派护士,增强了中国护理教育的开放性。通过与国外护理教育的沟通和比较,找出差距和不足。与此同时,我国的护理教育也得到了国际组织和友好人士的关注:美国中华医学基金会支持我国高等护理教育的发展,用5年时间培养了约100名护理硕士研究生;世界卫生组织和联合国开发计划署设立专门的护理发展项目,通过讲学、考察和设备援助等活动,引进先进的护理理论和经验,推动我国护理教育的发展。

(二) 我国护理教育的改革

我国虽然拥有多层次、多规格、多形式的护士在职教育、护士继续教育系统,这些教育形式对提高在职护士的综合素质起到了积极作用。但是,我国的护理教育层次和水平仍然偏低,已无法满足社会发展的需要。2001年,卫生部出台了《中国医学教育改革和发展纲要》,

指出要建立起层次和专业布局合理、规模适当、开放的医学教育体系,实现医学教育现代化。普通医学院校本专科和研究生招生规模进一步扩大,中等医学教育规模大幅度压缩。各层次医学教育招生规模所占比例:本、专科教育(含高等职业技术教育)提高至60%,研究生教育提高至12%,中等教育减少至28%。进一步调整专业设置,普通本科主要设置医学、口腔医学、中医学、药学、中药学和护理学专业,高等职业技术教育和中等教育主要设置医学相关类专业。

1. **思想观念的变革** 医学教育改革与发展的方针是:优化结构,深化改革,稳步发展,提高质量。①优化结构:优化医学教育的层次结构、专业结构、布局结构,以更好地适应卫生事业改革与发展的需要;②深化改革:根据21世纪科技发展和卫生服务模式,深化医学教育管理体制改革,规范各类医学教育,改革医学教育的培养模式、课程体系、教学内容、教学方法和教学手段;③稳步发展:调整医学教育总体规模,扩大高等医学教育,压缩中等医学教育,使其与人民群众卫生服务需求及卫生人力发展需要相适应;④提高质量:根据医学的特点,加强医学生全面素质、创新精神和实践能力的培养,加强并完善毕业后教育与继续教育,不断提高卫生技术队伍的整体素质。

适应医学模式改变,树立以人为中心的整体护理观念,充分重视社会生活和环境因素在疾病中的作用,强调护理工作的独立性、科学性、整体性,并以科学的护理程序为手段,采用系统护理行为实施整体护理。树立素质教育观念,在护理教育中全面推行素质教育,对学生加强知识、能力、素质的培养,特别注重人文素质的教育,使培养的护士能够善于理解人,乐于帮助人,容易与人沟通和交流,具有良好的职业道德修养。

2. **教学内容和课程体系改革** 由于我国的护理教育模式一直以生物医学模式为主,在此模式下培养出来的护理人才知识结构和能力结构不能满足21世纪健康需求和卫生服务模式转变,因此改革现行的护理教育模式与教学计划,着手建立以人的身心健康为中心、适应整体护理改革需要的护理教育模式十分必要。

卫生部《中国护理事业发展规划纲要2011～2015》指出:"十二五"期间将逐步建立和完善"以机构为支撑、居家为基础、社区为依托"的长期护理服务体系,提高对长期卧床患者、晚期姑息治疗患者、老年慢性病患者等人群提供长期护理、康复、健康教育、临终关怀等服务的能力。并根据护理学科实践技能性强的特点,强调以能力为本位,对护理教学内容和课程结构进行大胆的改革。目前,在中专护理教育中已普遍增加了社会人文科学知识的比例,还将原来以医学为主的专业课改为以护理学科为主,按照护理程序进行训练,同时为适应疾病谱的变化,增加了精神卫生护理、老年护理、社区护理、康复保健等新内容。

深化课程体系改革,探索以培养创新精神和实践能力为重点的课程体系,改革教学内容,以专业技术应用能力和基本职业素质为主线,对教学内容进行科学的选择配置,有效组合和合理排序,建立起科学的知识结构和能力结构。改进教学方法,加强对现代教育技术手段的学习、研究和应用,开展多样化的电化教育和计算机辅助教学。通过广泛深入的研究论证,制订护理、药学和医学相关类主要专业的人才标准,以此来引导各专业的发展和建设。加强师资队伍的建设,建立区域性"双师型"师资培训基地,形成一支稳定的、专兼职相结合的"双师型"教师队伍。加强教材建设,组织有丰富教学经验的教师和行业专家编写一批主要专业的教材,特别要编写一批实践教学辅助教材,以推动实践教学创新,促进实践能力培养。同时,要加强教材的评估、推荐、推广应用工作和教材研究工作,不断提高教材编写质量。

任务二　国外临床护理教育管理现状

一、美国护理教育体系和特点

(一) 美国护理教育体系

美国目前的正规护理教育主要分6个等级,即注册职业护理教育、注册护理教育、大专护理教育、本科护理教育、硕士学位护理教育、博士学位护理教育。

1. **注册职业护理教育**(licensing vocational nurse program)　这是美国最基本的护理教育,是培养护士助理的主要渠道。它由一些职业学校开设,学制为12~18个月,招收对象为高中毕业生。课程主要是有关急、慢性疾病护理、预防及康复的基本知识。学习结束后,参加全美国职业护士执照考试。考试合格者将以注册职业护士(licerlsing vocational nurse)的身份从事最基本的护理服务。

2. **注册护理教育**(diploma nursing program)　这是培养注册护士的主要渠道。传统的注册护理教育以医院开设为主,但目前许多大学均设有注册护理教育。招收对象为高中毕业生,学制为2~3年。毕业后,参加全美护士注册考试,通过者可以注册护士的身份在各种卫生医疗保健机构从事护理工作。注册护士具有独立应用护理程序为患者服务的能力。

3. **大专护理教育**(associate degree nursing program)　一般由社区大学开设,学制为2~3年,招收对象为高中毕业生或注册职业护士,类似于注册护理教育。大专护理教育的课程也分为普通课程及专业课程两种。但根据其招收对象的不同,其课程的侧重有所不同。对于高中毕业生,普通课程及专业课程的比例为1:1,学制为3年;对于那些注册职业护士,由于他们的护理工作经历及以前所学过的护理课程,可以免修部分专业课程。普通课程及专业课程的比例为2:1,学制为2年。毕业后,可参加全美国注册护士考试。通过者以注册护士的身份可在各种卫生医疗保健机构从事护理工作。他们具有向各个年龄段的个人、家庭及人群提供护理服务的能力,但主要工作在临床。

4. **本科护理教育**(baccalaureate nursing program)　这是为培养专业护理人才而开设的。本科护理教育一般由4年公立或私立大学开设,其招收对象为高中毕业生或具有大专学历的注册护士。对于高中毕业生,学制为4年。一般前2年教授大学文化基础课程,后2年为护理专业课程,教学见习均包括在护理专业课之中。学生一般在第7个学期或毕业后,参加全美国的护士注册考试。学校对学生设有毕业实习的安排或要求,许多医院为没有实际护理工作经历的毕业生提供3~4个月无报酬的实习机会,大部分毕业生为了能在实习后被医院聘用,均自愿参加实习。对于身为注册护士的学生,学制为2年。他们学习的重点是大学文化基础课及专业理论课程。本科护理专业毕业的注册护士主要工作在临床及社区等,主要职能是向个人、家庭及社区提供健康促进、健康维持和健康恢复的服务。在医院,他们主要具体负责为患者制订住院期间及出院后的护理计划。自20世纪60年代起,本科护理教育在美国发展很快,已成为美国护理教育中的主力军。

5. **硕士学位护理教育（master's degree nursing program）** 旨在培养护理教学和管理人员及高级专科护理师，一般设在具有本科护理专业的大学或学院里。招收对象有3种，即具有护理专业学士学位的注册护士、具有其他专业学士学位的学生、具有护理大专学历的注册护士。根据这3种招收对象的特点，课程设置也有所不同。对于具有护理专业学士学位的注册护士，课程建立在本科护理教育的基础之上侧重于学习专科护理知识，研究护理理论及护理中的问题。对于具有其他专业学士学位的学生，课程建立在本科文化基础知识之上，除学习专科护理课程外，还要补学一些必要的本科护理专业课程。对于具有护理大专学历的注册护士，课程除设有专科护理外，还设有本科文化基础课程及有关护理理论的课程。

获得护理硕士学位的毕业生大部分将以专科护理师的身份工作在临床，授予部分或全部处方权。另一些毕业生则将以护理骨干的身份从事护理教学及科研工作。这些毕业生负有发展护理领域、提高护理水平的责任，并参与开发先进护理技术的研究，同时也具备将护理理论及先进护理技术与实践相结合的能力，他们是这些岗位的骨干。

6. **博士学位护理教育（doctoral nursing program）** 旨在培养高级护理教学、科研、管理人才及独立开业的专科护理师、健康咨询顾问，一般设在具有博士学位教学能力的大学或学院里。招收对象主要为具有护理硕士学位，或与护理有关的硕士学位且在护理领域做出突出贡献的学生。

（二）美国护理教育的特点

1. **教育体系完整，层次衔接科学合理** 美国护理教育水平处于国际领先地位，其护理教育经历近一个世纪的发展，已基本构建起一个从初级水平到高级水平、从应用型技术人员培训到研究型人才培养的完整体系，各层次办学规模及比例比较合理，各层次教育之间衔接科学性强。不同层次的护理人才能基本满足社会的不同需求，教育资源得到比较合理的利用，较好地发挥了护理教育激励机制，从而形成一种从接受教育到就业，从再接受教育到再就业的螺旋上升式的良性循环，对学科自身的发展产生积极的推动作用。

2. **教育理念明确，护理教育体现对人的尊重** 美国护理教育理念强调哲学概念和职业观念对护理行为的影响力，突出职业特征，关注人权、个性和隐私。关注专业护士在社会工作中的行为，要求教师加强对学生素质、能力、价值观的培养。

3. **各层次课程设置自成体系，又能及时反映社会的护理需求** 课程设置中除了体现各级护理教育课程的系统性，还根据专业需要、社会需求的改变及时开设特色的护理课程，如家庭护理课程、远程教育课程、跨文化课程、护理学发展史课程等，课程中反映时代的变化。

4. **注重学生能力培养，教学方法多样灵活** 在教学方法方面表现为重视对学生提出问题的能力、自学能力、批判性思维能力的培养，批判性思维能力与解决问题被认为是思维的两大基本技能，教学方法灵活多样，逐步由以课堂和教师为中心的教学转向以学生为中心的合作式学习。

项目三　临床护理教育管理发展趋势

以市场为导向的经济政策、巨大的技术进步、变化的人口学特点、知识的爆炸都使得健康服务和教育机构自身不断变化。护理教育在其中的作用决定了它自身需要飞速发展变化,来迎合时代的需要。

一、终生教育与分层次教育紧密结合

教育从婴儿到人们离开这个世界之前应当是一个连贯的整体。在这个原则下,教育不仅仅是为了通过课程,它还包括与事业成功相连的个人素质和技巧的发展,如创造力、毅力、诚实、有效的沟通能力、批判和创造性的思维和团队精神。系统教育是建立在分层教育基础上的,各层教育有自己独立的目标。特定教育层次的学位是对毕业生知识、技巧和质量的一个总评价。

1. *终生学习的理念将被普遍接受* 终生教育将以法律文书的形式予以确定,大学学位教育仅是全部终生教育的一部分,而不是结束。教育更关心的是学生在准备接受高一层次的教育时是否真正具备了接受这种教育的知识基础。"适时教育"将是一个增长的需求。

2. *分层教育将更加明显* 由于护士在健康服务机构和大学中流失的比率较高,需要不断招聘年轻人从事护理,缩短就业途径,使他们能在30岁前获得最后的学位。鼓励护士在获得大学学位后停止继续学习,而参加工作的这种态度将被改变。在一些学校鼓励优秀的学生去获得硕士和博士研究生教育已经形成,奖学金也有了同步的改善。在科研集中的护理学院中,还需要增加与健康机构使命相一致的博士后人才的培养。高层教育使得教师的雇用将主要是受学历的影响,而不是任职机构来决定的。

二、联合教育不断增加

人口学的改变,意味着护理教育工作者将面对日益增多的、具有不同学习方式的学生,培养护士的目标是向越来越具有不同特点的人群提供可接受的卫生保健。"实质性大学"已经改变,向任何学生提供护理教育的机会在日益增加,一个人的居住地不再是接受护理教育的决定因素。为了提供更大范围的大学教育机会,某些培训项目和学院已越过地区和国家的界限而联合起来,联合教育在强调健康服务和护理教育全球化方面也是可行的。

三、出现混合型、双师型师资队伍

学校将加强对自己师资的培养,管理者要使专职教师和兼职教师达到平衡,形成"混合型的师资队伍",要使专职教师既有高校教师职称,还需有临床护师、主管护师、副主任护师或主任护师的职称,或聘任的到校代教有临床职称的护师要具备高校教师资格证,形成"双师型"师资队伍,满足飞速变化的世界对医务人员的要求。教师的价值通过客观准则进行评定,与其薪水、任期相连。护理学院的院长更倾向于外部的作用,寻找机会和可能的挑战,与社区或商业部门建立伙伴关系和筹集资金。同时,也需要所有的护理教育者更加灵活地把他们的成就和公共成果投身于市场,为获得额外的经济支持开辟道路。

四、重视教育与效益的关系

护理教育部门和护理服务部门的联系将日益增强,很多研究和科研项目也是为了满足临床或社区机构特殊的需要。鼓励护理教育者和护士学生为社区提供有偿的服务,这就需要护理教师和行政管理者去改变教师角色的概念。除了科研基金和教育经费之外,希望教师从她们的教学或临床服务中产生最低限度的收益,或与社区机构合作开展咨询服务创造一定的收益。护理教育要在提高生产率的基础上创建自己的模式,明确学校与商业的异同,为更多的学生提供更有效的服务。

五、健康教育日益完善

转变生活方式已成为 21 世纪健康事业的目标。护理人员应带头设计生活模式变化的项目,保证健康教育的有效性并建立"最好的实践"。专业人员与患者之间知识的区别将变得越来越模糊,更多的家庭或朋友需要护士教给他们照顾家人的技巧。护士职业的终点是把健康服务和职业形成一个整体,不再局限于一个学科的范围。在将来,护理将是一个"全能"的职业,除了专业性比较强的一些学科外,护理将被认为是各个方面健康人员良好的本科预科课程。

六、课程设置更趋全面、实用

在将来护理课程的设置中要体现以下 6 种综合能力:有效、精确的沟通能力;自我控制力;法律或政策意识;领导能力;危机应付策略;有效的组织和优先考虑技巧。

随着科学技术的进步,人口的老化,人们对健康服务的需求不断变化,护理教育也日渐向现代化、社会化、综合化、多样化、终生化和国际化的趋势发展。

随着护理教学改革的不断深入和护理教育目标的不断推进,临床护理人员承担临床护理大班课的量越来越大。临床护理课程管理逐渐成为护理教育管理的一部分。

项目四　临床护理课程管理

一、临床护理课程分类

临床护理课程是护理专业的核心课程,包括内科护理学、外科护理学、妇产科护理学、儿科护理学、眼科护理学、传染病护理学等。按课程的形式结构和内容结构,可进行不同的分类。

(一) 按护理课程的形式结构分类

1. 必修课　是指学习护理专业的每个学生都必须学习的课程。
2. 选修课　是指学习护理专业的学生,可以有选择地修习课程,它允许学生在完成必修课的前提下,在一定范围内选修若干直接或间接地与专业培养目标有关的课程。

(二) 按护理课程的内容结构分类

1. 理论课程　是指临床护理课程中的大班课内容。
2. 见习课程　是指临床护理课程中的见习课程。

二、临床护理课程的教学原则

(一) 全面发展的原则

教学中对学生进行德、智、体、美全面培养的原则是现代护理教育目标所决定的。德育是教育者按一定的社会要求,有目的、有计划地对受教育者的心理上施加影响,使之培养成教育者所期望的思想品德的教育。

(二) 理论联系实际的原则

课堂理论教学是教学的主要形式,但是护理教育有明显的社会性、实践性、服务性的特点,要抓住教材重点联系实际,还要注意联系护理科学上的最新成就,通过一定的实践活动,如实验、实习、见习、参观等有效的方法验证理论,加深知识的理解,运用已掌握的知识去分析问题,解决问题,培养学生优良道德品质、劳动观点、服务精神、思维能力,增长组织管理能力。

(三) 循序渐进的原则

系统性与循序渐进教学,反映了科学的整体性、逻辑性,由简单到复杂,由浅入深,由易到难,必须逐步深化。在教学过程中,教学要求的难度和速度必须与学生的接受能力相适应,从多数学生考虑,确定授课内容的难度和速度,及时考虑学生潜在的发展水平,才能激发学生的智力活动,使之克服困难不断前进。在培养目标的基础上尽可能达到较高的水平。

(四) 因材施教的原则

此原则反映学生身心发展规律。在保证完成培养目标的前提下,注意发挥每个学生的聪明才智,创造条件培养优秀人才。教学中,要承认差别,区别对待,对差的学生有的放矢,因势利导。

(五) 灵活性的原则

教师对教学形式和方法多样化的认识越深刻,经验越丰富,就会使教学内容、方法、形式、手段结合得越好,教学效果也越佳。

(六) 教学与科研相结合的原则

要求学生在学习知识的同时,掌握科学研究的基本方法,培养学生的科学精神与科学态度,以及从事科学研究的能力,把学习的创造性、独立性与科学训练相结合。

(七) 理解与巩固相结合的原则

在教师正确的指导下,发挥学生的自学能力、创造能力与独立工作能力。自学是提高学生的创造性与独立性的主要途径。使学生在理解的基础上牢固掌握所学知识与技能,培养学生运用知识去解决新问题的能力。

三、临床护理课程中思维的两大基本技能的培养

(一) 解决问题能力的培养

临床护理教学的一个主要目标在于提高学生解决问题的能力。一门课程的教学目标必须是使学生获得解决本学科问题的专业知识,同时还要有更长远的目标,即获得问题解决和推理的一般技能。学生要解决某一方面的问题,除了必须掌握有关学科的专业知识外,还应该知道如何利用这些概念和知识去解决问题。

1. 解决问题的阶段 Howard 1983 年提出解决问题的过程包括以下几个阶段:①把问题组成编码输入工作记忆中;②搜索长期记忆,用于发现计划或实施系统;③执行实施系统;④评价结果。依据不同的问题此步骤可能成功,也可能不成功。每一次程序的运转就是一个循环,每次循环中一个实施系统得到检验,通过多次循环,反馈信息,直到找出一个能

够达到解决问题目标的计划或实施系统。

2. **解决问题的条件** Gangue 提出解决问题需要具备内在条件和外在条件。内在条件，即学习者应具备的条件是：①回忆以前学习到的有关原理；②具备用适当的方法整理语言信息的能力，如用图解的方法；③以前学习过有关认知的理论。学习情境中应具备的外在条件是：老师能够用启发性的语言激励学生回忆以前学过的原理。

3. **解决问题法在护理教育中的应用** Gangue 提出，对学生最有吸引力的问题是那些对学生来说十分新奇，而且又属于他们能力范围之内的问题。Barrows 和 Tamblyn 1980 年建议把以问题为基础的学习作为教授医疗卫生健康学科的策略。他们把以问题为基础的学习定义为：以理解和解决问题为主要目标的学习，并且能够在工作过程中得到结果。以问题为基础的学习不同于其他解决问题的学习，前者是在没有给学生任何信息之前就提出问题，而通常的传统方法是先给学生一些信息，然后再告诉学生如何应用这些信息来解决临床问题。

以问题为基础的学习强调从问题着手，学生需要去探索哪些是他们所要知道的知识，并且能够应用这些知识去解决问题。这是一种探索式的学习方法，有助于激发学生的积极性。以问题为基础的学习极其适合于计算机辅助学习，也适用于模拟学习和个案研究等学习方法。护理教师可以为学生提供一些有关某个患者的资料，要求他们为患者做一份护理计划，然后把真实情境中为患者提供的护理与学生的护理计划进行比较，以评价学生计划的合理性和有效性。

（二）批判性思维能力的培养

1. **批判性思维概述**

（1）批判性思维定义：批判性思维是 20 世纪 30 年代由德国法兰克福学派提出的。它是作为一种教育思维方式和教育价值观而存在的，其本质是教育者对教育中司空见惯的现象及整个社会的文化系统应具有反思能力和建设性批判精神，同时包括培养学生批判性思维能力，鼓励学生参与批判性的讨论，对教材和教师的权威提出质疑。目前，教育界将批判性思维和解决问题并列为思维的两大基本技能。教育的重点已由课程内容转向课程目标，特别强调培养学生的批判性思维能力。学生学会分析、推理、评价、发展自己的观点，以便成为积极主动自信的学习者，进行毕业学习。

批判性思维并不是指我们通常所说的用批判、挑剔的眼光来看待事物，它要求个体能动地、全面地分析事物的各方面因素，并在分析过程中不断地反思自己或他人的思路，以期达到对该事物的一种正确的理解或做出合理的决定。然而，批判性思维的确切定义在护理中一直未能达成一致。比较早的解释是由 Watson 和 Laser 1964 年提出的，他们认为批判性思维是态度、知识、技巧的综合。1990 年 Delphi 小组报告中给出了一个各专业一致同意的基本定义：批判性思维是一种有目的、自我调整的判断过程，而且这个判断过程必须是理性地综合考虑各种情况。在我们护理工作中就表现为综合考虑服务对象的病情、心理变化、家庭背景等各种情况，做出适合于该服务对象问题的解决方案。因而，其应用往往与护理程序相联系，贯穿于护理程序的各个环节。事实上，批判性思维的应用可以渗透到护理工作的各个方面。

（2）批判性思维的组成：一般认为，批判性思维包括两部分内容：认知技巧和情感态度。

认知技巧,也就是指思维活动的技术,包括阐述、分析、评价、推理、说明、自我调整6个部分。情感态度则是指在批判性思维过程中个体所应具备的人格特征,包括探索、自信、公正、灵活、诚实、勤奋及理性。两者相互渗透,缺乏任何一方都会导致对批判性思维的不完全掌握,甚至得出不正确的结论。

(3) 护理教育中批判性思维培养的必要性:20世纪80年代以来,国外护理界通过大量的研究证明了批判性思维对护理教育有重要意义,并把培养学生的批判性思维能力看作护理教育重要的职能。美国护理联盟(NLN)一致通过了将批判性思维能力作为评价护理本科教学质量的一个特定指标。

我国的护理教育长期受生物医学的影响,学生进入临床后,对医嘱过分依赖,导致了学生缺乏思考的独立性和对问题合理的质疑,暴露出综合运用知识能力的不足。其原因主要为:①教育者本身的批判性思维意识不强,表现为对教育中存在的问题司空见惯;②目前的护理教育只注重知识的灌输而轻视对学生批判性思维能力的培养,学生被动接受而非主动学习,所学的知识不具备合理的结构,因而不能主动、有效地将所学知识在实践中整合、联结和迁移;③学校教授知识的原则性、基础性、典型性和稳定性与实际应用知识的多样性、复杂性、综合性和多变性两者之间存在较大的差异,在护理实践中需要实现转化。这一矛盾不可能通过无限扩大知识体系的外延来解决,只能借助于批判性思维才能实现,要改变这种现状,教育必须先行,改革护理教育思想和理论,将批判性思维的方法贯穿于整个教学中,使学生具备对问题进行批判性地分析、综合、推理、判断、评估的能力。

因此,在护理教育中应加强批判性思维能力的培养,批判性思维是一种科学的思维方法,具有逻辑推理、深思熟虑、自主思维等特点。培养学生的批判性思维能力已成为各学科的教育目标,对培养学生具备分析问题和解决问题的能力具有重要的作用。

2. 批判性思维在护理教育中的应用 批判性思维在所有的课程中并不是公式化或完全一致的,首先应将批判性思维的理论框架置于每一门护理课程中。每门课程开课之前,需明确批判性思维的定义,并将课程重新组织、设计,以利于对学生批判性思维能力的培养。

Carper 于 1978 年提出在护理学中,一种知识的代表形式包括经验、伦理、美学、个人知识,通过研究护理专家们解决问题的方式可以发现批判性思维的实施步骤,而且可以证明批判性思维技能确实与经验、伦理、美学和个人知识水平存在密切联系。

(1) 应用前提:教育观念的变革应先于具体措施的教育改革。教育者包括教育行政干部及教师,均应看到批判性思维的重要性,这是开展批判性思维培养的前提。尤其是教育领导者更应意识到这种转变,并制定相应的政策,进行积极的推广。只有这样才能有效顺应批判性思维培养的特点,促进批判性思维的全面展开。

(2) 教学方法:批判性思维的教学方法主要采用以下教学法。

1) Taba 教学法:Taba 教学法是建立在"护理程序"模式的基础上,借助不同的临床情况,通过让学生参与积极的思维活动,培养学生观察、比较、分析、综合、推理、假设、论证的能力。具体步骤是:收集、整理临床资料;分析原因,临床推理;作出假设,提出证据;培养良好的职业情感、价值观、职业道德。

2) 反思日记法:此种教学方法要求学生在临床见习或实习期间,每天将自己的亲身经历、观察到的事物、临床实践中的体会和感受以日记方式记录下来。

3) 回顾讨论法：是一种在课堂教学和临床实践后进行的积极生动有效的教学方式，即通过口头表达作为培养学生批判性思维的一种有效方法。

4) 访谈法：访谈法是一种让学生走出课堂，走向社会，亲自实践体验的教学方法。实践访问交谈能有效地培养学生主动寻求问题、善于发现问题的能力，更重要的是能够帮助学生建立健康向上的职业道德观和价值观。最初，可由教师给学生规定访谈对象，逐步过渡到让学生自己确定访谈对象。

5) 以问题为基础的教学法：以问题为基础的学习（PBL）已成为全世界医学院校一种公认的教学方法，它得到了世界医学教育联合会和 WHO 等国际组织的高度评价。Barrows 认为，PBL 的目标有 4 个：讲授知识在临床上的应用、发展临床思维技巧、发展有效的自我学习技能、提高学习者的学习动机。

(3) 教学特点：批判性思维的培养没有固定模式，随着各学科目标及内容不同，教学方法也相应变动，并具有以下特点。

1) 批判性思维的学习具有能动性：批判性思维是能动性的思维，要求学生主动参与教学过程，而不是坐等他人告诉其应做什么、想做什么。因而在教学组织形式中，核心应放在如何调动学生的积极性、主动性上，使学生能动地运用自己的知识、才智来有效地参与教学，而不是教师的满堂灌。

2) 批判性思维的学习具有实践性：批判性思维的培养不仅是知识的获得，更重要的是思维能力的获得，而这不是几节课所能达到的。因而在学生理性认识之后，应将其融入到各门学科的学习中，在实践中不断强化。而且，学生的毕业并不意味着这种培养的结果，仍需不断完善，直至最后形成一种习惯。

3) 情感态度培养的重要性：要培养一个有良好批判性思维的人，在指导其学习批判性思维的认知技巧的同时，不能忽略对其情感态度培养。也正是学生的勤奋、探索、公正等品质，才会激励他们对批判性思维认知技巧的完全掌握，而最终达到批判性思维培养的目的。

(4) 教师角色特征

1) 朋友的角色：师生之间更倾向于一种朋友的关系，提倡双向交往这种信息互换、思想互通的人际交往类型，能使教师与学生之间直接发生相互影响，既能密切师生关系，又能协调彼此的活动，因而有助于在思维过程中，双方各种观点的交流与理解。

2) 指导者的角色：批判性思维往往导致各种不同的观点、意见，某些时候还会出现一些模糊的、不正确的态度，教师不仅应对其表示容忍，还应鼓励学生多重角度思考问题，并培养其对不同思想观念的理解与尊重，这也符合在新的全球形势下对教学目标的重新理解。

3) 示范者的角色：教师的劳动具有示范性的特点，因而教师首先应具备批判性思维的能力；其次，教师批判性思维的运用必须能让学生明显地感觉到。这样，学生就能看到应怎样进一步进行自觉或不自觉地模仿。如此反复，实际上就是理性认识与感性认识的不断深化。这不仅能激发学生学习的欲望，而且还大大促进了他们批判性思维运用的能力。

四、临床护理课程教学管理

(一) 教学组织与准备

(1) 临床护理教研室根据学校教务部门下达的教学任务，负责教学工作的实施。承担每期教学任务的教师,应由教研室主任提名,填写《教学任务分配表》上报教务部门批准。根据教学大纲、教学进度,拟订教学实施方案,并与教学助理员共同安排课程表,报送教务部备案。

(2) 在保证有足够时间备课的前提下,临床兼职教员可不完全脱产准备。在教师讲新课、新教师初次担任课堂教学时,教研室应组织试讲,由教研室主任批准后方可正式授课。

(3) 在教学过程中,教研室应根据教学大纲、教学制度及实施计划,通过集体备课、教学观摩、检查性听课、课后分析等方式,经常检查教学效果,进行教学法研究,撰写教学论文,及时总结交流经验,不断改进教学方法,提高教学质量与师资水平。

(4) 教研室必须健全教学档案,将历年来的教学实施计划与教学总结、教案、教材、考题、考试成绩、有关教学文件及教具等整理归档,作为永久性资料,供教学参考之用。此项工作由教学助理员或教学辅助人员在教学组长督促下实施。

(5) 开课前应召集师生见面会和课代表会,介绍教学组织、教师情况、本课程性质、难点与重点、对学员的要求、学习方法等,以指导学员学习。

(6) 教师必须以教学大纲为根据,以教材为基本内容,结合学生具体情况,做到"四备"(备内容、备方法、备对象、备教具),写好教案。教案的内容包括对上课的提问或复习,本次课的重点与难点,教学目的与要求,本次课的小结,课外作业等。

(7) 开课前,教研室应在个人充分备课的基础上,根据需要组织集体备课和试讲,检查教案,并保证任课教师有充分的备课时间。

(二) **教学实施**

1. **课堂讲授**

(1) 根据教学大纲所规定的基本要求,认真精选内容,力求做到目的明确、重点突出、概念准确、思路清晰、因人施教、语言生动、板书简明。要具有思想性、科学性和针对性,注意课程间的纵横联系。切忌罗列教材,照本宣科,枯燥无味。在讲授基本理论知识的同时,要加强各种能力的培养,重视教书育人。

(2) 要恰当地运用图表、模型、实物示教、幻灯、电影、录像、投影等教学手段辅助教学。有条件的学科应增加专业外语授课内容。

(3) 教研室应定期组织检查性和观摩性听课、课后分析,及时检查课堂效果,总结交流教学经验。

2. **见习带教**

(1) 临床见习课一般在病室、示教室、诊察室、治疗室内进行,为了保证教学效果,一般以 10~15 名学生为一授课组。

(2) 担任见习课的教师应进行充分的备课,选择好恰当病例,做好示教前的一切准备工作。

(3) 上见习课时,教师必须贯彻"精讲多练"的原则,针对见习内容,有的放矢地讲解,尽可能多地为学生提供练习机会。对见习的内容做到本学科教师之间、各科室之间统一目的要求,统一基本内容,统一基本操作。

3. **自学指导**

(1) 答疑:辅讲或主讲教师在学生独立思考的基础上,着重解决学生遇到的疑难问题,同时注意因材施教,启发诱导。

(2) 个别辅导:教师对学习上有困难的学生,应帮助其分析原因,指导学习方法,交流学习信息,解答种种疑问;对于学有余力的优秀学生,可根据情况介绍参考资料,以扩大知识面,培养各种能力。

(3) 学习方法指导:开课前,介绍本门课程的特点、学习方法和注意事项。课程学习中,结合评教、评学,及时指出学习中存在的主要问题,提高学习效果。课程结束后,及时总结经验。

(4) 专题报告:通过组织学生参加病例讨论、专题讲座、床边示范,以培养兴趣、开阔眼界、增长知识,培养学生分析问题和解决问题的能力。

(5) 阶段小结:为了发现教学中存在的问题,及时改进教学工作,应组织学员进行阶段小结,包括考查、民意测验等,并开展评教、评学活动。

4. 复习、考查与考试 课程结束后,根据教学计划规定要进行考试。临床课考试成绩由理论考试成绩与见习成绩两部分组成,理论考试占80%(平时测验占20%),见习占20%。各科临床理论课讲授结束后,进行理论考试,见习成绩在各专科见习结束后,由该科带教老师根据学生实际表现作出评分(表6-1),理论成绩加上见习成绩作为学生该门课程课终成绩。

表6-1 临床见习评分表

班级_____ 姓名_____ 专业_____ 见习单位_____

项目	优(20分)	良(15分)	中(10分)	差(5分)
思想作风				
职业道德修养人文修养				
专业知识				
操作技能				
护患沟通				

(1) 临床课考试方法:一般采取笔试,必要时可增加口试。

(2) 考试范围:限于教学大纲所规定范围,不另出复习思考题。

(3) 命题原则:根据教学大纲要求,考题要难易适中。既要考核学生的基本知识,又要考核学生分析、解决问题的能力,以及基本操作技术等。根据各门课程的特点,一般要求多选题50%,填空题10%,综合思考题20%,使考试成绩能够比较真实地反映学员的实际学习水平。

(4) 命题方法:由教研室按照命题原则命题,命题教师不得参加辅导和答疑工作,试题经护理部审核批准后报教务部备案。

(5) 考试实施:由教研室副主任护师以上人员担任主考教师,教学组其他人员监考。考试要严格按照有关规定进行。

(6) 成绩评定:考试结束后,教研室应根据拟定的标准答案和评分标准,组织教师集中评卷,进行考试分析,于2周内完成。考试成绩评定后,经教研室主任审定,分别报医教部、教务部归档。考试成绩若有疑问,可由学生提出申请,经教务部、医教部同意后统一复查,不得擅自复查考卷。

(三) 教学总结

教研室在完成临床课程教学任务后,应广泛征求学生意见进行教学总结。分析教学质量,总结教学经验,拟定改进措施。教研室要详细填写《教学工作量统计表》,记录学生对本教研室的评价,整理好教学文书和资料档案。临床课程结束后一个月内,将《教学工作量统计表》、总结材料和教学档案等有关资料报教务部备案。

学习效果评价·思考题

1. 何谓临床护理教育管理?
2. 我国护理教育体系分为哪些层次?
3. 我国护理教育应进行哪些改革?
4. 简述美国护理教育体系的特点。
5. 简述我国护理教育的发展趋势。

(王艾青)

第七章 护理信息管理

> **学习目标**
> 1. 识记信息、护理信息、护理信息管理的概念,信息的基本特征。
> 2. 理解护理信息的内容和特点,护理信息管理的发展历程、面临的挑战及发展趋势。

> **案例导入**
>
> 第二军医大学附属长海医院护理人员的绩效考核与奖金分配系统,是一个基于信息平台的网络系统。计算机软件可以自动从医院信息管理系统(hospital information system,HIS)"军卫-1号"中采集护理工作量、工作效率和效益指标,将全院的护理绩效指标分配到每一个护理单元,便于护理管理人员实时、动态观测绩效指标的变化。此外,通过每个护理单元安装的护士奖金分配软件,录入护士个人年资、班次、岗位等信息,实现护士奖金自动分配,简化了考核分配流程,节约了护理管理者的时间,使得护理人员的绩效考核与奖金分配透明、客观、公正。
>
> 请问:第二军医大学附属长海医院在提高护理人员绩效考核客观公正性效率的过程中采用了什么途径?护理信息管理的特征是什么?它所关注的护理管理流程包含了哪些内容?
>
> **分析提示**
>
> 医院在绩效考核过程中可以通过信息化手段提升管理效率。护理信息管理的特征包括:可识别性、可存储性、可扩充性、可压缩性、可传递性、可转换性和特定范围有效性。它所关注的护理管理流程,包括医嘱处理、护理记录、护理风险评估、生命体征及疼痛监测、患者评估和信息化管理等内容。

项目一 信 息 概 述

任务一 信息的概念

一、信息

当今社会已进入信息社会,信息成为与社会、经济、资源等相结合最紧密、最具概括力的词。信息是人类社会的一种重要资源,信息技术是全部高新技术的先导和核心,其主体是计算机技术,它正以极大的动力冲击着人类社会,促进人类社会的发展。

二、信息学

信息学(informatics)是研究信息的获取、处理、传递、利用和控制的一般规律的一门新兴的综合性学科,它是以信息为主要研究对象,以信息的运动规律和应用方法为主要研究内容,以信息科学方法为主要研究方法,以计算机等技术为主要研究工具,以扩展人类的信息功能为主要目标的一门科学,又称信息科学(information science)。

20世纪80年代,根据当时科学发展的需要,一些学者认为,信息科学的研究应该以信息论为基础,并与电子学、计算机、自动化技术、生物学、数学、物理学等科学相联系,从原来的通信领域广泛地将信息论渗入到自动控制、信息处理、系统工程、人工智能等领域,对信息本质,信息的获取、变换、传输、处理、利用和控制的一般规律做进一步研究,获得更确切的理解和更一般的理论和规律,设计和研制各种机器以便尽可能把人脑从自然力的束缚下解放出来,提高人类认识世界和改造世界的能力。

任务二　信息的特征

一、可识别性

信息是可以识别的,识别又可分为直接识别和间接识别,直接识别是指通过感官的识别,间接识别是指通过各种测试手段的识别。不同的信息源有不同的识别方法。因此,可以利用信息识别这一特性,我们采用结构式信息的方法,对信息进行自动识别和计算,完成信息的二次加工,实现复杂的信息统计功能。

二、可存储性

信息是可以通过各种方法存储的。信息的这一特征便于护理管理者对一定时间内的信息进行回顾调查与分析。随着时间的推移,需要较大容量的信息存储器来实现信息的存储。

三、可扩充性

信息随着时间的变化,将不断扩充。在信息存储空间允许的情况下,信息可以不断扩充与增长,而且其扩充遵循一定的规律性,便于后续分析。

四、可压缩性

人们对信息进行加工、整理、概括、归纳就可使之精练,从而浓缩。可以通过编程实现信息的可压缩性,为信息使用者提供所需要的呈现形式。

五、可传递性

信息的可传递性是信息的本质特征。各个信息系统间可以共享同一信息,并且一个信息元素经传递，在不同系统内完善，最终形成多元信息，便于人们进行复杂的临床判断。并且，可以由患者携带，将自身的疾病诊治相关信息从一个医疗机构转移到另一个医疗机构，实现会诊功能。

六、可转换性

信息可以由一种形态转换成另一种形态。信息可因不同表达平台展现出不同的形态，或者借助不同的输出终端，以各异的形态呈现给人们。

七、特定范围有效性

信息在特定的范围内是有效的，否则是无效的。人们需要了解信息的有效范畴，在特定的时间、空间、人群中应用信息，提高它的应用效果。

项目二　医院信息管理

任务一　医院信息化基础建设

大数据时代的到来，医院医疗质量管理也将发展成为数字化质量管理。大到宏观管理决策、小到微观管理服务，数字化将渗透到医院管理的各个方面。它将给医院带来一场管理模式上的巨大而深刻的变革，并将为医院质量目标的实现提供最有力的支持和保障。如各种信息系统、监控系统能帮助管理者随时跟踪质量情况、发现质量问题、实施质量控制、进行质量评价，现在传统的终末质量评价与管理方式已经逐渐转向过程质量的实时控制；移动的医生、护士工作站将查房改为计算机化；远程医疗服务将覆盖区县医院；延伸至社区的医疗网络将有效缩短患者诊治时间，提高现有优势、核心医疗资源的享用率。因此始终要把信息化基础建设作为重要内容来抓，加大对网络、数据中心等基础设施的建设投入，合理布局，充分考虑信息平台的通用性、兼容性和标准化，确保信息系统具有较强的扩充能力和运行效率。

一、拓展信息平台功能

着眼医院发展需求和信息化建设标准，完成好现有信息系统升级改造和医疗业务流程再造，健全通信网络体系、安全保障体系、标准规范体系、技术支撑体系，建立全员覆盖、全程控制、实时传输、指挥决策于一体的信息传输系统、精确化保障系统和智能化操作系统。

二、加大信息资源整合利用，完善医院数据中心建设

在医疗上，实施患者诊疗全过程信息管理；在保健上，实施集预防、治疗、康复为一体的健康信息管理；在科研上，实施以循证医学信息为支撑的科技创新；在教学上，实施给予教学资源库的网络化教育；在医院运营上，实施对人流、物流、财流的精确指导、精细保障、精准服务。

三、推进信息标准化

积极参加国家卫生信息化标准的研究和制定,围绕疾病诊疗规范、病种临床路径、电子病历功能规范等,推动信息采集、传输、存储、交换、共享、利用等标准建设,发布重大疾病诊疗数据国家标准,发挥数字化医院示范作用。

四、促进数字化向智能化转变

积极推进医院的应急指挥中心建设,调整医院信息系统的基础架构,加强医疗、辅诊、保障、后勤等各方面信息系统的融合,着眼医院科学发展,积极推动医院管理更加人性化、自动化。

任务二　医院信息化建设的意义

首先,医院面临社会发展、医药卫生体制改革的机遇与挑战;其次,医院要建立自己的核心竞争力,认真思考如何提高管理水平、经营效率和质量安全。创新和管理是医院信息化建设的基础,信息化是帮助医院有效创新和管理的一个重要途径,它可以实现新型管理模式、经营模式的调整,改变管理和工作流程,帮助医院提高医疗质量和工作效率。临床医疗网络包括医院信息系统、实验室信息管理系统、影像存储与传输系统、电子病历、体检系统、临床药理实验系统、远程会诊、网上挂号等。医院管理网络包括住院医师管理、护士绩效考核、办公自动化平台、医院绩效数据查询系统、员工邮件系统、内部网站系统、网络安全监控系统等。

医院信息化建设的意义包括:①深化"以患者为中心"的服务理念,加强医疗支撑和保障功能,做到"高效、便捷、安全、经济";促进"优质护理服务"的开展,使临床护理达到"三贴近"的要求,改变患者就医的感受。②医疗质量和医疗安全管理的持续改进,实现患者满意度的持续改进,因为医疗质量始于患者的需求,止于患者的满意;实现医疗质量管理宗旨——预防为主、过程控制、解决缺陷的能力。

项目三　护理信息管理

护理信息学在发达国家已成为一门融护理科学、计算机科学及信息科学等学科为一体的新兴交叉学科。但在我国,该学科的教学、研究仍处于初级阶段。随着人类社会的信息化发展,感知健康、健康互联网等迅速推进,护理信息学在护理学体系中的作用将会日益凸显。

任务一　护理信息管理概述

1974 年,在瑞典斯德哥尔摩召开的首届医学信息会议(Medical Information

Conference)上,由5名护士宣读了关于计算机在护理中应用的论文,标志着护理信息学专业活动的开始。1985年,由Hannah提出,护理信息学是利用信息技术来实现护士在行使其角色过程中的患者护理、医院管理或教育培训等功能。例如,护理信息学涵盖了以下方面:利用人工智能或决策系统来支持护理过程、利用基于计算机的排班软件来配置卫生人力资源、利用计算机进行健康教育,以及应用计算机辅助学习的护理教育、医院信息系统中的护理模块、采集护理相关信息指标来开展患者健康保健决策的研究。

1989年Graves和Corcoran提出,护理信息学是计算机科学、信息科学、护理学的结合,帮助管理和对护理数据、信息和知识的处理,以支持护理实践和护理保健措施的落实。

2000年,美国医学研究所和英国医学杂志根据调查报告指出,美国每年约有10万人因医疗差错丧失生命,这一结果令人震惊。早在19世纪50年代,南丁格尔就开始要求建立标准化临床记录,用以分析、评估、改进医疗流程和治疗结果。近年来,随着信息技术的飞速发展,国内、外医疗信息化建设日新月异,护理信息化作为医疗信息化建设中不可或缺的内容,越来越受到关注,医护人员希望通过护理信息技术的使用,减少差错、提高质量、降低成本、提高患者安全。

2001年,美国护士协会(American Nurses Association)的专家委员会认为,护理信息学是一个融护理学、计算机学和信息学为一体的学科,它对数据、信息和护理实践知识进行管理和互动。护理信息学促进数据、信息和知识的整合,以帮助患者、护士和其他医疗保健提供者做出决策。

任务二 护理信息管理系统

医院护理信息管理系统要遵循标准化的原则。只有遵循标准化原则,医院内部之间、医院与其他医疗机构之间,以及医院与医疗保险机构之间的信息就能充分共享。要遵循便捷化的原则,基于大数据的自动采集和分析来进行护理管理智能决策。

一、临床护理系统

(一)信息化平台支撑临床优质护理服务

该平台包括护理电子病历、检验条码、自动摆药、物流配送或气动物流、消毒供应追溯、医疗费用查询等系统。

1. **护理电子病历系统** 包括医嘱核对、转抄和处理系统,体温单,入院评估,一般/危重伤者护理记录单,护理风险评估,患者护理计划单,危重患者病情评估,患者跌倒、压疮、管道滑脱、深静脉血栓发生的风险评估等。监护单元的护理电子病历系统通过与监护仪有线或无线对接,还可以实现患者生命体征的自动采集与记录,便于护士评估与记录。手术患者护理病历系统,还可以通过条码扫描的方式,与消毒供应部门无菌物品发送、使用和库存相关联,实现无菌物品的信息自动化追溯,确保了医院感染管理的可控性。

2014年,随着国家卫计委对单病种临床路径的大力推行,护理电子病历系统还兼具临床路径相关护理信息的采集功能。随着移动医护查房系统的应用,护理电子病历系统还可以和手掌式PDA终端相关联,方便护士在床旁完成医嘱执行后处理和记录。

2. **检验条码系统**　护士可以根据检验医嘱打印出含有患者身份信息、检验项目和标本采集注意事项的条码,贴在标本容器外盒或试管外,避免了人工转抄信息过程中出现的差错,而且打印出来的信息字迹清楚,便于各环节医护人员核对,不仅提高了工作效率,还增强了护理安全性。

3. **自动摆药系统**　通过自动摆药系统的应用,可以提高发药准确率,减少人为差错;明确指示药品的服用方法,避免错服、漏服;避免药品污染,密封操作,清洁卫生;提高工作效率,快速满足住院患者的药物治疗需求;提高医院药品管理水平和用药安全,减少医患纠纷。

4. **物流配送或气动物流系统**　医院气动管道物流传输系统是集合先进的现代通信技术、光机电一体化技术,将医院的各个部门,如门诊、医药、手术室、检验室、血库、医技科、住院部各个护士站、中心供应室,通过一条专用管道紧密地连接在一起,全面解决了医院物流自动配送问题。气动管道物流传输系统由空气压缩机、管道、管道换向器、风向切换器、计算机控制系统、系统控制软件、传送瓶等组成。以空气压缩机抽取及压缩空气为动力,在密闭的管道中自动传送物品。在医院对血液标本、病理标本、药品、血液制品、检查报告、单据等小型物品快捷、准确的传送,是后勤管理和服务的一项重要工作。

5. **消毒供应追溯系统**　实现对消毒供应中心器械回收、清洗消毒、打包、灭菌、存储、发放和各科室使用环节的跟踪和管理达到可追溯;采用预约机制,使消毒供应中心与临床科室之间配合更加顺畅,交互流程更具可追溯性,提高灭菌物品使用的工作效率;使用报警机制,过期预警、提前提醒,并准确定位库存摆放位置,快速查找;针对已经发放的物品,发送警示通知,及时提醒回收过期或有质量问题的物品和医疗器械,建立无菌物品召回流程,减少大量物品需要被召回时的工作量及对临床工作的影响程度。

6. **医疗费用查询系统**　可以实现住院费用实时清单自助查询。患者只需在触控一体机上输入身份编码,就能实时查询到住院费用及清单。避免了费用清单不能实时打印而造成的清单不能准确反映实时费用,引起患者费用清单核对不准,产生费用疑问;也避免了不能自助查询,需要护理人员解释与核查而产生的医疗纠纷。

二、护理人力资源管理系统

基于办公自动化平台的护理人力资源管理,包括护理人员信息管理、护理人员培训、考核查询系统、基于人力资源库的护理人员调动、护理请假系统。

(一) 系统功能

(1) 给护理管理者提供第一手客观数据,包括:①人员信息;②学历及学位;③专业技术职务;④执业证管理;⑤专业技术资格报考等。

(2) 不同管理层级的子系统应设置相应的录入、修改、查询和统计分析功能,实现护理人力资源管理的信息化、标准化,提高护理管理质量和效率。

(3) 充分利用目前有限的卫生资源和护理人力资源,建立优质、高效、低耗、富有生机和活力的护理人力资源配置机制。

(二) 系统组成及特点

护理人力资源动态调配软件系统,主要包括护理工作量、网上排班、数据查询和数据分析4个功能。基于医院护理人员信息管理系统,可实时显示所在科室护士的个人信息,迅速了解科室护理人员的年龄、教育、职称、职务结构等,并结合统计护理工作量计算科室护士人数,通过网上护士排班表动态显示护理人力资源。

1. **护理工作量采集** 根据临床实际护理工作量统计软件结果,结合科室护理工作量动态监测,系统开发人员将与护理工作有关的医嘱进行标记,各科室可根据需要统计任一时间段的医嘱量,护理部有权查看、统计全院各科的医嘱量,了解科室的工作强度。对各项护理操作所需要的时间进行定量统计分析,求出各项护理时间的平均数,作为各项护理所需要的时间标准。间接护理时间是根据科室工作量分为忙、一般、空三个等级,每个等级选择几个代表性科室,统计每个病区1周的间接护理工作时间,总间接护理工作时间除以患者总数为每个患者所摊到的间接护理时间。对各项护理操作所需要的时间进行定量统计分析,求出各项护理时间的平均数,作为各项护理所需要的时间标准。

2. **预测护士人力并网上排班** 各护理单元的护士长具有本科室人员设置和排班操作权限,进入排班系统,按照护理人员考勤归属和休假方案等进行排班,屏幕显示出本周或本月的排班表界面,用鼠标点击护士的姓名及相应的班次,即可生成网上排班表。科室护士姓名由护理人员信息管理系统自动提供,班次设置可根据医院实际工作建立班次数据库,内容涵盖全院护理统一班次及特殊科室的班次与各类假期。系统设置有自动排班、快速换班、人员调出、参数设置、排班汇总、查看班次等功能。系统对各类人员的使用权限进行了限制,本科室护士可进入所在科室系统查询、浏览排班,但无权限进行改动。护士人力计算及人员调配由与医院医嘱系统连接的公式自动生成,即病区需要护士数=平均每日护理总时数/8×休假系数×机动系数。设置病区超负荷工作预警值,如护理工作量>20%或超负荷工作时间持续1周,将出现预警标记,可及时提醒护理管理者。

3. **数据查询功能** 软件系统可生成系列统计量表,如全院护士人力资源汇总表、各科室护士个人档案信息表、全院护理班次类别一览表、全院护士出勤天数统计表、全院护士休假天数统计表等。通过这些统计表,可查看任意时间点护理人员在岗和未在岗(包括病假、事假、产假、休假等)情况,以统计某时间段科室人员的出勤和缺勤情况及各种班次的数目,如统计某护士某年、某月的出勤天数、休假天数、夜班数等。另外,也可查询护理人员调动日期及科室的变更情况。

4. **数据分析功能** 可对护士人力信息管理系统中的所有信息进行综合查询,也可将数据运用饼图、柱状图等多种分析方法进行信息自动整合分析,为护理管理者提供科学的人力资源动态调配提供依据。

三、护理人员绩效考核系统

基于医院信息系统的护理绩效考核系统。在护理部实施护理垂直管理的基础上,医院护士绩效考核由护理部统一实施,综合了工时测定、技术含量、劳动风险等要素,对护士工作内容进行工作量赋分或加权,建立护理工作量统计信息数据库,自动采集医院信息系统内客观指标,综合工作绩效、岗位风险、劳动强度、岗位职责等合理分配,最大限度地调动护理人员的积极性,淡化优势科室、非优势科室,避免护理人力资源向优势科室流动,体现公平、公正。

（一）系统功能

（1）通过护理工作量统计软件，实现了护理绩效考核的标准化管理，为培训、薪酬、晋升、岗位人事决策提供科学依据，提高工作质量和组织效率，以及现代化的护理管理水平。

（2）在护理绩效考核垂直管理的基础上，医院护理部可以综合考虑护理人员的工作量、工作质量、工作效益等因素，通过采集客观数据，实现护理人员绩效考核的信息化管理。

（3）在统计工作量指标时，还应充分考虑不同治疗护理项目的技术含金量、难度和复杂程度，使绩效考核结果更加客观、公正，起到正向鼓励的良好管理效应。

（二）系统组成及特点

护理人员绩效考核系统的数据可按照指标体系的结构进行设计，一般包含工作量、工作质量、工作效率、工作难度、工作效益等一级指标。在此基础上扩展出二、三级指标。

1. 工作数量指标 包括患者数量、手术例数、等级护理（反映基础护理工作量）和治疗类医嘱项目（将临床工作按照注射、给药类、护理类、处置类和特殊科室护理项目等）。这些数据均可通过本系统与医嘱处理系统、医务统计系统、手术安排系统、电子病历系统的关联，实现自动调取。

2. 工作质量指标 包括分级护理质量、护理文书质量、消毒隔离质量、病区管理质量、抢救物品完好率、业务考核质量、护理教学质量、出院患者满意度、护理投诉与护理差错等质量指标。母系统层面，由护理部管理人员根据病区月质量考评结果进行数据的录入；子系统层面，由病区护士长根据责任护士的工作质量评价结果进行相应的分值增、扣录入。

3. 工作效率指标 包括占床日数（反映床位使用情况）、出科人数（含出院、转出、死亡，反映床位周转情况）等内容。

4. 工作难度指标 为了体现护理工作的技术含金量与风险，该系统还需采集病例分型（非手术科室指标，分 D、C、B、A 4 类）、手术分类（手术科室指标，分为特大、大、中、小手术 4 类）。

5. 工作效益指标 包括病区总收入和成本支出，此部分数据可由医院经管信息系统提供。该系统可以通过信息化技术实现数据的自动采集，并在大样本调查研究的基础上测算出不同工作量项目的耗时权重，将时间指标换算成绩效考核指标。对于特殊科室，如儿科、产科、ICU 等个别项目权重的计算应区别于普通科室，如 ICU 特护的人力投入高于普通病房，其权重相应提高；婴幼儿静脉穿刺难度、复杂性和时间投入高于成年患者，在权重上应给予适当倾斜。

该系统按照预先设置的统计项目的属性定义，通过采集医嘱处理系统的指标，生成病区在指定日期范围内的工作量统计项目数据。结合护理部质量考评数据，以及来源于医务管理系统、手术安排系统、电子病历系统的工作效率数据，形成完整的临床护理工作量统计结果。此外，系统还可设计附加数据查询与打印（含占床日数、转出人数、手术分类数据和病例分型数据）、手术室工作量统计与打印、单病区或全院月分项统计指标查询与打印、全院绩效评分排名与打印、月单项指标、工作量总分、人均分对比曲线、全院单项目、质量评分比较与排行榜、全院主要护理效率指标分类对比统计与打印等功能，便于护理管理者进行周期性评价分析，指导针对性护理管理策略的制定。

四、护理质量与安全管理系统

护理质量评价过程包括评价指标的确立、数据收集模型的建立、质量要素标准的执行、监控过程和结果的分析、优化流程提升品质五要素。护理质量与安全管理系统是采用信息技术,对护理敏感的结构、过程与结果性指标进行监控,已达到确保患者安全、提高患者对护理工作满意度和护士自身职业满意度的目的。

常用护理敏感性结构指标包括:综合护床比、普通病房护床比、特殊单元护床比、护患比、学历构成比、持证上岗率。常用结果性指标包括:患者满意度、护士满意度、不良事件发生率、给药错误率、压疮发生率、跌倒发生及伤害率、导管感染率、导管非计划拔管率等。

1. **患者满意度** 指患者所期望的理想护理服务和其实际接受到的护理服务之间相符合的程度,包括疼痛管理、护理教育、护理服务、医院总体服务。国外常用的患者满意度测量工具包括荷兰 COPS 量表、LOPSS 患者满意度调查表、HCAHPS 医院顾客满意度调查表。医院对于患者满意度的目标值是 95%。采用出院时由责任护士发放满意度调查表、护理部每月向科室现场发放在院患者满意度、护理部派专人进行出院患者满意度随访。

2. **约束具使用** 征得患者或家属同意的情况下在执行潜在的疼痛程序时,用于固定患者。一般情况下不建议使用。提高患者意识水平、生理功能,改善组织策略与环境能降低约束具使用率。计算公式为:约束具使用率(‰)=(使用约束具总天数/住院患者总天数)×1 000,目标是约束具的应用指征及记录合格率达 100%。数据资料可从医嘱系统中调用约束具使用患者的个数,并自动计算全院患者住院总天数。

3. **深静脉血栓** 是一种具有潜在危险的血管性疾病,病程长、治疗困难、重在预防。深静脉血栓的预防在骨科卧床患者、昏迷患者,以及外科术后患者的护理中具有重要的临床意义。计算公式为:发病率(‰)=(发生深静脉血栓人数/住院患者总数)×1 000,数据资料可从不良事件报表、信息系统自动计算患者住院总天数得到。

此外,不同的专科也有护理敏感质量指标。例如,产科的新生儿窒息抢救成功率、产后出血抢救成功率、新生儿红臀发生率、产后(手术者拔除导尿管后)自行排尿时间、母乳喂养早吸吮开始时间等,也可以采用信息化手段采集病历中的数据来进行实时质控。

护理质量与安全管理系统包括:基于电子病历的重症查询与质量监控系统、护理质控网上压疮上报系统、护理不良事件、医疗隐患上报分析系统。基于电子病历的重症查询,有 4 种查询方式,常用预警查询方式,可用单项和多项组合式查询。①护理部每天查询出全院的重症患者数量和分布,便于及时到临床检查重症患者的护理质量,以及根据护理单元重症患者增减情况,及时进行人力调配。医院可在重症监护单元储备一定数量的专科护士,用于增援重症患者增多的护理单元,以保证重症护理质量。②各护理单元每天网上上报患者压疮情况,护理部及时查询,指导科室对压疮患者的护理。③护理不良事件和医疗隐患上报系统,及时发现由于护士的工作疏忽发生的护理缺陷。通过护士医嘱核对时发现并予以纠正的医生、检验、药剂等医疗相关人员发生的医疗隐患,以便及时发现,统计分析,相互借鉴,不断改进。

此外,护理质量与安全管理系统还有基于办公自动化(OA)系统的护理信息发布、护理管理一卡通应用、护理的摄像监控系统等模块,可以实现门禁管理、培训签到、个人用餐、车辆出入、图书馆、洗浴等管理。

五、护理教学信息管理系统

护理教学信息管理系统可以实现临床科室与护理教学管理部门的互动,完成包括实习计划制订与发布、科室带教计划制订与上传、护理师资培训内容发布、培训成绩公布,实习生教学任务完成检查、带教老师与实习生的反馈意见、临床教学质量检查结果分析等在内的多项教学管理功能。还可以通过与护理院校搭建网络连接,来实现护理院校与医院护理部联系学生的实(见)习事宜,护理部定期将实习生在医院的实习情况和教学计划完成情况反馈给护理院校。

护理教学信息管理系统通常由6个子系统组成,即基本信息系统、带教管理系统、成绩管理系统、教学质量评价系统、带教量统计系统、系统管理。每个系统的特点如下。

(一) 基本信息系统

由个人信息、实习档案及数据查询3个功能模块构成。

1. *个人信息* 收集了实习生的个人基本信息,如学生姓名、性别、籍贯、出生年月、班级、进校时间、毕业离校时间、身高、特长等,并收录照片供招聘时参考。此外,定期关注实习生学习需求,如学生对科研、新技术、新业务等有兴趣,均可以发布需求,护理部可以根据情况组织集体理论授课、护理教学查房、技能操作示教等。

进入每个轮转科室前,护理部将临床教学登记表及临床护理技能操作表发给各护理单元教学组,由科室在网上登记学生实习情况。护理部根据其登记情况进行分析、汇总。

2. *实习档案* 是指实习生在院实习期间的所有信息,即在学习过程中产生的数据,将其保存下来,为毕业鉴定提供依据,如轮转科室、轮转时间、完成护理技能操作名称、参加护理教学查房的名称、次数及学生出科考试成绩。在实习过程中,如果实习生有违规问题就填写入相应栏内。实习生档案主要包括工作表现、各项考评结果、科室鉴定、护理部鉴定等。科室考评结果由各科室带教老师通过计算机在网上输入,内容包括医德医风、工作态度、基本技能、组织纪律、护理教学查房、小讲课、健康教育、护理病历书写及出科成绩、实习鉴定。每个考核项目有评分细则,带教老师只需单击复选框即可为实习生评分,操作简单、方便。实现了实习评价的准确性、科学性、高效性,减轻了临床带教的工作量,提高了工作效率。

3. *查询* 可以满足对历届护理实习生信息的检索要求。检索主题词可以为实习生的学号、姓名等实现个别自动查询,也可以按照学校、来院时间、学历等实现功能性批量查询。为护理实习生管理提供了精确、快捷的资料,有利于护理人才的培养和使用。

(二) 带教管理系统

由实习制度、教学计划、师资队伍、带教管理4个功能模块构成。

1. *实习制度* 收录了医院各项规章制度及实习管理制度,供用户随时查阅。

2. *教学计划* 各科室可根据实习大纲及大专、本科、研究生等不同学历层次制订年度、季度、月份教学计划,内容有实习生在科室的实习时间、实习要求等。护理部可直接从网上查询,方便、快捷地对各科室带教情况进行督导管理。

3. **师资队伍** 收录了全院不同层次、不同资历带教教师的信息。定期分梯度进行业务知识、带教方法及技巧的培训,并将相关的多媒体资料在网上共享,便于带教教师反复进行系统学习。制订严格的准入标准、培养计划、考核标准、学生满意度测评,便于对带教教师进行选拔和考评。

4. **科室带教管理** 科室教学内容包括小讲课、健康教育、临床技能操作示教、教学查房、护理病例讨论等五大类,实现资源共享,每一类分若干内容,由实习生按照计划执行完成。该模块同时可以实现多媒体教学及整体护理网上教学的功能。系统管理者将护理教学光盘上的文件转换后导入本系统,各护理网站即可获得图文并茂的教学内容。学生可随时进行护理操作录像的浏览,从文字说明、音频解说和视频示范中,反复领会操作要点,掌握操作技能的重点、难点。整体护理教学训练系统可供实习生随时在网上选择患者资料,书写护理病历,书写完成后参阅标准护理病历,进行自查,从而提高护理文书的书写能力。带教教师也可随时在网上根据评估表对学生书写的病历进行评估,既可为学生提供规范化的病历书写训练,又可减轻临床教学任务。

(三)成绩管理系统

该系统可实现实习生考评网络化管理。包括成绩考核、成绩查询、成绩统计分析3个功能模块。系统建立实习生试题库,可运用计算机自动抽取试题,实现考试工作的自动化,自动阅卷及对分数的计算、统计和分析,并提供各种分类(按科室、学校、应往届等分类)实习成绩报表,每位考生的考试成绩可自动存入基本信息模块的实习档案中。并可对实习成绩进行统计分析,如进行不同科室实习生之间的成绩比较、不同学校实习生的成绩比较、同一学校各届实习生的成绩比较、医院各届实习生成绩比较等,能够直观、精确地评价实习效果,及时为临床带教管理提供准确的数据信息。

(四)教学质量评价系统

对临床教学信息管理指标进行量化,用户只需以点选的方式将数据录入系统,计算机即可自动对带教教师的教学质量进行综合分析。采用自行设计的调查量表,如实习学生对科室实习意见满意度调查表、科室教师对实习学生满意度调查表、住院患者对实习护士满意度调查表,调查学生对带教科室、带教教师的满意度情况及带教教师、住院患者对实习生的满意度,通过对带教教师的教学效果和学生的实习效果的双向评估及信息化的使用,使得临床带教质量评估更加客观、科学、准确,评价过程更加简便。

(五)带教工作量统计系统

可运用信息系统对医院、科室、各位带教教师每年对不同层次学生的带教工作量进行自动统计分析,得出各直观图表,为带教管理提供精确、直观的资料。

(六)系统管理

设定护理部临床护理教研室、护士长、带教教师和实习生使用的四级用户的权限,使得管理信息安全、可靠,实现资源共享;字典库维护为软件使用者提供统一、规范的标准数据。

> **学习效果评价·思考题**
> 1. 何谓信息,何谓护理信息,两者有何联系?
> 2. 护理信息化的基本内容有哪些?
> 3. 护理人员绩效考核系统的组成有哪些?

(曹　洁,陆小英)

第八章 护理管理与医疗卫生法律法规

学习目标

1. 识记护理立法的概念和意义。
2. 理解与护士执业相关的法律法规,护理工作中常见的法律问题,明确威胁护士执业安全的因素。
3. 学会运用所学知识,制定护理工作中常见法律问题的预防和管理措施。

案例导入

患者,女性,73岁。入院诊断慢性支气管炎并发感染,肺心病及肺气肿。张护士遵医嘱为患者进行静脉输液,穿刺后忘记解下止血带。张护士下班后,由李护士护理该患者。随后巡视病房时,患者多次主诉手臂疼痛、静脉输液速度太慢,李护士认为疼痛是由于药物刺激静脉所致,并未仔细察看,仅向患者解释说:"因为病情的原因,静脉滴注的速度不宜过快"。6个小时后,500 ml液体输完,李护士取下输液针头,发现局部皮肤轻度肿胀,认为是少量液体外渗所致,未做处理。3小时后,因患者出汗需要更衣,家属发现其静脉输液用的止血带还扎在患者的右前臂,于是立即解下报告了李护士,李护士仍未做处理。10小时后,患者右前臂高度肿胀,局部出现水泡,手背皮肤发紫,这时李护士向医生报告,立即给予对症处理,但未见改善。3天后,患者被确诊为右前臂下段组织坏死,无奈之下接受了截肢术。

请问:这一案例中,你认为两位护士应该负法律责任吗?针对这种情况,护理管理者应该采取哪些措施?

分析提示

护士因疏忽大意忘记取下止血带,给患者的身体造成损害,侵犯了患者的身体权。护士在交班后虽然对护士的失职行为并不知情,但在患者及家属反复告知疼痛时未对患者做出及时有效的评估,因而延误了这一事故的处理。此外,在发现止血带未取下后,护士并未对此患者做出任何处理,以致延误了最佳处理时机,对患者的健康造成了严重的不良后果,这一行为已经构成了渎职。

对于类似问题,护理管理者应加强护理人员的法律意识,使其明白自己的行为是否构成法律问题。只有在法律规定范畴内的行为,才是合理、合法的。另外,巡视患者并对其病情做出评估是护士的职责范围,为了杜绝过失行为乃至渎职行为的产生,护理管理者也应强化护士的职责观念,并监督好护士的工作,以减少不良事件的发生。

项目一 护理立法

任务一 卫生法体系与护理法

随着社会的进步,国民对法律法规的意识不断增强,运用法律维持社会稳定和保护公民的正当权益,已逐渐成为依法治国的重要途径。日趋复杂的医疗环境,使护士在工作中遇到的法律问题越来越多。护理工作直接关系到人的健康与生命,因此不断完善护理立法,是国家法制建设的重要内容;认真贯彻与护理相关的法律法规,是护理人员和护理管理者必须遵守的基本原则。

一、卫生法体系

卫生法是由国家制定或认可,并由国家强制力作保证,用以调整人们在卫生活动中的各种社会关系的行为规范的总和。是我国法律体系的重要组成部分。

卫生法主要有以下特征:①以保护公民健康权为根本宗旨;②表现形式和调节手段具有综合性和多样性;③科学性和技术规范性;④社会共同性。在制定卫生法的时候需要遵守一些基本原则:首先,要保护公民身体健康。公民依法享有改善卫生条件、获得基本医疗保健的权利,以增进身体健康、延长寿命、提高生命质量。其次,公平原则。要求合理配置可使用的卫生资源,使任何人在法律上都享有平等使用卫生资源的权利。第三,预防为主。实践证明,预防为主的方针对于控制疾病的发生和流行,保护和增进人体健康,具有投资少、效益高的特点。第四,保护社会健康。即人的社会性要求人对社会承担一定的义务,因此个人在行使自己的权利时,不得损害社会健康利益。第五,动员全社会参与的原则。卫生工作必须做到政府领导、部门配合、社会支持、群众参与,使卫生事业成为全民的事业。第六,国家卫生监督的原则。实行这一原则,必须把专业性监督与社会监督、群众监督紧密结合,严格依法办事,同一切违反卫生法的现象作斗争,以保证良好的社会卫生环境。第七,奖励与惩罚相结合。

由于卫生法还没有一部统一完整的法典,所以许多内容存在于其他法律条款中,主要涉及的法律有:宪法、婚姻法、刑法、劳动法、民法、民事诉讼法等。随着我国法制建设的健全,卫生法制建设进一步加强,已初步形成了卫生法体系。

二、护理法

护理法(Nursing Legislation)是指由国家制定的用以规范护理活动(如护理教育、注册护士和护理服务)及调整这些活动而产生的各种社会关系的法律规范的总称。护理立法应以增进个人和社会健康、均衡个人和公共健康利益为宗旨,以发展护理事业、保护患者权利、提高国民健康素质为己任。

(一) 护理立法的发展

护理立法始于20世纪初。1901年新西兰通过了世界上第一部用法律来保障护士行使自己职责的法案《护士注册法案》。1903年美国通过州立法建立了本科护士制度。1919年英国颁布了本国的护理法《英国护理法》。1921年荷兰颁布了《护理法》。1947年国际护士委员会发表了一系列有关护理立法的专著。1953年WHO发表了第一份有关护理立法的研究报告。1968年国际护士专业委员会特别成立了一个专业委员会,制定了护理立法史上划时代的文件《系统制定护理法规的参考指导大纲》,为各国护理法必须涉及的内容提供了权威性的指导。至1984年,WHO调查报告显示,欧洲18国、西太平洋地区12国、中东20国、东亚10国及非洲16国,均已制定了护理法规。

在社会主义法制不断完善的今天,法律与护理专业的关系越来越受到重视,政府和有关部门先后发布了涉及护士管理方面的法规、规章。1982年,卫生部在发布的《医院工作制度》和《医院工作人员职责》中,规定了护理工作制度和各级各类护士的职责。1993年3月26日,卫生部颁布了《中华人民共和国护士管理办法》(简称《护士管理办法》)。该办法确立了护士执业资格考试及注册制度,规定了护士的权利和义务,对维护护士的合法权益、保障医疗和护理安全有着重要意义。2005年卫生部发表《中国护理事业发展规划纲要(2005～2010年)》,明确指出要制定和完善护理方面的法律法规、技术规范和评价标准。2007年卫生部医政司护理处郭燕红处长在护理新动向国际学术会议上阐述了《中国内地护理发展现状及规划目标》,并提出今后要依法加强护士队伍建设,维护护士的合法权益,推进护理教育改革与发展,进一步调整护理教育的层次结构。2008年1月7日,在全国卫生工作会议上卫生部部长陈竺作了《深入贯彻落实党的十七大精神,努力开创中国特色卫生事业发展的新局面》的工作报告,指出要加强法制建设,加大医疗卫生的投入,加强监管,保证服务安全和质量。2008年1月23日国务院第206次常务会议通过了《中华人民共和国护士管理条例》(简称《护士管理条例》),于2008年2月4日公布,自2008年5月12日起施行。除了国务院于2008年颁布的《护士条例》以外,护理法律规范散见于宪法、法律、法规、自治条例、单行条例、行政规章及我国参加或签订的条约和协定之中。护理法律规范的分散对法律规范间的衔接性提出了更高要求。

(二) 护理立法的意义

1. **保护护理人员的执业权利** 护理立法使护理人员的地位、作用和职责范围有了明确的法律依据。护理人员在履行自身法律职责、行使护理工作权利等方面可最大限度地受到法律的保护,从而增加了护理人员对工作的使命感和安全感,使他们能够充分发挥自己的聪明才智,保障公民的健康权益,提高全民的健康水平。

2. **促进护理服务规范化和专业化** 护理立法为护理专业人才的培养和护理服务实践制定了一系列的规范及标准。这些标准的颁布与实施,使护理服务的各项制度都统一在护理立法的指导纲领之下,使得护理服务更趋规范化和专业化。

3. **推进护理管理法制化进程,保障护理安全,提高护理质量** 护理立法为护理管理提供了有力的法律保障和约束,不仅规范了护士上岗的执业资质,还体现出护理工作中的一切活动与行为均以法律为准绳,做到有法可依、违法必究。将护理管理纳入规范化、法制化的轨道,保证了护理工作的安全,提高了护理质量。

4. **促进护理教育更趋完善** 护理立法明确规定了护理人员资格认证条件、注册制度、护理行为规范等,以法律的手段督促护理人员必须不断接受学习和培训。《护士管理条例》

明确规定了医疗卫生机构应当制定、实施本机构护士在职培训计划,并保证护士接受培训;护士在取得《中华人民共和国护士执业证书》后每5年必须按规定条款进行再注册,大多数省、直辖市还规定每年必须取得一定继续教育学分后方给予注册。只有不断更新知识、提高技能,方可依法从业。这对于保证和提高护理质量、推动护理专业的整体发展具有深远意义。

5. 维护护理对象的正当权益　护理立法一方面约束了护理人员的行为及活动,另一方面也给护理对象提供了一个标准,对于不符合这一行为标准的护理行为,护理对象有权依据相关法律法规追究护理人员的法律责任,因此护理立法同样最大限度地保护了护理对象的合法权益。

任务二　我国与护理相关的法律法规

一、《中华人民共和国护士管理条例》

此条例国务院于2008年1月23日颁布,自2008年5月12日起正式施行。

本条例旨在维护护士的合法权益,规范护理行为,促进护理事业发展,保障医疗安全和人身健康。它明确规定了护士的执业资格、法定的权利和义务、医疗卫生机构在护士管理中的职责以及相应的法律责任等。执业护士违反了医疗护理规章制度和技术规范,或拒不履行护士义务者,由卫生行政部门视情节予以警告、责令改正、终止注册甚至取消注册。非法阻挠护士依法执业或侵犯护士人身权利的,由护士所在单位提请公安机关予以治安行政处罚;情节严重、触犯法律者,提交司法机关依法追究其刑事责任。

二、《医疗事故处理条例》

此条例国务院于2002年4月4日颁布,自2002年9月1日起施行。

本条例是处理医疗事故的卫生法律依据。条例对我国医疗事故的认定标准、有效预防和正确处置做出了正确的法律规定。

条例规定:医疗事故的定义是指医疗机构及其医务人员在医疗过程中,违反医疗卫生管理法律、行政法规、部门规章和诊疗护理规范、常规,过失造成患者人身损害的事故。其主要内容有:第一章总则包含了立法的宗旨和依据;医疗事故的概念;处理医疗事故的原则;医疗事故分级的内容。第二章主要规定了医疗机构及其医务人员在医疗活动中应遵守的法律、行政法规、部门规章、规范等。第三章医疗事故的技术鉴定,是条例的重要部分,共15条。主要包括医疗事故技术鉴定程序的启动方式、医疗事故技术鉴定机构的设置、参加医疗事故鉴定工作组专家的产生方法、专家鉴定组人员的专业组成原则、医疗事故技术鉴定的期限等。第四章医疗事故的行政处理与监督,共11条。具体规定了卫生行政部门处理医疗事故的内容和程序,以及卫生行政部门对医疗机构的监督。第五章医疗事故的赔偿,共7条,除规定医疗事故赔偿等民事责任争议解决的途径,还明确了医疗事故赔偿原则、项目和标准以及赔偿方式。第六章罚则,共7条,对违反条例规定的行政法律义务的行为规定了一系列的行政处罚。第七章附则,明确了医疗机构的概念、非法行医的处理以及军队医疗机构医疗事故处理依据。

三、《医疗机构管理条例》

此条例国务院于1994年8月29日颁布,自1994年9月1日起施行。

本条例是我国医疗机构管理法律体系的主干,是纲领性法规。它明确规定了我国医疗机构管理的基本内容,医疗机构必须遵守的规范,以及违反有关规定的法律责任。目前,国家卫生部已制定和发布与《医疗机构管理条例》相配套的规章和规范性文件,有《医疗机构管理条例实施细则》《医疗机构设置规划指导原则》《医疗机构基本标准》《医疗机构监督管理行政处罚程序》《医疗机构评审办法》《医疗机构评审标准》《医疗机构评审委员会章程》和《医疗机构诊疗科目》《中外合资、合作医疗机构管理办法》《医疗机构评价指南(试行)》等。

四、《医院废物处理条例》

此条例国务院于2003年6月16日颁布,自2003年6月16日起施行。

医疗废物(medical waste)是指医疗卫生机构在医疗、预防、保健以及其他相关活动中产生的具有直接或者间接感染性、毒性以及其他危害性的废物。这一条例旨在加强医疗废物的安全管理,防止疾病传播,保护环境,保障人体健康而制定。其主要内容有:医疗废物的概念;医疗废物的存放、转移和集中处置要求;医疗机构对医疗废物的管理要求;卫生行政部门的监督管理职责;以及未执行本条例的法律责任。

五、《医院感染管理规范(试行)》

此规范卫生部于1994年10月12日颁布。旨在加强医院感染管理,有效预防和控制医院感染,保障医疗安全,提高医疗质量。其明确规定了医院感染管理组织与职责;确定了医院感染知识培训的具体要求;医院感染检测的内容和要求;门诊、急诊、治疗室、产房、ICU、手术室、血液净化室、消毒供应室、口腔科、内镜室、检验科、营养室等重点科室部门的医院感染管理要求;明确了医疗污物的处理方法。

六、其他医疗护理相关政策法规

主要包括:《传染病防治法》《侵权责任法》《献血法》《医疗责任保险法》《医院感染管理办法》《临床输血技术规范》《医患法律关系》《医务人员医德规范及实施办法》《消毒管理办法》《病例书写基本规范》《一次性使用无菌医疗器械监督管理办法》《医患双方的权利和义务》《举证责任倒置》等。

七、国际相关护理法律知识

主要包括:《国际护士会伦理法典》《美国护士学会护士守则》等。

项目二　护理工作中常见的法律问题

任务一　依法执业问题

一、增强防范意识

当前的医疗安全形势面临着严峻的挑战,为了避免医疗护理执业纠纷,确保医疗护理安全,医务人员应牢固树立以下两种意识:一是风险意识。护士执业时,每个环节都有未确定因素,存在风险。树立维护患者合法权益的观念、规范执业行为和高度的责任心是保证医疗护理行为安全的有效方法。培训医护人员和患者、健全规章制度和执行监管、优化工作程序等,可以降低医疗风险的概率。二是服务意识。当前的医疗纠纷中,不少是由于患者或家属对医护人员的服务态度不满意造成的。随着优质护理的不断开展,功能制护理向整体护理转型,护士"以患者为中心"的服务理念越来越得到重视。护理人员应加强自身素质,牢固树立"以人为本"的观念;加强与患者及家属的沟通,建立良好的护患关系,从而避免医疗护理纠纷。

二、规范服务行为

(一)侵权行为与犯罪

侵权行为是指医护人员对患者的权利进行侵害导致患者利益受损的行为。侵权行为主要涉及侵犯人身权和财产权。侵权行为是违反法律的行为,情节严重者要承担刑事责任。前者是指对某人或许多人人身或财产权利不应有的侵犯;后者是指一切触犯刑法的行为。有时在同一护理活动中,侵权行为可与犯罪同时发生,侵权行为可不构成犯罪,但犯罪必定包含着被害者合法权益严重被侵犯。

1. **侵犯人身权**　包括侵犯自由权、侵犯生命健康权、侵犯隐私权、侵犯身体权及其他侵权行为。

(1)侵犯自由权:自由权是指以身体的动静举止和内心意志不受非法干预为内容的人格。患者的自由权受宪法保护,护士执业时,应重视患者的自由权,保证患者的自由权。例如,在住院期间患者禁止大声喧哗、按时作息、按医嘱服药是应该的,但护理人员在护理过程中以治疗需要的名义非法拘禁、剥夺或限制患者的人身自由、侵犯宗教信仰自由、不法强制患者接受自己的思想观念、变更原有的生活方式,都是侵犯患者的自由权。

(2)侵犯生命健康权:生命健康权是自然及其器官乃整体的功能利益为内容的人格权。健康的内容即指器官及系统的安全动作和功能的正常发挥,包括生理健康和心理健康。无论哪一方面的侵害都构成对公民健康的侵害。一般来说,护理人员在侵犯被护理者身体权的同时也侵犯了他的生理健康,但也存在仅仅侵犯心理健康的非法行为,如以谩骂、诋毁和其他心理手段侵犯患者的心理健康。

(3)侵犯隐私权:隐私权的概念国内、外尚未统一,也可称为私生活信息权或私人的信息权,一般是指生活的秘密,其内容包括对隐私事件隐而不宣的权利和隐私事实给予决定权的实现权。患者入院以后,由于治疗的需要,护理人员往往知道患者的许多隐私,对于这些隐私,护士要依照《护士条例》规定:"护理人员在执业中得悉就医者的隐私,不得泄露,但法律另有规定的除外"。如性病患者的姓名和病情是否愿意说出来,这是他(她)的个人隐私权,如果护士对他(她)进行逼迫,"不然就不给你治疗和护理",这就形成了侵权。

(4) 侵犯身体权:身体权是指公民个人对器官、肢体和其他组织的支配权。任何人对别人的器官、肢体及其他组织加以侵害都属于侵犯身体权的非法行为。护理过程中最常见的侵害身体权的方式是护理人员违反正确的操作程序和错误使用医疗仪器给患者身体造成损害,如错误使用物理治疗仪器造成被护理者的肢体受损。

(5) 其他侵权行为:包括私拆患者的信件,散布损害患者名誉的言论,即侵犯患者的通信自由权和名誉权(名誉权的侵害以侮辱、诽谤为主要方式);医院侵犯患者的肖像权,如拍照、录像等(公民有权禁止他人非法制作自己的肖像,有权禁止他人非法使用自己的肖像)。

2. 侵犯财产权　财产权是以财产为客体的权利,对财产的所有权加以依法占有和使用自己的财产,并收取利益。如果护理人员不法侵害被护理者财产的所有权、占有权、使用权和利益权等,则侵犯了被护理者的财产权。例如:在抢救神志不清的患者时,将其身上佩戴的首饰和财物占为己有;对智力障碍患者使用诱骗手段骗得其财物;对患者财物借而不还等都构成侵犯财产权。

(二) 失职行为与渎职罪

前者是指不专心履行职责,因主观上一时疏忽或遗忘而造成客观上的过失行为。就护理工作而言,过失可导致两种后果:失职行为的错误仅损害了患者的某些心理满足、生活利益和恢复健康的进程,而并未造成法律上的损害,可能造成侵权行为,但并不犯罪;若因责任心不强、失职而致残、致死,护理人员就要负法律责任,因为已经构成过失犯罪或渎职罪。例如,对危、急、重症患者不采取任何急救措施或转院治疗,不遵循首诊负责制原则,不请示医生进行转诊,以致贻误治疗或丧失抢救时机,造成严重后果的行为;擅离职守,不履行职责,以致贻误诊疗或抢救时机的行为;护理活动中,由于查对不严格或核对错误,不遵守操作规程,以致打错针、发错药的行为;不认真执行消毒、隔离制度和无菌操作规程,使患者发生交叉感染;不认真履行护理基本职责,护理文书书写不实事求是等。违反护士职业道德要求,如为戒酒、戒毒者提供酒或毒品是严重的渎职行为。窃取病区毒麻限制药物,如哌替啶、吗啡等,或自己使用成瘾,视为吸毒;贩卖捞取钱财构成贩毒罪,将受到法律严惩。

(三) 记录护理文书

临床护理记录不仅是检查衡量护理质量的重要资料,也是医生观察诊疗效果、调整治疗方案的重要依据。由于法律的完善、举证倒置的实施,护士在日常工作中的各种护理文书书写变得尤为重要,所有的护理操作都应在护理文件中表现出来,且要求更加专业。真实、准确、专业的护理文书是护士执业中整体素质的体现。护理记录单的书写必须遵循科学性、真实性、及时性、完整性的原则,要求记录及时、准确、字迹清楚,不得涂改、虚填漏写,不得有笔误、错别字。抢救中的口头遗嘱应提醒医生在6小时内及时补写,护士签全名和时间。护士记录的这些文件充分体现了患者的病情发展、变化,不认真记录,或漏记、错记等均可能导致误诊、误治,引起医疗纠纷。临床护理记录在法律上的重要性还表现在记录本身也能成为法庭上的证据。若医务人员与患者发生了医疗纠纷或与某刑事犯罪有关,此时护理记录则成为判断医疗纠纷性质的重要依据,或成为侦破刑事案件的重要线索。因此,在诉讼前对原始记录进行增删或随意篡改,都是非法的。护士在执业中必须认识到护理文书的重要性,只有通过不断的学习才能准确、及时、专业地描述出患者的主诉及执业过程中患者的病情变化。

(四)执行医嘱

医嘱通常是护理人员对患者实施诊断和治疗措施的依据。一般情况下,医生下达医嘱后,护士应在规定时间内一丝不苟地执行医嘱,不得随意篡改和无故不执行医嘱,也不得违规执行医嘱;但如果发现医嘱有明显错误时,护理人员有权拒绝执行,并及时向医生提出质疑和申辩,以及时纠正。若明知故犯给患者造成损失,违规执行医嘱酿成严重后果,护理人员将同医生共同承担所引起的法律责任。如医生下达了不宜配伍的联合用药,护士应提出异议;当患者入睡困难或疼痛难忍时,护士不应擅自给患者注射镇静剂或止痛药以防掩盖病情;在非紧急抢救情况下不得执行口头医嘱;抢救患者执行口头医嘱需向医生复述后执行、记录等。手术前的医嘱应查对姓名、年龄、手术方式、部位;如眼部手术应知道采用何种方式,术前缩瞳还是散瞳,以免点错眼液对患者造成不可逆的伤害。法律是无情的,为此在执行医嘱时,必须严格遵守医嘱执行制度,坚持原则,依法执业。

(五)麻醉药品与物品管理

"麻醉"药物主要指的是哌替啶、吗啡类药物,临床上只用于晚期癌症或者术后镇痛等。护理人员若利用自己的权利将这些药物提供给一些不法分子倒卖或吸毒者自用,则这些行为事实上已经构成了参与贩毒、吸毒罪。因此,护理管理者应严格抓好这类药品管理制度的贯彻执行,并经常向有条件接触这类药物的护理人员进行法律教育。另外,护理人员还负责保管、使用各种贵重药品、医疗用品、办公用品等,决不允许利用职务之便,将这些物品占为己有。如占为己有,情节严重者,可被起诉犯盗窃公共财产罪。

(六)护理带教与实习

护理是一门实践性的学科,实习是护理专业学生学习的一部分重要内容。在实习中,带教老师应为工作3年以上具备护师资格的执业护士,在遇到抢救患者时能冷静、沉着、有条不紊,并能为患者实施有效的抢救;在遇到咨询疾病的患者时能有专业的精神,同时具备过硬的实践技能,如静脉穿刺时能一针见血。在护理带教时,带教老师必须自觉遵守带教制度,履行带教职责,保证带教质量,防范护理差错。

由于护理专业学生在临床护理活动中不具备独立操作的资格,因此必须在具有带教资格的执业护士细心指导和严密监督下为患者实施护理,尤其是侵入性操作。在执业护士指导下学生因操作不当给患者造成损害,学生不负法律责任。但如果未经带教护士批准,擅自独立操作造成了患者的损害,学生同样也要承担法律责任,患者有权利要求其做出经济赔偿。所以,护理专业学生进入临床实习前,应该使其明确自己法定的职责范围。护士长在排班时,不可只考虑人员的一时短缺而将实习生当做执业护士使用。

(七)履行告知义务

法律规定患者享有知情同意权和疾病认知权,那么护士就有履行告知的义务。在临床护理中,有些护士责任心不强,疏忽大意,不履行或遗漏必要的告知,给患者带来不应有的后果。如留置三腔导尿管的患者,护士未给其讲解有关注意事项,导致患者在不知情的情况下强行拔除导尿管,引起尿道损伤;禁饮食的目的没有交代清楚,使患者进食耽误手术时间;腰麻术后患者过早坐起,引起头痛;心肺疾病患者静脉输液时自行调快滴速导致心力衰竭、肺水肿等都是因为告知未到位所致,一旦发生纠纷也会牵涉法律责任。为此,护士在执业过程中,不仅要完成好各项护理操作,还要充实理论知识,提高自身素质和服务意识,从法律的角度规范健康教育,履行告知义务。

(八) 完善病房管理

病房管理既包括病区环境、设施、物品等外环境的管理,也包括患者和陪侍人的管理。在实施各项管理中,往往对前者直观形象管理投入力度较大,管理质量也逐步提高,漏洞随之减少;而后者的管理却存在令人担忧的问题,如重患者院内、外检查常无医护人员陪同,陪侍人参与护理操作(迁就患者自行更换床位等)。倘若在检查途中、回家后发生意外,违规操作造成损失,更换床位治疗出错,则不能避免医疗纠纷甚至对簿公堂,故完善病房管理至关重要,必须强化各个环节的管理是提高管理质量和效益的保证,能有效地预防和控制风险。

三、明确法律责任

护士在执业活动中有下列情形之一者,由县级以上地方人民政府卫生主管部门依据职责分工责令改正,给予警告;情节严重的,暂停其6个月以上1年以下执业活动,直至由原发证部门吊销其《护士执业证书》:①发现患者病情危急未立即通知医生的;②发现医嘱违反法律、法规、规章或者诊疗技术规范的规定,未依照规定提出或者报告的;③泄露患者隐私的;④发生自然灾害、公共卫生事件等严重威胁公众生命健康的突发事件,不服从安排参加医疗救护的。护士在执业活动中造成医疗事故的,依照医疗事故处理的有关规定承担法律责任。护士被吊销执业证书的,自执业证书被吊销之日起2年内不得申请执业执照。

任务二 执业安全问题

一、无证上岗

《中华人民共和国护理管理办法》第四章第42条规定,护士未经注册不得从事护理工作。护理人员在毕业后到取得护士执业证书期间,只能在注册护士的指导下做一些辅助性的护理工作,而不能独立上岗,否则被视为无证上岗、非法执业。为了患者的安全,同时也为了保护尚未取得护士执业证书的护士,护理管理者不能以任何理由安排他们独立上岗。

二、职业伤害

在为患者治疗和护理过程中,护理人员几乎都是与患者零距离的接触者。由于工作的特殊性,护理人员面临着多种职业危害,如生物性危害、化学性危害、物理性危害、心理社会危害等,其中艾滋病、乙肝、丙肝感染是生物性职业危害的主要种类。美国劳动职业安全局1991年制定了专门法律法规,要求对暴露于经血传播性微生物的医务人员进行职业保护,我国卫生部也制定了《医务人员艾滋病病毒职业暴露防护工作指导原则(试行)》等职业防护的文件,保护医务人员的执业安全。

人身伤害也是护士的职业伤害之一,《中华人民共和国护士管理办法》第四章第 26 条规定,护士在执业时人身权利和职业权利受法律保护。医院场所暴力严重威胁着护士的人身安全,同时也间接造成了患者的安全隐患。

医院场所暴力是指卫生机构的工作人员在其工作场所受到辱骂、威胁或袭击,从而造成对其安全、幸福和健康的明确或含蓄的挑战,包括侮辱、威胁、攻击折磨、伤害他人身体、性侵犯或性骚扰、破坏医院或个人财产,干扰正常的医疗工作秩序。目前医院场所暴力已经成为一种全球问题,暴力不仅损害卫生人员的身心健康,而且也影响各地的优质卫生服务。近年来我国医务人员遭受严重工作场所暴力的事件屡见报端,且呈现出不断增加的趋势。

(一) 发生暴力事件的原因主要有以下几点

1. 护患关系方面 护士职业教育中缺乏识别与预防暴力的培训。很多暴力事件发生后回顾其过程,在发生之初暴力端倪已有显露,发生前和发生中本可及时制止。护士自身的服务意识,特别表现在与患者沟通技巧方面的不足,是暴力发生的一大诱因。同时护士法律意识不强,往往没有保留被暴力侵犯的证据,使行凶者得以逃脱法律的制裁。护士法律意识的淡薄还强化了服务意识缺乏所导致的暴力后果,如护士对患者的合法要求理应保证满足,护士拒绝患者的非法要求时应充分阐述法律依据,并耐心、无偏见地与之沟通。

2. 医院环境方面 医院的完全开放形式使任何人都可以进入医院的急诊、门诊和住院部,医疗卫生行业的供需关系失衡所导致的一些医院患者的长时间等候、没有足够的工作人员应对集中涌到的患者、场地拥挤、缺乏相应设施。护士与患者频繁接触,由于治疗与护理的需要经常单独面对患者;医院内特别是暴力高发地,如急诊、精神科、夜间护士单独当班的病房缺乏报警装置和安保监控系统。

3. 社会环境方面 暴力是显而易见的违法行为,但医院报警后执法部门的出警常常需要等待较长时间,或者使打人者得以逃脱,或者使暴力证据难以采集。当护士遭受医院内暴力伤害后,社会公众反应、媒体反应低调冷淡;国内缺乏对医院内暴力的专门研究,特别是专业团体如医学会、护理学会等;法律法规缺乏针对性也助长了暴力的发生。所有这些都造成了医院内的暴力频发,特别是针对普通女性护士这个弱势群体。

(二) 暴力的应对

随着针对护理人员暴力事件的不断上升,如何预防与处理已迫在眉睫,建立一套应对机制,需要护理人员自身、医院内部和政府社会多方面的参与和支持。

1. 护理人员自身的应对

(1) 增强服务意识:建立良好的护患关系,树立以患者为中心的服务意识,在尽可能的范围内满足患者的需要;加强职业道德规范,提高自身素质;严格执行各项规章制度,加强工作责任心;不断钻研和提高业务能力,更好地为患者服务;加强与患者及家属的沟通,对待患者一视同仁,建立良好的护患关系。

(2) 加强法律意识的培养,规范护理行为:随着社会日益进步,人们运用法律武器保护自己的正当权益已渐成常识,然而目前在护理人员中还普遍存在着法律意识淡薄的问题。护理管理部门要特别注重加强对护理人员法律知识的培训,如学习《医疗事故处理条例》等,加强对护理工作中潜在的法律问题的研究,规范护理行为,提高护理人员的自律性;提高护理人员自我保护意识,学会用法律知识维护自身权益,同时也保障患者的合法权益,避免医疗纠纷,维护正常医疗秩序;逐步将法制教育纳入继续教育规范化培训中。

(3) 加强应对暴力的能力培训:定期对护理人员进行相关政策、制度及能力方面的培训,包括应对暴力事件的预防、报告、支持系统流程的培训,指导护士掌握如何评估和识别可能发生暴力的有关因素和信号,指导护士掌握自身保护方法,如警惕性方面、适当的防卫技术、如何脱离和回避等,还可以通过学习相关案例来汲取经验教训,也是预防暴力的行之有效的策略。

2. 医院系统的应对 环境及工作场所中应增加监控和报警系统。人员配备上应增加护理人员的数量,在特殊部门如门诊、急诊、手术室、产房等护士站和医生办公室增加安保人员,保证医疗护理工作的正常进行及人员安全。医院和护理管理部门应制订预防、报警、报告和处理暴力的工作流程,供护理人员参考及依照。建立登记和记录暴力事件的制度,供统计和案例学习。鼓励和帮助护理人员在人身受到伤害时寻找法律帮助,而非劝说她们忍受委屈、息事宁人。

3. 政府和社会的应对

(1) 执法部门加强执法力度:医院是为患者提供医疗服务的特殊公共场所,其工作秩序直接关系到诊疗护理工作能否正常进行。国家已有相关的规定和通知供执法人员依照参考,《医疗事故处理条例》中也有明确的规定。另外,在针对护理人员的暴力事件中,因为目前的护理人员大多数为女性,执法人员在执法过程中更要考虑到《妇女儿童保护条例》来加强执法力度。

(2) 制定专门法规,做到有法可依:由于目前在处理暴力事件中,相应的法规不够完善,也给执法者在执法过程中带来一定的难度。政府部门应尽快出台相关法规,对实施暴力的人追究法律责任,对进行不正当报道的媒体做出处罚,对有姑息行为的执法人员做出严肃处理。

(3) 加强正面宣传,普及医疗法律常识,创造文明行医就医环境。面对医疗暴力行为,媒体及医务人员应谴责暴力行凶者,积极弘扬医务人员救死扶伤的高尚品质,增加公民对医护人员,特别是对护理人员的尊敬与尊重,使患者、医护人员、医院及全社会共同营造一个良好的就医环境。

任何阻挠护士执业行为和侵犯护士人身权利的行为,将追究其刑事责任。因此,护理管理者要意识到护士面对的职业危害,加强教育,提高护士的防护意识,增加护士的防护知识,为护士提供必要的防护用具、药品和设备,对发生意外伤害的情况采取及时有效的处理措施。

三、职业保险

职业保险是指从业者通过定期向保险公司缴纳保险费,使其一旦在职业保险范围内突然发生责任事故时,由保险公司承担对受害者的赔偿。目前,世界上大多数国家的护士几乎都参加这种职业责任保险。

职业保险的优点是:①保险公司可在政策范围内为其提供法定代理人,以避免其受法庭审判的影响或减轻法庭的判决;②保险公司可在败诉后为其支付巨额赔偿金,使其不致因此而造成经济上的损失;③因受损害者能得到及时合适的经济补偿,而减轻自己的道义上的负罪感,较快达到心理平衡。因此,参加职业保险可被认为是对护理人员自身利益的一种保护,它虽然并不摆脱护理人员在护理纠纷或事故中的法律责任,但实际上却可在一定程度上抵消其为该责任所要付出的代价。同时,在执业范围内,护理人员对他的患者富有道义上的责任,绝不能因为护理的错误而造成患者经济损失,因此参加职业保险也可以为患者提供这样一种保护。

学习效果评价·思考题

1. 护理立法的意义是什么?
2. 如何避免医院暴力事件的发生?

(刘　莹,郝建玲)

参考文献

1. Bonfant G，Belfanti E，Patemoster G，et al. Clinical risk analysis with Failure Mode and Effect Analysis (FMEA) model in a dialysis unit [J]. J Nephrol，2010，23(1)：111～118
2. 彼得·J·诺斯豪斯. 领导学理论与实践[M]. 第五版. 北京：中国人民大学出版社，2013
3. 柴世学，薛军霞，王正银，等. 护理管理学[M]. 北京：协和医科大学出版社，2013
4. 陈进霞，李国宏. 优质护理病区护理工作量及人力配置标准的研究[J]. 中国实用护理杂志，2013，29(4)：68～71
5. 陈锦秀. 护理管理学[M]. 北京：中国中医药出版社，2012
6. 曹洁，叶文琴，周咏梅. 某三级甲等医院护理人员等级划分的研究[J]. 中国护理管理，2008，8(6)：14～16
7. 达庆东，田侃. 卫生法学纲要[M]. 上海：复旦大学出版社，2014
8. 宫玉花. 护理管理学[M]. 北京：北京大学医学出版社，2008
9. 高翠，张晓，杜巍，等. 政府介入老年长期护理的方式、路径及启示——基于几个 OECD 国家的践[J]. 中国老年学杂志，2013，33(12)：2993～2995
10. 郭淑明，郭蒲君. 浅析护理管理面临的挑战与对策[J]. 护理研究，2011，25(14)：1300～1301
11. 胡清，顾正凤，倪惠琴. "360 度考核法"在急诊护士绩效管理中的应用分析[J]. 当代护士，2013，5：183～184
12. 姜秋红，颜燕，张宏，等. 实施护士岗位管理持续推进优质护理服务[J]. 中国实用护理杂志，2013，29(17)：26～27
13. 焦静，曹晶，吴欣娟. 护理绩效考核指标研究进展[J]. 中国护理管理，2010，10(8)：87～89
14. 雷巍娥. 护理管理学[M]. 北京：北京大学医学出版社，2011
15. 雷芬芳，胡友权. 护理管理学[M]. 北京：中国医药科技出版社，2009
16. 刘延锦. 护理管理学[M]. 北京：军事医学科学出版社，2014
17. 刘辉，杜建，刘华平. 基于文献计量的护理信息学研究现状与趋势分析[J]. 中华护理杂志，2014，49(6)：756～758
18. 刘辉，张燕舞，李彩虹，等. 美国高校护理信息学专业课程设置的现状及启示[J]. 中华护理教育，2014，11(6)：470～474
19. 李继平. 护理管理学[M]. 北京：人民卫生出版社，2012
20. 凌建芳. 人性化管理模式在护理管理中的应用[J]. 中国现代药物应用，2014，8(2)：258～259
21. 陆静波. 人口老龄化与护理管理面临的挑战和对策[J]. 现代护理，2006，12(2)：182～183
22. 卢欣欣，于兰贞. 绩效考核在护理管理中的应用新进展[J]. 中华医院管理杂志，2006，22(11)：690～692
23. 钱瑾，刘菲，尹小兵，等. 延续性护理的研究进展[J]. 护理研究，2014，28(7)：777～779
24. 任小红. 护理管理学[M]. 长沙：中南大学出版社，2012
25. 斯蒂芬·P·罗宾斯，戴维·A·德森佐，玛丽·库尔特. 管理学原理与实践[M]. 北京：机械工业出版，2013
26. 王惠珍. 护理管理学[M]. 北京：人民军医出版社，2007

27. 王洁民.优质护理服务示范病房存在的问题及对策[J].中国实用护理杂志,2012,28(15):73~74
28. 王庆梅,郭继卫,罗跃全.研究型护理管理的实践与思考[J].解放军医院管理杂志,2013,20(3):293~294
29. 王丽莎.试论中国卫生基本法的制定[J].中国医院管理,2013,33(1):15~16
30. 谢红.护理学科未来发展的思考[J].中华护理杂志,2011,46(5):527~528
31. 徐容,曹梅娟.美国护理信息能力标准的发展与现状[J].护士进修杂志,2012,27(2):118~121
32. 叶文琴.现代医院护理管理学[M].上海:复旦大学出版社,2004
33. 叶志弘.完善护理管理机制促进专科护士发展[J].中国护理管理,2011,(9):8~9
34. 余军玲,姚宏燕,李晓虹,等.新入职护士护理理论知识及技能培训需求的调查[J].上海护理,2014,14(4):8~10
35. 余风英.护理管理学[M].北京:高等教育出版社,2004
36. 杨加陆,袁蔚,林东华.管理学教程[M].上海:复旦大学出版社,2008
37. 左月燃.卫生人力资源管理发展趋势及对护理管理的启示[J].护理管理杂志,2003,3(1):4~6
38. 左如梅.护理行政学[M].台北:华杏出版机构,2006
39. 朱飞.绩效管理与薪酬激励全程实务操作[M].北京:企业管理出版社,2007
40. 张庆伟.护理质量管理进展[J].齐鲁护理杂志,2004,10(10):777~778
41. 周渝霞,于丽莎,于燕波,等.临床护理程序信息化助推护理的专业化发展[J].解放军医院管理杂志,2011,18(3):240~242

复旦大学出版社向使用本社《护理管理》作为教材进行教学的教师免费赠送多媒体课件,该课件有许多教学案例,以及教学PPT。欢迎完整填写下面表格来索取多媒体课件。

教师姓名:

任课课程名称:

任课课程学生人数:

联系电话:(O)　　　　　(H)　　　　手机:

e-mail 地址:

所在学校名称:

邮政编码:

所在学校地址:

学校电话总机(带区号):

学校网址:

系名称:

系联系电话:

每位教师限赠多媒体课件一份。

邮寄多媒体课件地址:

邮政编码:

请将本页复印完整填写后(或发送 e-mail),邮寄到上海市国权路579号
复旦大学出版社傅淑娟收
邮政编码:200433
联系电话:(021)65654719
e-mail:shujuanfu@163.com
复旦大学出版社将免费邮寄赠送教师所需要的多媒体课件。

图书在版编目(CIP)数据

护理管理/叶文琴主编. —上海:复旦大学出版社,2015.4(2020.2重印)
全国高等医药院校护理系列教材
ISBN 978-7-309-11222-1

Ⅰ.护… Ⅱ.叶… Ⅲ.护理学-管理学-医学院校-教材 Ⅳ.R47

中国版本图书馆 CIP 数据核字(2015)第 021293 号

护理管理
叶文琴　主编
责任编辑/傅淑娟

复旦大学出版社有限公司出版发行
上海市国权路 579 号　邮编:200433
网址:fupnet@fudanpress.com　http://www.fudanpress.com
门市零售:86-21-65642857　团体订购:86-21-65118853
外埠邮购:86-21-65109143　出版部电话:86-21-65642845
上海崇明裕安印刷厂

开本 787×1092　1/16　印张 14　字数 313 千
2020 年 2 月第 1 版第 4 次印刷
印数 7 301—8 400

ISBN 978-7-309-11222-1/R・1432
定价:40.00 元

如有印装质量问题,请向复旦大学出版社有限公司出版部调换。
版权所有　侵权必究